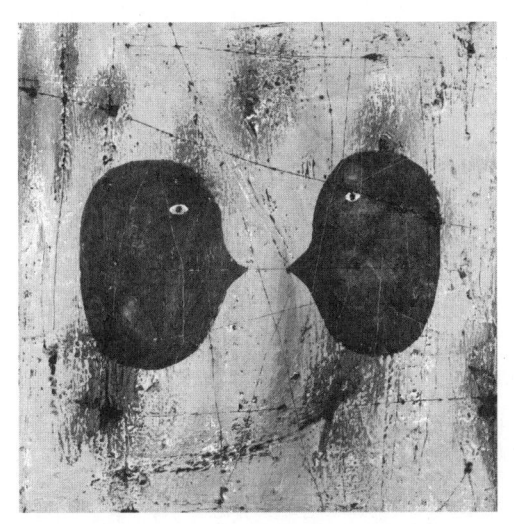

精神療法 増刊第1号

先達から学ぶ精神療法の世界

著者との対話への招待

原田誠一＋「精神療法」編集部【編】

2014

金剛出版

先達から学ぶ精神療法の世界——著者との対話への招待

目次

先達との対話の楽しみ——温故知新とは「まきこまれることなしに葛藤を持ち続けること」と見つけたり
　　　　　　　　　　　　　　　　　原田誠一 ● 4

【 青木省三 】
自著三編について——精神療法的配慮に基づいた精神科臨床を心がける　　　　　　青木省三 ● 15

Comment
青木省三の三編について　　　　　　村上伸治 ● 19

Re-Comment
　　　　　　　　　　　　　　　　　青木省三 ● 23

【 牛島定信 】
自著三編について　　　　　　　　　牛島定信 ● 25

Comment
牛島定信の三編について　　　　　　川谷大治 ● 30

Re-Comment
川谷先生（川谷医院）の討論に応えて　牛島定信 ● 32

【 河合隼雄 】
河合隼雄の三編　　　　　　　　　　河合俊雄 ● 34

Comment
非個人的関係と『女性の意識』　　　岩宮恵子 ● 40

Comment
河合隼雄の三編について——真摯，誠実，個性的でユニークな探究の一生　　　　　山中康裕 ● 42

Re-Comment
　　　　　　　　　　　　　　　　　河合俊雄 ● 46

【 坂野雄二 】
自著三編について　　　　　　　　　坂野雄二 ● 48

Comment
坂野雄二の三編について　　　　　　中村伸一 ● 53

Re-Comment
　　　　　　　　　　　　　　　　　坂野雄二 ● 55

【 佐治守夫 】
佐治守夫の三編　　　　　　　　　　下山晴彦 ● 57

Comment
佐治守夫の三編について——佐治先生の思い出
　　　　　　　　　　　　　　　　　野島一彦 ● 63

Re-Comment
　　　　　　　　　　　　　　　　　下山晴彦 ● 65

【 下坂幸三 】
下坂幸三の三編　　　　　　　　　　中村伸一 ● 67

Comment
随想：下坂幸三先生と「共感」について語りつくしたい
　　　　　　　　　　　　　　　　　牧原浩 ● 73

Comment
下坂幸三の三編について——「下坂幸三」–「精神療法」
　　　　　　　　　　　　　　　　　束原美和子 ● 76

Re-Comment
　　　　　　　　　　　　　　　　　中村伸一 ● 78

【 新福尚武 】
新福尚武の三編　　　　　　　　　　北西憲二 ● 80

Comment
新福尚武の三編について——現代によみがえる新福論文：比較精神療法による本質論
　　　　　　　　　　　　　　　　　豊原利樹 ● 86

Re-Comment
　　　　　　　　　　　　　　　　　北西憲二 ● 88

【 土居健郎 】
土居健郎の三編　　　　　　　　　　中野幹三 ● 90

Comment
土居健郎の三編について——土居先生についての中野幹三さんの解説文への感想
　　　　　　　　　　　　　　　　　吉松和哉 ● 97

Re-Comment
吉松先生へ　　　　　　　　　　　　中野幹三 ● 99

Comment
土居，接触面に生きた人　　　　　　藤山直樹 ● 101

Re-Comment
骨のある臨床家　　　　　　　　　　中野幹三 ● 103

【 成田善弘 】
自著三編について　　　　　　　　　成田善弘 ● 105

Comment
成田善弘の三編について　　　　　　溝口純二 ● 111

Comment
成田善弘の三編について　　　　　　妙木浩之 ● 113

Re-Comment
　　　　　　　　　　　　　　　　　成田善弘 ● 115

Contents

2014 Japanese Journal of Psychotherapy

【 成瀬悟策 】

自著三編について　　　　　　　　成瀬悟策 ● 117

Comment
成瀬悟策の三編について　　　　　鶴光代 ● 122

Re-Comment　　　　　　　　　成瀬悟策 ● 124

動作療法をめぐる対話・番外編──はじめに─「番外編」誕生のいきさつ　　　　　原田誠一 ● 126

書評『心理療法の見立てと介入をつなぐ工夫』
　　　　　　　　　　　　　　　　原田誠一 ● 127

臨床動作法で大事なプロセス──原田誠一先生の書評に答える　　　　　　　　大場信恵 ● 130

原田さんへのお返し　　　　　　　成瀬悟策 ● 132

成瀬さんへのお返し　　　　　　　原田誠一 ● 134

原田さんへのお返し・II　　　　　成瀬悟策 ● 137

【 西園昌久 】

自著三編について　　　　　　　　西園昌久 ● 139

Comment
西園昌久の三編について──先見の明
　　　　　　　　　　　　　　　　前田重治 ● 144

Re-Comment　　　　　　　　　西園昌久 ● 146

【 村瀬嘉代子 】

自著三編について　　　　　　　村瀬嘉代子 ● 148

Comment
村瀬嘉代子の三編について　　　　森岡正芳 ● 154

Comment
村瀬嘉代子の三編について　　　　江口重幸 ● 156

Re-Comment　　　　　　　　村瀬嘉代子 ● 158

【 森田正馬 】

森田正馬の三編　　　　　　　　　森山成彬 ● 160

Comment
森田正馬の三編について──「言葉」は誰に向けられているか　　　　　　　　　　中村敬 ● 165

Re-Comment　　　　　　　　　森山成彬 ● 167

【 安永浩 】

安永浩の三編　　　　　　　　　　林直樹 ● 169

Comment
安永浩の三編について　　　　　　秋山剛 ● 175

Re-Comment　　　　　　　　　林直樹 ● 177

【 山下格 】

自著三編について　　　　　　　　山下格 ● 179

Comment
山下格の三編について──山下格先生の外来診察室と教授室の勉強会　　　　　大森哲郎 ● 184

Re-Comment
北大精神科在職中の思い出　　　　山下格 ● 186

【 山中康裕 】

自著三編について　　　　　　　　山中康裕 ● 188

Comment
山中康裕の三編について──心と体とたましいへの眼差し　　　　　　　　　　岸本寛史 ● 192

Re-Comment　　　　　　　　　山中康裕 ● 194

【 湯浅修一 】

湯浅修一の三編　　　　　　　　　井上新平 ● 196

Comment
湯浅修一の三編について──特に精神療法に関連して　　　　　　　　　　伊勢田堯 ● 201

Re-Comment　　　　　　　　　井上新平 ● 203

【 吉本伊信 】

吉本伊信の三編──内観療法と吉本伊信と私
　　　　　　　　　　　　　　　　三木善彦 ● 204

Comment
吉本伊信の三編について──「内観療法と吉本伊信と私」を読んで　　　　　真栄城輝明 ● 210

Re-Comment　　　　　　　　　三木善彦 ● 212

精神療法 増刊第1号

先達との対話の楽しみ——温故知新とは「まきこまれることなしに葛藤を持ち続けること」と見つけたり

原田 誠一
（原田メンタルクリニック・東京認知行動療法研究所）

I　はじめに

　精神療法に関心をお持ちの諸兄姉に，「先達から学ぶ精神療法の世界——著者との対話への招待」をお届けする。本書は，今年で創刊40年の節目を迎えた「精神療法」誌にとって初の増刊号である。今回の処女航海のテーマを平たく申し上げると，「我が国の代表的な精神療法家の自撰／他撰ブックガイド」となるだろうか。何やら増刊御披露目の挨拶が，そのまま日本の精神療法界の顔見世興行と化したような風情でしょうね。

　精神療法家魂のこもった力作・名編が目白押しですので，読者諸賢におかれましては，本書を存分に楽しんでいただければと願っています。本物の手応えや光沢のある濃密で刺激的な経験を，皆さまに満喫していただけるだろうと考えています。

II　キーワードは温故知新

　この特集の企図を端的に表現するキーワードを探してみると，どうやら温故知新となりそうだ。

　温故知新，故（ふる）きを温（たず）ねて新しきを知る。手元の字引にあたってみると，「昔の物事を研究し吟味して，そこから新しい知識や見解を得ること」

　原典は，「故きを温ね新しきを知る，以て師と為る可し」（論語為政篇）。再び同じ字引によれば，「古い事柄も新しい物事も良く知っていて，初めて人の師となるにふさわしい意」

　ともすれば，手垢のついた陳腐な言い回しと感じられやすい成句なのだろう。しかしながら，精神療法の世界で温故知新の意義を再発見する作業を行い，その必要性と重要性，楽しさや広がりを確認することが結構大切ではないかと，わたしは以前から考えてきた。それで今回，このテーマを本号の眼目に据えてみた訳である。先の原典に依れば，「故きを温ね新しきを知る，以て精神療法家と為る可し」という事情を示したかった，となるでしょうか。諸兄姉と共に精神療法における温故知新の実践の一端を，改めて楽しみ味わい遊んでみたいと考えたのですね。

　今回この方針を採った背景には，「精神療法の世界で，温故知新の意味する内容が十分理解され実践されていないのではあるまいか」というほろ苦い現状認識がある。再び怪しい手つきで原典をもじってみると，「故きを温ねずして新しきも知らず，以て精神療法の使い手と為るは難し」。特に若手の先生方に，こうした困った事態が当てはまる傾向が少なくないのではないかという偏見を，勝手に抱いている訳です。

　このような一方的で意地悪な見方が，いつの世でも遍くみられる「今の若いものは……」的な頑迷オジサンの視野狭窄に基づく暴論であれば良いのだが，わたしの認識には一定の根拠があるのですね。ここで自家製の俄か造語EBM（evidence-based manuscript）を用いてわたしの論旨を擁護してみると，拙文はいささかエビ

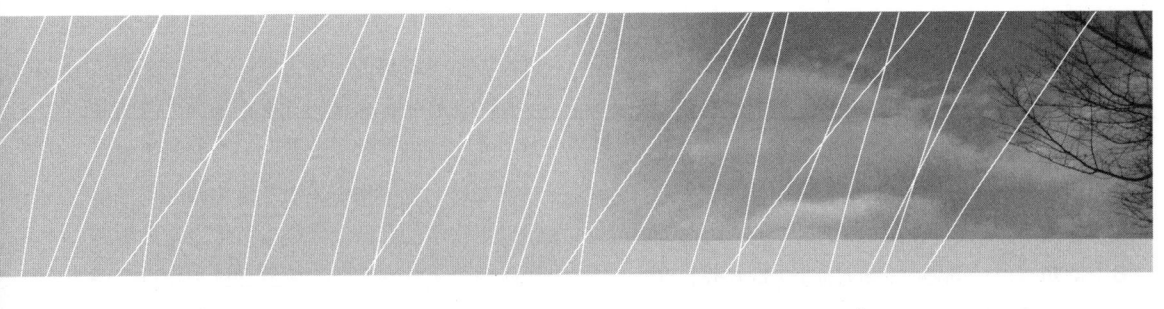

デンスのある言説＝EBMであると申し上げたい。その根拠を示すために，以前記したエッセイの一部を引用させていただきます。かなり長い引用となってしまいますが，どうかご寛恕の程を。なお引用文は中井久夫先生と八木剛平先生の対談に寄せたもので，題名にある「千両役者」はこのお二人を指している。

精神科・千両役者考

中井・八木両先生の息の合ったやりとりは誠に豊穣かつ明快で，インタビューならではの逸話や裏話の紹介にも事欠きません。できれば余計な言の葉を書き連ねる野暮な役回りなど御免蒙り，「いよっ，千両役者！」と声を掛けて，あとは黙って清談の世界に浸っていたいような心持ですが，お約束もありそうは問屋がおろしません。そこで勝手に無礼講を決め込んで，自己流でお二人の千両役者考をやらせていただきます。

まずは，八木先生の第一声「中井先生は今，日本で最もファンの多い精神科医だと思うんです」を，とっかかりにさせていただきましょう。

インタビューをお読みになった皆さんは，この箇所を読んでどのような感想をお持ちになりましたか？　予想しますに，大方の反応は「何人かの対抗馬は頭に浮かぶけれども，まあ異論はないね」くらいで，さほど抵抗なく読み進まれたのではないでしょうか。

もちろんわたしにも異論など毛頭ないのですが，ゲラ刷りでこの部分を読んで以来，「それでは，日本で最もファンが多いといわれる中井先生の文章が実際にどれくらい読まれていて，日々の臨床で活かされているのだろうか？」という疑問が頭に浮かんで，こびりついてしまいました。

そこで，身近にいる若手〜中堅の先生方（＝国立精神・神経センター病院の精神科医と臨床心理士）に，中井先生の文章を実際にどれくらい読んでいて，どのような感想・印象を持っているかを尋ね回ってみました。

すると，リアクションはほぼワンパターンでした。

質問を受けた皆さんは少々困惑した表情になった後，「ご高名は知っているものの，実際にはほとんど読んでおらず，日常の臨床を行う上で中井先生の臨床の知を意識して活用することもない」という返事が返ってきたのです。

感想の内容をもう少し具体的に紹介しますと，

- 高邁な学問の領域を作られた大先生とは思いますが，忙しくあわただしい日常臨床とは無縁という印象ですね。
- 実戦向きでない贅沢品というイメージがぬぐいきれません。
- 特殊な才能に恵まれた天才の名人芸の世界，という感じかな。

などが大勢でした。

どうやら中井先生という名前を聞くと，反射的に「高邁」「贅沢品」「名人芸」というイメー

ジが浮かんで,「敬すれど,学ばず,近づかず」という結果になっているようでした。

この現象を,認知療法のABCモデルを使って解析してみると,次のようになります。

A：出来事（＝「中井久夫先生」という名前を聞く）
B：認知（＝「高邁」「贅沢品」「名人芸」などの自動思考が生まれる）
C：結果（＝「敬すれど,学ばず,近づかず」になってしまう）

この事態を,このままの形で是認する人は多くないでしょう。それでは,このような現実をどのように受け止めて,対応を考えると生産的になりうるでしょうか？

よくあると思われる反応パターンに,この「B：認知」にみられる偏りを糾弾して,「C：結果」の現状を嘆息するというものがありましょう。

また話題のベストセラー『バカの壁』の次の一節を引用して,現状をくさしてみる芸当も可能かもしれません。

つまり,自分が知りたくないことについては自主的に情報を遮断してしまっている。ここに壁が存在しています。これも一種の「バカの壁」です。（養老,2003）

ちなみに,認知療法では自動思考を一概に否定することはせず,「確かに,一面では正しいところのある受け止め方ですね。しかし,もう少し違う見方はありえないでしょうか？」ともっていくものです。

ここでは,この認知療法方式でいってみましょう。

確かに中井先生の世界には（「贅沢品」はともかくとして）「高邁」「名人芸」という側面が色濃くありましょう。加えて,

- 一昔前と較べて,最近の精神科医の仕事は大層忙しくなっているし,学ばなくてはいけないことも格段に増えている。例えば,ブレインサイエンスの進歩を追い,診断基準・症状評価を学ぶこと一つをとっても,以前とは大分事情が異なりますね。
- 主に生物学的な研究に従事してきた先生方が研修医・レジデントの教育にあたっていることもあり,以前のように先輩を通して中井先生の世界を知る機会が少なくなった。

などの事情も勘案しないと,フェアな態度とは言えないでしょう。

それでは,以上をふまえての望ましい認知B'（＝若手～中堅の先生にご理解いただきたい認知B'）と,認知B'を実現する方法論は,どのような内容をとりうるでしょうか？

次に,一例を示してみましょう。

望ましい認知B'：確かに中井先生の業績には高邁な名人芸の世界という部分もあるでしょうが,我々臨床に関わる者皆が日常的な仕事の中で参考にできるところがたくさんあります。そうした部分を学ばないでもっぱら無手勝流でやっていくのは勿体ない話だし,専門の臨床家（プロ）の行き方としてリスクが高すぎはしないでしょうか。

認知B'を実現する方法論：認知B'に賛同していただくためには,「臨床に関わる者皆が日常的な仕事の中で参考にできるところ」の具体例を示すのが一法です。

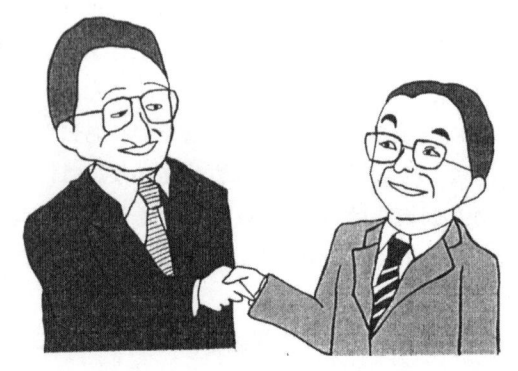

そこで以下，中井先生と山口直彦先生の共著『看護のための精神医学』から，いくつかの文章を引用させていただくことにします。（後略）

＊

以上の内容をもとにした現在のわたしの推論を記すと，次のようになります。嗚呼（ああ），中井先生にしてすでに此（か）くの如し，況（いわん）や他の先生を以ってをや。

いかがでしょうか。先の引用文（原田，2004）を通して本稿をEBMと自称している所以を，ご理解いただけたでしょうか。この一文を書いたのが，丁度10年前。再読してみると何のことはない，同じ趣旨を10年を経て少々大がかりにして，いささか意匠を変えて企画したのが本号となるようだ。

Ⅲ　あの人も温故知新を熱く語っている

ここで取り上げている「後輩の目が先達の仕事に向きにくい」困った事情は，精神療法以外の世界でも広くみられ，具眼の士が警鐘を鳴らしている。例えば，次の一文。

「……このように，私が仕事をしてきた世界だけでも，時代の流れや変化とはまったく違った次元で，先人の素晴らしさを取り入れ，受け継いでいこうという姿勢が希薄になっており，その世界を停滞させる一因となっている。だからこそ，若い世代には『ひと昔前の人たちは何を考え，どんなものを残してきたのか』ということを知る姿勢を持ってほしい。（中略）

そう考えながら世の中を見渡してみると，至るところで『温故知新』が忘れ去られてはいないか。映画やテレビの世界も例外ではないだろう。それが日本の社会の現状であり，やや活気を失っている一因にもなっていると思う。考えてみてほしい。どんな世界，あるいは分野でも，この世にまったくなかったものを作り出したり，誰も思いつかなかった発想に行き着いた人はどれほどいるだろうか。そのことを理解すれば，過去の財産から学び，それを現代風にアレンジすることが安定性や継続性につながるはずだ」

この一節の書き手，誰だと思いますか？

三冠王に3度輝き，監督としても抜群の成績を残した，あの落合博満さんです（落合，2013）。落合は「オレ流」のニックネームで有名だが，そのことについても次のような鋭い批評を記している。

「……私は選手時代から『オレ流』と言われてきた。『オレ流』には個性的，我が道を行くというニュアンスとともに，自己流という意味が込められているようだ。つまり，私の練習方法やプレースタイルは過去に誰も実践していない独自のものというわけである。そこに疑問を感じていた。例えばバッティングのような技術事は，最終的な形が私独自のものであっても，それを作り上げていく過程では，過去の名選手，目の前にいる先輩を手本にするものだ。ビジネスマンだって，名刺の渡し方や電話のかけ方から教わり，営業の現場では先輩の後にくっついて仕事のノウハウを覚えていく。そうした経験を重ねながら，自分の仕事のやり方を確立していくものだろう。どんな分野でも，余程の天才でない限り，最初から自分のやり方だけで成功した人などいないのではないか。私で言えば，監督として振った采配やチーム作りの方法論も，おそらく過去の指導者が実践したものがほとんどである。

すなわち，私を『オレ流』と称するメディアの人間は，過去のプロ野球にどんな選手，監督がいたのか知らなかっただけだ。（中略）

また，私を『オレ流』だと思っているのはメディアだけではない。他の指導者や選手の中にも『落合は特別』と見ている人間は少なくない。自分もプロフェッショナルであるはずなのに，『落合のようにはできない』と考えているよう

では成長も進歩も望めないのではないだろうか。本当にいいと思えるものが目の前にあるのなら，それのどこを取り入れるかを考え抜くのが本物のプロフェッショナルである」（落合，2013）

　いかがでしょうか，稀代の名選手・名将としての実体験をふまえた鋭利で緻密な論考に，「う～ん，納得」という感じを覚えませんか。そしてこの論旨を，我が精神療法～精神医学～心身医学～心理臨床の業界に当てはめてみるとして，諸兄姉はどのような感想をお持ちになるでしょうか。

IV　「往復書簡」形式を用いた理由，そして「まきこまれることなしに葛藤を持ち続けること」

　本号で温故知新を試みるやり方を，「①当該の先生ご自身による（故人の場合には，ゆかりの深い先生による）代表作三編の紹介文→②他の先生からのコメント→③第一筆者によるリコメント」という往復書簡形式を用いてみた。この方法を採った事情を説明するために，神田橋條治先生とわたしが本年3月にやり取りした書簡の一部を紹介させていただく。

　ここで私的書簡の引用を唐突に敢行する目的は他にもあり，その一つは改めて「増刊号の狙い」をわかりやすく示すことだ。さらには，本号のテーマと関わりの深い内容「良師とは，どのような存在か？」や，「まきこまれることなしに葛藤を持ち続けること」の意味もお伝えしたいと考えた。

　なおこの引用に関しては神田橋先生と，書簡中にお名前が出てくる西園昌久先生の了解をいただいています。

*

第1書簡：原田から神田橋先生へ
　（前略）……そうした中またまた図々しい所作ですが，最近書きました拙文3篇を同封させていただきます。

　一つ目は，「精神療法」誌の最新号に書きました「精神療法の現状に『活』を入れる——西園先生の『一喝』を機に，自他の精神療法に気弱に『活』を入れてみた」（原田，2014a）です。長い珍妙な副題で触れましたように，西園昌久先生の「鶴の一声」によって書く機会をいただきました。

　二つ目は，やはり「精神療法」誌の最新号掲載の「心理療法の見立てと介入をつなぐ工夫」（乾吉佑編）の書評（原田，2014b）です。その中で成瀬悟策先生のお弟子さんが書かれた「動作法」論文へのコメントを，やや詳しく記してみました。

　最後は，「こころの科学」の最新号に書きました「好きなのにはワケがある——宮崎アニメと思春期のこころ」（岩宮恵子著）の書評です（原田，2014c）。著者の岩宮さんは河合隼雄先生のお弟子さんの一人で，書評の中で少しだけ河合先生のお仕事に触れました。

　期せずして，西園先生・成瀬先生・河合先生という神田橋先生とのゆかりの深い先生方と関連のある文章が揃ったことになります。そのため，神田橋先生に興味を持っていただけるかもしれないと愚考した次第です。お時間がおありの際に，ご笑覧いただければ幸いに存じます。

第2書簡：神田橋先生から原田へ
　（「精神療法」誌の特集テーマが「精神療法の未来——これからの地図を描く」であることに関連して）「未来」は「現在」とセットである，というより未来像は現在のためにあるので，未来が論じられるのは現在のゆき詰り感からでしょう。ゆき詰ったときは「退行」，すなわち過去に戻るのが心の正しいありようで「温故知新」とはそれでしょう。貴方のアイディアは，まきこまれることなしに葛藤を持ちつづけることが創造性の源であるという心の原点への回帰であり，そこに明るい雰囲気が生まれるのでしょうね。その目で（「精神療法」誌「精神療法

の未来」特集号掲載の）いろいろな論文・エッセイを読んでいると，ほほえましいです。ヒトは，そう変化するものではないです。（括弧内の部分は原田が追記）

第3書簡：原田から神田橋先生へ
　この度は，早々に拙文へのコメントを賜り誠にありがとうございました。日頃のご厚誼と長年の学恩に，改めて衷心より御礼申し上げます。いつも通り先生のコメントからさまざまな学びを得て，連想を楽しませていただいております。
　お葉書の中に，「貴方のアイディアは，まきこまれることなしに葛藤を持ちつづけることが創造性の源であるという心の原点への回帰であり，そこに明るい雰囲気が生まれるのでしょうね」という箇所がございました。
　葛藤をめぐる先生のご賢察を，改めてコンパクトに示していただくことができありがたく感じ入りました。そして拙文で紹介しました「対話型・思考記録」が，「まきこまれることなしに葛藤を持ち続ける」状態を生み出すのに役立つ場合があることを再確認致しました。さらには，西園先生からきっかけをいただいて今回の文章を書くことになった経緯自体が，「まきこまれることなしに葛藤を持ち続ける」状況の好例であったと気づきました。
　加えて，同封させていただいた2つの書評を書く際にも，実は「まきこまれることなしに葛藤を持ち続け」ておりました。生活していく上で常に葛藤は避けられないという公理をふまえれば，これはあるいは当然のことなのかもしれませんが，今回お送りさせていただいた3篇とも葛藤のプロセスが産み出したものと思い至りました。
　こうした中，先生がお書き下さった内容にかすかな違和感を抱いたのは，「まきこまれることなしに……」の箇所です。この箇所は，例えば「まきこまれすぎることなしに……」といった表現が普通ではないだろうか，恐らくは神田橋先生も通常はこうした表現をなさるのではないか，と愚考しました。と申しますのも，俗臭紛々たるわたしの実感では葛藤が抱かれる際には，大なり小なり「まきこまれる」事態が必然的に伴いますので。
　ここで勝手に空想しましたのが，もしかすると今回の拙文を書く際の経緯から，かつて先生ご自身が西園先生との間で体験なさった葛藤を，想起なさる面が僅かなりともなかったであろうか，そのことが「まきこまれることなしに……」という表現につながった可能性はないだろうか，という内容です。
　このことを勝手に妄想する中で，さらに河合隼雄先生の以下の文章を連想しました。

　「クライエント（＝わたし）は治療者（＝神田橋先生）の受容によって，今まで潜在していた心の葛藤を顕在化させられ，その対決を真向から責任を持って受けとめねばならなくなる」（下線と括弧内は原田が追記）
　「クライエントが内面において対決を経験している時，カウンセラーも自らの内面において対決を経験することこそ共感といえるだろう」
　「『対決』ということは多層にわたって生じることが認められる。クライエントと治療者それぞれの意識内および無意識において，そして，クライエントと治療者との間にそれは生じている。そのような『対決』がクライエントと彼を取りまく人（例えば両親），治療者とその周囲の人との間に生じることがある」
　「このように多層にわたる『対決』を通して，そこに一貫して流れる何かをわれわれが見出すことができ，その中にあえて自分の身を投じてゆくことができると，われわれはその事例の本質を把握することになり，治療が進展するのである」（河合，1977）

前に記した空想（妄想）をふまえますと，まさに河合先生が述べておられる諸々の事象がこの度生じたことになるのかもしれないなあ，と愚考した次第です。

また，「ゆき詰まったときは『退行』，すなわち過去に戻るのが心の正しいありようで『温故知新』とはそれでしょう」という箴言からも，改めて学ばせていただきました。そして，その際わたしの中に生じたもう一つの小さな疑問は，確かに温故知新が意味する一面に「過去に戻る」「ヒトは，そう変化するものではないです」があるが，他に「旧来のものと向き合ってその問題点や限界を知り，僅かなりとも新しい転機を開拓する」という内容もある。こちらを神田橋先生は，どれくらい意識なさっておられるのだろうかという疑念です。

例えば，残念ながら先生から参加のご承諾をいただくことができなかった「精神療法」誌の増刊号を企画した意図にも，「しっかり先達と向き合わないと，その問題点や限界を知り，今後の新たな展開を生み出すという精神の運動を始めるのが難しくなりがちですよ」というメッセージを含めています。先生のことですから，恐らくこうした内容は先刻ご承知の上なのでしょうが，若干わたしの頭にひっかかっており「葛藤」の基になっているのは確かなようですので，記させていただきました。（このことも，先ほど引用した河合先生の文章の内容に繋がるわけですね。）

最後に，今回の先生からのお便りを通して浮かんできたもう一つの気づきを記させていただきます。それは，このところわたしが「往復書簡」という形式に大いなる可能性を感じて期待を寄せ，自分なりに試行錯誤を行ってきたことにまつわる内容です。具体例としては，高木俊介先生との共著論文（原田・高木，2012），「精神療法」誌での特集号「認知行動療法をめぐる対話──これからの精神療法について語り合う往復書簡」，その号に寄せた山中康裕先生との共著（山中・原田，2013）があります。また，近く刊行される「精神療法」誌の増刊号でも往復書簡形式をとっています。

かの如く馬鹿の一つ覚えで「往復書簡」にこっている訳ですが，その背景には今回のような神田橋先生との書簡の往復もあった，という発見がありました。思えば，長年にわたって神田橋先生から今回のような形でコメントをいただき，その内容がわたしの指針となってきました。「往復書簡」形式へのわたしの期待と信頼と偏愛が存在するのは，神田橋先生との長年のやり取りにまつわる幸せな経験が大きく影響しているのだなあ，と感じました。これはしみじみ嬉しくありがたく，また新鮮な気づきでした。しつこいようですが，このことも「まきこまれることなしに葛藤を持ち続けることが創造性の源である」一例なのでしょうね。再度，改めて長年にわたる学恩に感謝申し上げる次第です。

第4書簡：神田橋先生から原田へ

たしかに河合先生もいわれるように，「まきこまれることなしに」では駄目ですね。「葛藤に潰されることなしに」でしょうね。「身を捨ててこそ浮かぶ瀬もあれ」でしょうからね。

師匠西園先生の思考との間での葛藤がボクの原点にあることは御明察の通りです。良師を得るとはその意でしょう。

「温故知新」の意は貴方のおっしゃる通りです。でなければ知新がありません。

ボクは「精神療法」を論ずることが虚しくなり，ただ「行う」だけで足りる心境です。だんだんコトバは虚しく廻っているだけであり，「行う」のは常に一期一会的すぎてゆくという心境になっているのです。老いでしょうね。

第5書簡：原田から神田橋先生へ

（前略）……突飛なご意向伺いで恐縮なので

すが，それは「先日来の書簡のやり取りを，『精神療法』誌・増刊号の序文で，一部引用させていただけないでしょうか」という内容です。今回の先生とのやり取りを通して，例えば以下のような増刊号の狙いなどが，かなり自然な形でわかりやすく表現されているように感じております。

- 先達の文章と（解説本の類を通してではなく）直に触れて親しく学ぶことで，温故知新の効果が期待される。この場合の温故知新の意は，旧来からの臨床の知を再発見しながらしっかり身につけることに加えて，先達の業績をさらに広げ深めたり，新しい別の活路を拓くためにも役立つ可能性を含んでいる。
- こうして体験される先達との関係において，「まき込まることなしに葛藤を持ち続けることが創造性の源」となるだろう。このことが「良師を得る」の意につながるし，さらには精神療法全般にとって大切な「心の原点」の一つにもなるのではあるまいか。
- こうした内容を新鮮かつ効果的な形で表現するために，往復書簡という形式を用いてみた。そしてその背景には，往復書簡を通して神田橋先生から長年にわたっていただいてきた学恩がある。

以上のことをふまえて，増刊号の序文で今回の先生との書簡の一部を引用させていただけたら，と勝手に願っております。（後略）

第6書簡：神田橋先生から原田へ
（「引用可」というお返事に添えて）ボクは，自分の発言はpersonalなものでも，大声で世間に伝えてもかまわない内容にするという習慣があります。

＊

これ以降の引用内容は，この増刊号との直接の関連は薄い。しかしながら精神療法について考える上で，あるいは人間の生活全般を考える際に諸兄姉に参考にしていただけるところがあるだろうという，ひどく自己愛的な独断がわたしの中で巣くっているようです。そこで，もう少し引用を続けさせていただきますね。

＊

第7書簡：原田から神田橋先生へ
（「引用可」というお返事への感謝に添えて）
今回のお葉書に記して下さった内容，「ボクは，自分の発言はpersonalなものでも，大声で世間に伝えてもかまわない内容にするという習慣があります」に心打たれました。まさにプロの言葉，心構えですね。凡庸な自分には到底無理な所業ですので真似をしようとは思いませんが，プロの精神を改めてお手本にさせて頂こうと思いました。

前回頂きました絵葉書「加治木町　黒川岬」の絵で煙を吐いている桜島を拝見して，大好きな一文を思い起こしました。色川武大「うらおもて人生録」の終わりに近い一章，「桜島を眺めて――の章」です（色川, 1987）。

先生におかれましてはすでにご存知かとは思いましたが，当該の箇所のコピーを同封させていただきます。

第8書簡：神田橋先生から原田へ
色川武大さんの説，なるほどなあと思い当ります。ボクは上京して帰郷すると，奇妙な疲れ

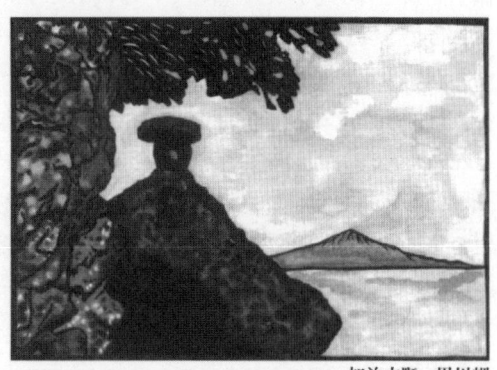

加治木町　黒川岬

があります。その理由が解説されているようでもあります。

今また，二～三の技術を開発中です。脳への治療です。乞御期待です。

*

もしも未読の諸兄姉がいらっしゃいましたら，色川武大の「桜島を眺めて――の章」（色川，1987）に目を通した上で，神田橋先生の所感を再度ご覧いただくのは如何でしょうか。さまざまな感想や連想が，皆さまの脳裏に去来すること間違いなしと思います。このような形で人生の達人・色川武大さん～精神療法の達人・神田橋條治先生と交流することは，まさに「先達との対話の楽しみ」と言えるのではないでしょうか。

おわりに

思えばわたしは，昔から書評やブックガイドの類を読むのが好きでした。加えて，今は昔となった30年近く前，2年間の研修医時代が終わる頃に，ふと思い立って森田正馬と吉本伊信の著作を読んでびっくり仰天した経験も懐かしく思い起こされる。お二人の大立者の原典と接して，その迫力と魅力に引き込まれると共に，「解説本をなぞるだけでは，達人の本懐や全容はつかめない」という真理を改めて痛感したのです。こうした志向や経験を持つ事情もあり，本増刊号の企画・編集に携わることのできた僥倖を，殊の外ありがたく感じている次第です。

ここでさらに，今回の特集と関連のある今一つの私的事情を追記することをお許し下さい。それは，わたしの精神療法の師匠に関わる内容となる。わたしの最初の師匠は，東大病院のデイホスピタルを主催なさっていた故・宮内勝先生です。宮内先生は，生活臨床に基づく指導を実に懇切丁寧に行って下さった。そしてもう一人の師匠は，先ほど私信を引用させていただいた神田橋先生である。

この二人の師匠と接する経験を通して，わたしはいろいろなことを学んできた。それは例えば，さまざまな臨床の知がそれぞれ独自の価値を持っていること，異なる立場にある達人が実践する臨床活動に顕著な類似が認められること，他方はっきりした差異も確かに存在すること，多様な臨床の知は相補的な位置づけになること，などである。考えてみれば当然至極のこうした私的刷り込みが，今回の企画に結びついたと感じている次第です。

ここで，いくつかのお詫びを記させていただく。先ずは，読者の皆さまへのお詫びから。今回の人選に納得がいかず，「何故，あの先生が入っていないのか！」といった不審や批判の念を抱いておられる諸兄姉が，少なからずいらっしゃるものと推察します。これには，何人かの先生方から参加の同意をいただけなかったという裏事情もありますが，主たる原因はわたしの不勉強に基づく偏りです。人選に行き届かない点があることに関して，お詫びを申し上げます。

次は，ご執筆下さった先生方への謝罪です。本書制作の過程で，いくつかの重大なミスを犯してしまいました。特に，わたしと金剛出版編集部の連絡不備から，①当初コメントを，各先生につきお二人にお願いする予定にしていたが，力作を多数頂戴した関係で紙面が足りなくなり，コメントを各先生あたり1編に絞らざるをえなくなった，②一旦その方針を決めたが，誤って一部の先生に関してお二人にコメントを依頼してしまい，全体として不均等な形になってしまった，③この失態を含め，全経過を通して先生方との連絡・相談が不十分であった，ことがある。以上の面目ないしくじりについて，お詫びを申し上げます。

こうして難産となった本号の船出にあたって，これまでお世話になってきた皆さまへの感謝を記させていただこう。先ずはご多用の中，入魂の力作をご執筆下さった先生方にお礼を申し上

げます。皆さまのお力添えにより，何とか完成の日を迎えることができました。加えて，増刊号の表題に関する助言を下さった成田善弘先生，ご自身の日記帳から本号を華やかに彩るイラスト（ペン墨画）を提供することに応じて下さった山中康裕先生，私信の引用に同意して下さった神田橋條治先生と西園昌久先生，例外的な「書評を基にする対話」に応じて下さった成瀬悟策先生と大場信恵先生への感謝を記します。

最後に，無事完成まで導いて下さった金剛出版の中村奈々様，高島徹也様，立石正信様にお礼を申し上げます。

文　献

原田誠一（2004）精神科・千両役者考．MARTA, 2巻1号；15-18.

原田誠一・高木俊介（2012）二人の精神科医の往復書簡―認知行動療法の技法と治療効果をふまえた症例検討．臨床精神医学, 41（8）；991-1000.

原田誠一（2014a）精神療法の現状に「活」を入れる―西園先生の「一喝」を機に，自他の精神療法に気弱に「活」を入れてみた．精神療法, 40（1）；11-20.

原田誠一（2014b）：書評「乾吉佑編：心理療法の見立てと介入をつなぐ工夫」．精神療法, 40（1）；164-165.

原田誠一（2014c）：書評「岩宮恵子著：好きなのにはワケがある―宮崎アニメと思春期のこころ」．こころの科学, 174；97.

色川武大（1987）桜島を眺めて―の章．うらおもて人生録．新潮文庫，新潮社.

河合隼雄（1977）心理療法における「受容」と「対決」．心理療法論考．新曜社, 1986.

落合博満（2013）戦士の休息．岩波書店.

山中康裕・原田誠一（2013）表現療法との対話．精神療法, 39（4）；539-549.

養老孟司（2003）バカの壁．新潮社.

● http://kongoshuppan.co.jp/ ●

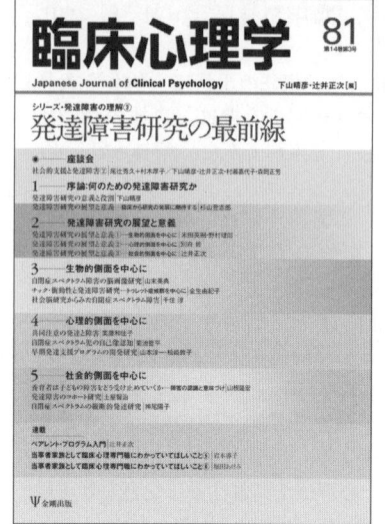

臨床心理学

Vol.14 No.3 〈シリーズ・発達障害の理解③──発達障害研究の最前線〉

座談会:社会的支援と発達障害②(承前)…尾辻秀久・村木厚子・下山晴彦・辻井正次・村瀬嘉代子・森岡正芳

1　序論:何のための発達障害研究か
　発達障害研究の意義と役割…下山晴彦／発達障害研究の展望と意義…杉山登志郎

2　発達障害研究の展望と意義
　発達障害研究の展望と意義①…米田英嗣・野村理朗／発達障害研究の展望と意義②…別府　哲／発達障害研究の展望と意義③…辻井正次

3　生物的側面を中心に
　自閉症スペクトラム障害の脳画像研究…山末英典／チック・衝動性と発達障害研究…金生由紀子／社会脳研究からみた自閉症スペクトラム障害…千住　淳

4　心理的側面を中心に
　共同注意の発達と障害…実藤和佳子／自閉症スペクトラム児の自己像認知…菊池哲平／早期発達支援プログラムの開発研究…山本淳一・松﨑敦子

5　社会的側面を中心に
　養育者は子どもの障害をどう受け止めていくか…山根隆宏／発達障害のコホート研究…土屋賢治／自閉症スペクトラムの縦断的発達研究…神尾陽子

連続講座　「こころの栄養学」功刀　浩／「非行・犯罪の心理臨床」門本　泉
臨床ゼミ　「「食」のアディクション」野間俊一

ほか,臨床心理学の最新の動向と研究を満載

● B5判・平均160頁　●隔月刊(奇数月10日発売)●一部1,600円／年周定期購読料12,000円・含増刊(本体価格)年周定期購読のお申し込みに限り送料弊社負担　●バックナンバーの詳細はお問合せ下さい。

好評発売中!

Vol.4 No.6　特集　被害者支援	Vol.9 No.5　特集　地域における自立支援再考
Vol.5 No.1　特集　不登校	Vol.9 No.6　特集　グループの現在
Vol.5 No.2　特集　体の病気の心理的援助	Vol.10 No.1　特集　再燃・再発の予防と支援
Vol.5 No.3　特集　11歳から15歳の心的世界	Vol.10 No.2　特集　心理臨床現場での転移／逆転移
Vol.5 No.4　特集　痛みとそのケア	Vol.10 No.3　特集　心理臨床におけるロールプレイング
Vol.5 No.5　特集　心理臨床と精神分析	Vol.10 No.4　特集　スクールカウンセラーと親と教師
Vol.5 No.6　特集　統合失調症の心理療法	Vol.10 No.5　特集　臨床に生きるバウム
Vol.6 No.1　特集　医療と臨床心理士	Vol.10 No.6　特集　親子面接の支援計画と実践的アプローチ
Vol.6 No.2　特集　学生相談	Vol.11 No.1　特集　今,臨床心理学に求められていること
Vol.6 No.3　特集　中年期のこころ模様	Vol.11 No.2　特集　臨床技法としての面接
Vol.6 No.4　特集　10歳のころ──世界がひらかれるとき	Vol.11 No.3　特集　ひきこもり支援論
Vol.6 No.5　特集　対人援助職のこころの健康	Vol.11 No.4　緊急特集　災害支援──臨床心理士による包括的支援
Vol.6 No.6　特集　母と子:周産期と乳幼児期への心理援助	Vol.11 No.5　特集　児童虐待と社会的養護
Vol.7 No.1　特集　心理臨床を学ぶ	Vol.11 No.6　特集　心理面接の基本としての精神分析
Vol.7 No.2　特集　描画	Vol.12 No.1　特集　行動分析学で広がる心理臨床
Vol.7 No.4　特集　いじめと学校臨床	Vol.12 No.2　特集　災害トラウマからの快復に向けて
Vol.7 No.5　特集　心理療法入門──各学派から見た1事例	Vol.12 No.3　特集　子育て支援──乳幼児と向き合う心理臨床
Vol.7 No.6　特集　箱庭療法の可能性	Vol.12 No.4　特集　「うつ」の現在
Vol.8 No.1　特集　河合隼雄──その存在と足跡	Vol.12 No.5　特集　発達障害支援
Vol.8 No.2　特集　コラボレーションとしての心理援助	Vol.12 No.6　特集　ストレスマネジメント
Vol.8 No.3　特集　性と性同一性──心理臨床の観点から	Vol.13 No.1　特集　対人援助職の必須知識──精神医療を知る
Vol.8 No.4　特集　自傷行為への対応と援助	Vol.13 No.2　特集　対人援助職の必須知識──認知行動療法を知る
Vol.8 No.5　特集　催眠と臨床応用	Vol.13 No.3　特集　対人援助職の必須知識──研究の方法を知る
Vol.8 No.6　特集　がんと心理援助	Vol.13 No.4　特集　対人援助職の必須知識──発達障害のアセスメントを知る
Vol.9 No.1　特集　心理学の実践研究入門	Vol.13 No.5　特集　対人援助職の必須知識──スクールカウンセリングを知る
Vol.9 No.2　特集　日常臨床における危機対応	Vol.13 No.6　特集　対人援助職の必須知識──関係づくりの方法を知る
Vol.9 No.3　特集　子ども臨床において事実を分かちあう	Vol.14 No.1　特集　シリーズ・発達障害の理解①──発達障害の理解と支援
Vol.9 No.4　特集　パーソナリティ障害	Vol.14 No.2　特集　シリーズ・発達障害の理解②──社会的支援と発達障害

Ψ **金剛出版**　〒112-0005　東京都文京区水道1-5-16　URL http://kongoshuppan.co.jp/
Tel. 03-3815-6661　Fax. 03-3818-6848　e-mail　kongo@kongoshuppan.co.jp

(価格は税抜表示です)

自著三編について
▶ 精神療法的配慮に基づいた精神科臨床を心がける

- 『精神科臨床ノート』（日本評論社，2007年）
- 『新訂増補　思春期の心の臨床』（金剛出版，2011年）
- 『ぼくらの中の発達障害』（筑摩書房，2012年）

青木省三（あおき　しょうぞう，1952年～）
精神科医。広島市生まれ
　1977年　岡山大学医学部卒業
　1990年　岡山大学医学部神経精神医学教室助教授
　1997年　川崎医科大学精神科学教室教授

Shozo Aoki

青木　省三*

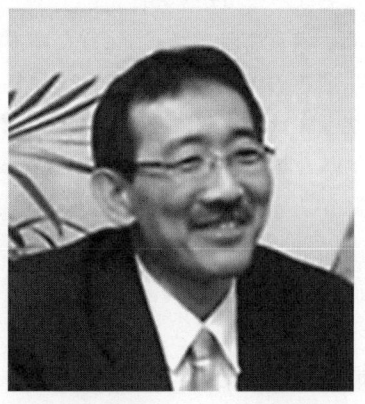

はじめに

　精神科医になって三十余年，その間に，日本経済は，右肩上がりの高度成長期を経てバブル期に，そして長い低成長期へと移行していった。産業構造も第一次・第二次産業から第三次産業へと転換していった。また，家族形態も，大家族から核家族へ，そして単身者家庭の増加など，大きく社会は変容してきた。

　このような変容は，一面では家族や地域の濃密な人間関係のもたらす苦悩を減らすというプラスをもたらしたが，もう一面では，人を護る人と地域が失われ，人が孤立し孤独になりやすいというマイナスをもたらした。人を取り巻く家族にも心理的・経済的なゆとりがなく，些細な出来事で家族が壊れやすい。このような時代の治療や援助は，その人の行動や心の中を見るだけでは不充分であり，その人の生活や取り巻く環境を見て，生活の中で困っていることを把握することが不可欠となる。そういう意味では，精神分析は心の中や濃密な人間関係を焦点に当てすぎ，認知行動療法は個の客観的な行動や症状に焦点を当てすぎているのではないかと感じ，精神療法を始めとする治療や援助に，人的・経

*川崎医科大学精神科学教室
〒701-0192　岡山県倉敷市松島577
Shozo Aoki : Department of Psychiatry, Kawasaki Medical School

済的な支持を含めたソーシャルワーク的な視点が不可欠と考えるようになった。

I 『精神科臨床ノート』
（日本評論社，2007年）

日常臨床における精神療法

　日常の精神科臨床は，精神療法と薬物療法を二本柱として進めていかれることが多い。しかし，実際には多くの患者さんの診療を時間的制約のある中で行うものとなり，充分な精神療法ができていないという不全感や無力感を感じたり，精神療法などは考えず薬物療法だけを行おうとしたり，ということになりやすい。時間さえあればもっと精神療法ができるのにと考えたりすることも少なくない。しっかりとした理論と技法を持ち，充分な時間をかけて行う「○○療法」は，確かに魅力的である。しかし，そう考えると，日常臨床で行っている精神療法は，常に薄められた簡易版のようなものに思えてくる。果たしてそうなのだろうか。

　精神療法は，発想の転換を求められているように思う。思い切って，時間の制約のある忙しい日常臨床は，それが多くの精神科医が行っているものであるからこそ，そこに精神療法の原点を探る必要があるのではないだろうか。日常臨床という現場を出発点として，そこから精神療法を考えたらどうだろうか。そのような発想によってこそ，現実的で実際的な精神療法が生まれてくるような気がする。

　それは，深く切開していくような精神療法ではなく，日々の傷や怪我を手当てしていくうちに，その人の人生の流れ（後述）がよい方向に向かい，深い傷が癒えていくことを目指すものであり，自然回復や自然治癒をそっと応援するようなもので

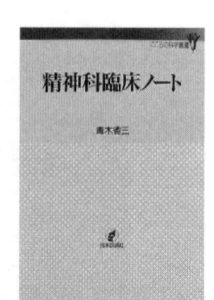

ある。

人生の大きな流れを知る

　精神科治療においては，まずは，患者の人生の大きな流れを知ることが大切となる。すなわち，どのような人生を生きてきて，どのような考え方をする人が，現在，どのような環境に（人的，物理的，職場的，家庭的……）生きていて，どのように対処しようとしているか，という大きな人生の流れとでもいうべきものを把握する必要がある。治療とは，精神療法，薬物療法，生活療法，社会復帰支援などの，いくつかの治療的アプローチの総和としてあり，大きな人生の流れに対して，時にはその流れを緩めたり，時には後押ししたりなど，さまざまに働き，人生の流れがよりよいものへと向かうように応援することなのである。

　たとえば，孤独な環境に生きている人，過酷な環境に生きている人，病気が唯一の生きる術になっている人などの，治療を考えてみよう。回復することが，いくらかでも楽しいことやゆとりのある生活につながらないのであれば，回復しようという意欲が湧かないし，病んでいる方がまだしも幸せであるならば，回復が困難なことは自明である。治療においては，人生の大きな流れを読み，そしてそれに配慮した治療を考えることが不可欠であり，実は，このことが精神療法の大切な基本なのである。

II 『新訂増補　思春期の心の臨床』
（金剛出版，2011年）

　三十余年前に思春期の子どもたちの診療をする際に，子どもを説明や理解する言葉として，「未熟」という言葉を用いないことを心に決めた。治療者を含めた大人は「成熟」しており，思春期の子どもは「未熟」であるという視点の中に，問題が潜んでいるように感じたのである。子ども達の言動は確かに「問題」かもしれない

が，そこには精一杯に「何か伝えようとしているものがあるのではないか」と耳を傾けることが必要ではないか。子ども達の「問題」によって大人が変化していくことも少なくないのではないか。治療や援助によって，子どももいくらか変わるかもしれないが，治療者もいくらか変わる。そういうものではないかと思ったのである。治療者は，子どもの「未熟」と連続している自分自身の「未熟」を自覚する必要があると思う。

　私は，今でも「成熟」を治療目標としない。子どもも治療者も，人生に悩み，迷う存在で，在り続け，決して，悟らず，ジタバタする，即ち，迷い悩む人としての手本となることが大切であると思う。「困ったな」「どうしたらいいかな」としばしばつぶやく。そんな私を見て「そうか，生きることは迷い悩むことであり，それでいいのだ」と子どもが感じることが，思春期の子どもをいくらか支えるのではないかとさえ思うのである。「未熟」を大切にし，「成熟」を目指さない。だから，私は密かに，私の臨床を「半熟精神療法」と呼んでいる。

　そのように考えているうちに，当初は，青年を「治す」治療を考えていたが，しだいに青年が自分自身を「治す」のを援助する，あるいは青年が自然に「治る」のを援助するのが，私の仕事ではないかと思うようになった。同時に，悩みや苦しみがない状態が治療や援助の目標ではなく，悩みや苦しみをしっかりと感じながら，それも人生の一部として受けとめて生きていくことが，一つの目標であると考えるようにもなったのである。

Ⅲ　『ぼくらの中の発達障害』（筑摩書房，2012年）

　一つの文化ともう一つの文化の間に位置する人を，文化人類学では境界人（marginal man）と呼ぶ。私はある時から，自分は境界人ではないか，と思うようになった。そう気付いてからは，境界人として生きていこうと思うようになった。一つの文化の真ん中に位置するのではなく，もう一つの文化との境界に位置する。どちらの文化にも所属しているようでもあり，どちらの文化にもどっぷりとは所属していないような境界人として生きているのがすんなりと自分らしいと思うようになった。そして，もし私に何か役に立つ仕事ができるとすれば，2つの文化の橋渡しをすることではないかと思うようにもなった。それが，私が精神科医という仕事を選んだ理由でもあった。

　発達障害については，自分の内にある発達障害に気づくことと，発達障害を持つ人の文化を，自文化と対等な異なった文化として敬意を持って理解しようとすることとの，両者が求められていると，私は思う（精神障害についても同様である）。そして，発達障害を持つと言われる人たちの文化と，定型発達の人たちの文化を繋ぎ，両者が互いを生かしつつ共存できる道を探りたいと思う。

　コミュニケーション障害をもつ人の，ギリギリなところで発せられる言葉は，本質的で重みのある切実なもので，心にグサリと響くことがある。こだわりエネルギーは建設的なものに向けられた時，さまざまなプラスをもたらすことが少なくない。私たちの社会は，発達障害をもつ人から，助けられ支えられていると思うのである。一見，マイナスや障害のように見えるものの中にあるプラスを見つけることこそ，境界人としての精神

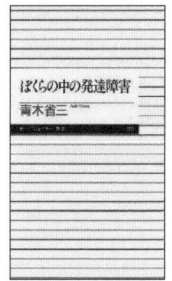

科医の役割ではないかと思うのである。

おわりに

　私は精神科医を志したとき，体験したことを，自分の頭で考え，自分の言葉で，それも，普通の言葉でできる限り表現しようと考えた。臨床においては普通の言葉でやりとりすることこそが，何よりも大切と思ったからでもある。また，自分の臨床が一人よがりにならないように，先人の本とこころの中で対話をしたり，先輩や同僚と対話したりして，自分の考えを対象化し，相対化することも課してきた。しかし，言葉に，文章にしたとたんに，私の中の曖昧なもの，雑多なものが，いかにも明確なものとして見えるのではないかと心配している。私自身はいつも，戸惑いやためらい，そして迷いの中にいる。

　臨床現場はすっきりと整理できないこと，理論で説明できないこと，矛盾したことに満ちている。そのような中で，その時，その時，手探りで自分なりの解答を見つけようとする……，それが，実際の臨床というものではないだろうか。手探りでやってきたし，これからも手探りでやっていくだろう。それが私の精神療法である。

Comment

青木省三の三編について

村上 伸治*

Shinji Murakami

はじめに

　医師1年目から25年間，ずっと青木先生に指導を受けつつ一緒に仕事をして来た者として，青木自身の解説とは別の視点から，著作について述べる形でコメントをさせていただきたい。

『思春期　こころのいる場所』

　まず，青木先生の著作三部の中には『思春期こころのいる場所』（青木省三著，岩波書店，1996年）を私としては入れて欲しかった。だが，これはすでに絶版となっており，新たな入手ができないため，今回紹介される三部作としては却下されてしまった。却下されたものの，1996年発行の本書は青木の単著の著作として最初の本であり，青木の臨床の原点が示されている。

　その中でも，青年を支える際に大きな示唆を与えてくれるものとして引用しているのが，エチオピアの古い民話「山の上の火」である。ある貧しい若者が金持ちと賭をした。山の一番高い峰の上で，裸で一晩中，立っていられたら畑をやるという賭である。青年は，物知りじいさんに相談したところ，「手伝ってやろう。山から谷を隔てて反対側に高い岩がある。明日，陽が沈んだら，その岩の上で火を燃やしてやろう。おまえの立っているところから，その火がよく見えるはずじゃ。お前は，一晩中，わしの燃やす火を見とるんだよ。目をつぶったら，あかん。目をつぶったら，お前は暗闇に包まれてしまう。火を見つめながら，暖かい火のことを考えるんじゃ。それから，そこに座って，お前のために火を燃やし続ける，このわしがいることを考えるんじゃ。そうすればの，夜風がどんなに冷たかろうが，お前は大丈夫だ」と言われた。そして青年は，遠くでチカチカしている火をみつめながら，一晩裸で山のいただきに立つことができた，という話である。（『山の上の火』クーランダー，レスロー文，渡辺茂男訳，土方久功絵，岩波書店）

　青木はこの民話を引用し，「遠くの山の上の火の暖かさは決して青年に伝わりはしないが，山の上で火を燃やす人の暖かい思いや祈りは伝わる」とし，「いつの日か青年は覚悟をして一人で山の上に立つことが必要になる」のであるから，「すぐに暖かい食事や毛布を届けるので

---

*川崎医科大学精神科学教室
〒701-0192　岡山県倉敷市杉島577
Shinji Murakami：Kawasaki Medical School

も，代わりに立ってやるのでもない。診察室から，病院から出て行く青年がこれから過ごすであろう暗闇の中でじっと立っていてくれることを，祈るような気持ちで見送るのである。その祈りが，青年にとって遠くの山の上の火となるように念じながら」と述べている。

　これは青木が外国の民話を引用した例であり，本書には他にも引用は多々ある。だが，青木は精神療法に関する偉い人が書いた本の内容を自己の立脚点のように引用することはない。立脚点とするのは，何と言っても自己の体験である。例えば，ベトナム戦争や70年安保のいわゆる学生運動の時期，青木は高校生であったが，同級生とともに高校の一室に居座り，ガリ版刷りのミニコミ紙を発行するようになった。教師たちは立ち退きを命じ，何度も押し問答になったが，青木らは授業のほとんどには出ていたし，教師らも生徒の不在時に部屋を撤去することはなく，紳士協定のようなものあったと言う。また，政治的なデモに参加することにも強く反対されたが，制止を振り切ってデモに参加すると，デモの横を同じ歩調でデモが終わるまで数人の教師が人込みをかき分けながらついてきたのが青木には見えたのだと言う。教師らはデモへの参加を力で止めようとはせず，デモに参加する生徒の安全を見極め確保しようとしていた。そして生徒のためには機動隊と戦うことも辞さない迫力を持っていた。この教師たちの姿は，私が青年に会うとき，特に青年と対峙するときいつもこころの中によみがえってくる，と青木は言う。

　青木は，岡山大学病院精神科外来に「思春期外来」を立ち上げ，ある時期から外来の一室に「たまり場」を作った。高校の一室を占拠し，そこをたまり場として過ごしながら，政治的デモにも参加した日々の経験がなかったら，思春期外来の「たまり場」はできなかったであろう。

『思春期の心の臨床』

　本書はまず2001年に出版され，一度品切となった後，新訂増補の形で2011年に出版されたものである。『思春期　こころのいる場所』が一般読者を想定した一般書であったのに対して，本書は「思春期の心の臨床」に携わる人向けの本となっている。本書に書かれていることは，青木が「思春期外来」を立ち上げ，思春期臨床を積み上げて行く中で得たものや，直面した困難の数々である。

　例えば，「思春期の治療を引き受ける時」という文章には，「青年が呈しているのは病気なのか」，「誰が受診を思いついたのか」「誰が問題をどうように理解しているのか」「何を期待しているのか」などの治療以前の事項がくどいほど並んでいる。これは，病気でないものを病気だと見なされて受診したり，本人でも親でもない外部からの圧力で受診していたり，幻想のような過剰な期待があったり，さまざまな治療以前の困難が診察室に持ち込まれ，青木が当惑した経験が元になっている。例えば，親子が激しく対立したまま，双方が精神科医に軍配を上げてもらおうと思って遂に受診に至ったという例もしばしばあった。事例毎にさまざまな経緯があるにしても，病気として扱って良いものかと思える事態のまま，なし崩し的に通院が始まってしまい，気がつくと青年が「病人」になっているという事態を幾例も経験する中で，青木は精神医学は特に青年に対しては常に必要最低限の関与，即ち「ミニマム・エッセンシャル・サイキアトリー」であるべきだと考えるようになった。

　青木は自分なりの理想を描いて，「思春期外来」の看板を掲げた。そして徐々に「思春期青年期の専門家」と認知され，多くの青年が紹介されて来るようになった。紹介されて受診する青年が増えるとともに，全体の診察時間は延び，青

年1人当たりの診察時間は短くなりがちとなった。ここは治療者として踏ん張らねばと努力したが，診療時間は限界までどんどん延びていった。受診数がさらに増加し，青年の行動化が増加する中で，青木は疲労，消耗し，それが治療者としてのゆとりを失わせ，青年の行動化を誘発するという悪循環を生じ，「燃え尽き」かけた。

　精神療法の「偉い先生」の多くは，「専門家」と認知されることで直面するこれらの困難を，さらに「権威」として振る舞うことや，自分はスーパーバイズを主として，一部の患者だけを診ることなどで対処するのかもしれないが，青木は自分の立場を「下げ」，青年とできるだけ同じにしようと努力した。例えば，これ以上欠席したら留年が確定する不登校の高校生に「先生は何もしてくれないのですか。何か役に立つアドバイスはないのですか」と問い詰められた青木が，「役に立たなくて申し訳ない」と白旗を上げ，「行くかどうかは君が決めるしかないんだよ」と述べたことが治療の山場となり，青木に見切りを付け，「自分で頑張るしかない」と決めた本人が登校を始めるという経験も何度もするようになった。治療者の仕事は青年の不安を解消することではなく，青年が不安と直面することを，青年を見守るという形でそっと支えることだと考えるようになった。治療の初期には，患者の強い幻想は別として，ある程度の期待を引き受けることはやむを得ないが，「精神療法とは患者が治療者に徐々に失望していく過程であって，その程度や速度を調節することが大切だ」と私に教えてくれた。

　「燃え尽き」かけた青木は，それまで以上に自分自身が同僚や家族に支えてもらうになった。患者に対しても権威者にならぬようにするとともに，同僚に対しても，「権威者として上から指導する」ことはせず，青木に指導を受けている我々に助言を求め，下の者は「青木に良い助言をしよう」と考えることで，各自の臨床を伸ばしてくパターンにもなった。自分が人のネットワークで支えられるのと同じように，患者についてもゆるやかな連携やネットワーク，安心できる居場所作り，などで支えられる方向を摸索していった。

『精神科臨床ノート』

　本書は2007年に出版されたもので，2000年から2007年までに青木が執筆した文章が主体になっている。寄せ集め的なものでもあるが，青木の幅広い視野と考察が示された著作でもある。

　精神療法家は精神療法を極めようとするものなのかもしれないが，青木は精神療法への根源的な疑問を発し続けた。「手術のように人の心を治すことができるのか。しても良いのか」という疑問や，精神療法としては進展しているに見えても，気がつくと患者にとっても対人関係は，治療者との二者関係だけになってしまっていた，というような「個人精神療法家という二者関係の陥穽」を言うようになった。

　「思春期における攻撃性の光と陰」「不登校の治療と援助を再考する」「青年期内閉への臨床的アプローチ」などに加え，薬物療法についても，「人生の流れと薬物療法」の中で，通常なら薬物療法が行われたであろうが，あえて薬を処方しなかった6例を挙げながら，安易な薬物療法の問題点を指摘している。

　また，「統合失調症以前」という文章においては，統合失調症発病直前や発病が懸念される事例であっても，予想外によい経過をたどることが少なくないことを指摘し，薬物療法以外の可能で必要なアプローチについて述べている。

　このように，青木は思春期臨床を起点にして，精神科臨床全般に渡って，「一般的に〇〇であると言われているけど，それは本当に正しいのか？」という疑問を幾つも感じ，それを自分の臨床の中で確かめながら，時に異議を発する形

で発言する，または注目されていない面に光を当てる，ということが増えるようになった。これを青木は「世間の流れに逆らって『石を投げる』んだ」と言う。

この「あちこちへ向けて『石を投げる』」姿勢は，これも三部作には惜しくも入らなかった青木の著書『時代が締め出すこころ——精神科外来から見えること』（岩波書店，2011年）ではさらに強くなっている。

『ぼくらの中の発達障害』

青木の著書『僕のこころを病名で呼ばないで』（岩波書店，2005年）が絶版となったのち，この本の中古価格が上昇する中，筑摩書房がこの本を文庫化してくれることになった。その際に，「最近，発達障害の本が山のように多数出ているのに，発達障害の本人が読んでもためになる本がほとんどないので，どうか執筆して欲しい」との依頼に青木が応えて執筆したのが，この『ぼくらの中の発達障害』（ちくまプライマリー新書，2012年）である。

元は小さい子どもを診る児童精神科医だけが詳しかった発達障害が近年，広く知られるようになった。それとともに，思春期青年期を中心に，「特に発達障害とは思われないまま青年期に至り，青年期以降に何らかの精神症状を呈して精神科を受診した人」の中に，若干の発達障害の徴候を感じることが非常に増えて来た。「この人たちを発達障害だと考えて良いのか？」「どうしてあげたら良いのか？」が，青年期臨床だけでなく，精神科臨床全体の大きな問題になってきている。そういう目で見てみると，そういう人は受診してくる青年期患者の一部どころではなく，下手をすると半数くらいになるのではないか，と我々は感じるようになった。すると，「健常」だとされている人たちと間に境目があるのか？　健常な人にはそういう徴候はないのか？　という疑問が生まれて来る。

かねてより，統合失調症についても，「自分はたまたま，統合失調症にならずに済んだようだが，自分にも危なかったかもしれないし，統合失調症の患者として精神科医の前に座っていたかもしれない」と思っていた青木は，発達障害的徴候は，「健常」の人たちにも，自分の周囲の人にも，そして自分にも結構あるのだと気づくようになる。自分を含めて，そういう人たちに読んでもらって何らかの助けになるような本を，と思って執筆したのが本書である。

発達障害については多くの事が言われるようになったが，発達障害の人が持つ特徴を，「自分には全く関係ない異質な特徴」として，「外から目線」で論じた意見ばかりが聞こえて来ることに対して，「違うのではないか？」と「石を投げた」形になっている。本書について，神田橋條治は，「自身の内なる発達障害を感知できると，有害な野次馬になることを免れます」と述べている。

おわりに

本来，「青木自身による解説を読んでのコメント」であるべき文章が，青木自身の解説をほとんど無視し，青木の著作と臨床を独断と偏見でで解説するような文章になってしまった。青木先生には申し訳ないが，青木先生自身が「好きに書いたらよい。君の文章の分量が増えた分，僕の文章は削るから」と言っていただいたので，御言葉に甘えて好きに書かせていただいた。青木とは別の者が別の視点で説明することが，青木の著作の読者の理解を促すものになればと願いたい。そして，青木先生には自分の臨床を起点として，まだまだ「石を投げて」いただきたいし，投げられた石の顛末も見届けてゆきたい。もちろん，その通りだと思うことは私も一緒に石を投げさせていただきますから。

Re-Comment

青木 省三

Shozo Aoki

　「親が頼りない分だけ，子どもはしっかりと育つ」と昔から，皆，思っていたと思う。ただ，頼りなさは程々がよい。親が頼りになりすぎても，逆に頼りにならなさ過ぎても，子どもは育つのに苦しむ。程よい母親（good enough mother）という言葉があるが，程よく頼りない親とでも言ったらよいだろうか。

　程よく頼りないのが大切なのは，親だけでなく，治療者も同様ではないかと思う。治療者が頼りない分だけ，患者がしっかりとする。つまり患者が自分の力で生きていく覚悟をする。精神療法を伝えるときでも，同様である。教師が頼りない分だけ，教わるものはしっかりとする。村上伸治先生の文章を読むと，彼が私を助けようとして，私よりはるかにたくましく成長しているのがよく分かる。『実戦心理療法』（村上伸治著，日本評論社，2007年）をお読みいただければよく分かると思う。

　実際，臨床で困った時，私はよく村上先生をはじめ，若い先生たちに尋ねる。私が書いた文章を最初に読んでもらうのは，村上先生と長年の連れ合いである。どちらも完膚なきままに私の文章に意見を述べ，時にはまったくおもしろくないと，時にはまずまず面白いと，時には加筆修正さえしたりする。頼りない分だけ，まさに人が育つのだと思う。

　それだけでなく，頼りない分だけ，自分が人に支えられているのを実感できる。確かに診察室では一人で患者さんと出会っているが，その自分は一人ではなく，背後に同僚や気遣ってくれる人がいるのに気付く。治療者を支える網の目というのだろうか。実際，荒々しい患者さんの診察を終えて部屋を出ようとすると，何人かの若い先生がいて，「どうしたの？」と尋ねると「先生を心配して控えていたんです」と言われて驚くとともに，感じ入ることがある。実際に支えられているのである。

　だが，「頼りにならない」ことや「支えられていることに気付く」ことは，周囲の人や同僚に「頼る」ということではない。「人は皆，一人生きていく。自分がやるしかない」と覚悟を決めて自分の臨床をやり続けることが基本だと思う。それは，私が知らず知らずのうちに患者さんに求めているものと同様である。私は広島市に生まれ，今でも広島カープのファンである。私が幼いころ，広島カープは実によく負けた。しかし，負けると分かった試合でも，火だるまになっても，最後まで投げ続ける救援投手を見て，子ども心に何かを感じた。球威がなくなり，スピードが落ちて，変化球が曲がらなくなった

としても，その時その時の，ボールを投げ続ける。バックは同僚が守ってくれているにしても，投げ続けなければならない。臨床にはそんな覚悟も，必要なのだと思う。

臨床はどこかで誰かに護られていることが必要だが，だが極めて孤独な仕事なのだとも思うのである。

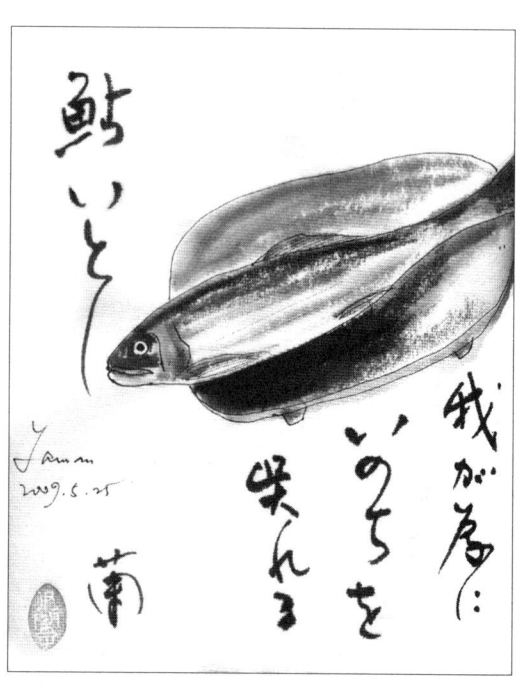

自著三編について

- 『対象関係からみた最近の青年の精神病理——前青年期ドルドラムと前エディプス的父親の創造』（弘文堂，1980年）
- 『境界性パーソナリティ障害——日本版治療ガイドライン』（金剛出版，2008年）
- 『サイクロイド・パーソナリティの精神病理——双極性障害か，パーソナリティ障害か』（臨床精神病理，2012年）

牛島定信（うしじま さだのぶ，1939年～）
精神科医，精神分析家。医学博士。福岡県生まれ
1963年　九州大学医学部卒業
1964年　九州大学医学部精神神経科学教室入局
1969年　国立肥前療養所（厚生技官，医長）
1970年　医学博士（九州大学）
1974年　福岡大学医学部精神医学教室（講師，助教授，教授）
1991年　東京慈恵会医科大学精神医学講座教授
2005年　東京女子大学文理学部心理学科教授
現在（いわたにクリニック内）三田精神療法研究所所長

Sadanobu Ushijima

牛島 定信[*]

I 『対象関係からみた最近の青年の精神病理——前青年期ドルドラムと前エディプス的父親の創造』（弘文堂，1980年）

精神分析では，青年期はエディプス・コンプレックスが華咲く時期であるといわれた。いわば，幼稚園児に芽生えたエディプス・コンプレックスが第二次性徴の到来とともに，現実味を帯びた烈しさを増し，それをめぐって防衛活動が熾烈化するというのである。スタンレー・ホールの「疾風怒涛」はこれをよく表現したものと云える。

ところが，1960年前後に始まる青年期の新しい病態の登場，つまり，男子の登校拒否，退

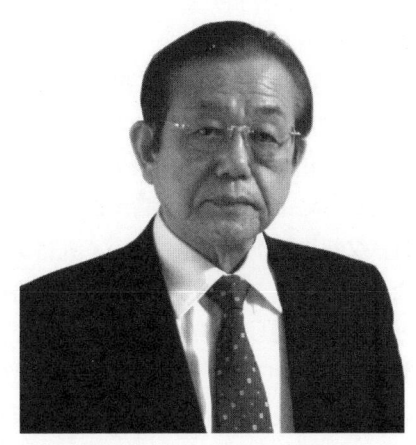

[*]三田精神療法研究所
〒108-0014　東京都港区芝5-13-14-5F
Sadanobu Ushijima：Mita Institute for Psychotherapy

却神経症（笠原），ひきこもり，女子の思春期やせ症，手首自傷症候群，境界性パーソナリティ障害といった病態の治療では，母子関係の密着が大きな問題として浮上するようになった。当然のことながら，母子分離の操作が最重要課題として急浮上した。

したがって，精神療法家にとって，この母子関係の構造をあきらかにし，それを操作していくとどのような心的状況に立ち至るのかを描き出すことは時代的要請と云えた。そうした目をもって母子分離を図る治療的作業なかで，私は，患者が治療者を理想化するとともに母親批判を烈しくし，遂には抹殺されていた父親を再発見し，非常に理想化する現象を繰り返し経験していることに気づいた。この「理想化された父親像」は，男子にとっては競争相手であり，女子にとっては恋愛の対象となるフロイトのエディパルは父親像とは性質を異にする。両性に共通する父親像であり，葛藤を伴うことがなく，しかも同性同年輩集団形成への入り口となるものである。いわば，ピーター・ブロス（1960）の青年期発達過程の幕を切って落とすかの印象を与えるものであった。一方，濃密化した母子関係は，エディプス葛藤を防衛するための防衛活動をもとにした現象であると考えられた。そこで，この過程を「青年期ドルドラムと前エディプス的父親」と概念化しておくことによって現代化した病態の治療指針となるのではないかと考えたのであった。

21世紀になった今になって振り返ってみると，これは20世紀後半になって急速に進んだ人格構造の変化のなかでの現象であり，治療のあり方といってよかった。換言すれば，私の父親論は，父親の姿が弱体化していく人格像を描写したものということができる。その人格像をもっともよく表現したのがエリクソンの「自我同一性」（1959）であると云ってよいのではないかと思う。自我同一性とは，子どもの頃から積み重ねた自分を一般社会が期待する自分とをうまく統合させた人格のことである。「らしさの心理学」と呼ばれるのはその所為である。警察官らしさ，教育者らしさ，医者らしさという社会的な一般通念という価値観を背景にしたものである。これは戦後民主主義が生み出した一般的な価値基準ということができる。そして，ブロスの青年期発達論はこの自我同一性という概念を基盤に構成されたものであることは周知の通りである。

ここでご注目しておきたいのは，1905年にフロイトが『性に関する三つの論文』のなかで青年期を新しい対象を発見する時期であるとしていることである。両親との三者関係の世界に生きていた子ども時代を抜け出して，同世代との関係を基軸にした対象世界を形成するときであるというのである。青年期を世代間境界形成するときとみたのである。

そういう意味では，ブロスの青年期発達論では，同性同年輩の集団形成を足掛かりに10年余りを掛けて世代間境界を形成していく過程であるということになる。私の父親論は，こうした過程で重要な役割を演じる対象関係の一断面であるということができる。

Ⅱ 『境界性パーソナリティ障害——日本版治療ガイドライン』（金剛出版，2008年）

厚生労働省精神・神経疾患研究委託費に基づいて2002年〜2008年の間になされた研究の総まとめである（17〜52頁）。背景には，ごく平均的な精神医学的接近をすると，手首自傷，過量服薬を始めとした烈しい行動化でもって臨床場面を混乱に陥れる境界性パーソナリティ障害をどう扱うかの指針が求められるという事情

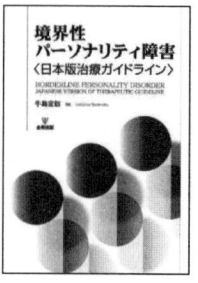

があった。

　当時,「境界性」という概念が精神分析的治療のなかで発展した歴史があるだけに,境界性パーソナリティ障害の原因は幼児期の母子関係に問題があり,精神分析的な個人精神療法でもって解決する以外に他に方法はないというのが専門家の考え方であった。それだけに,本病態の専門家と目される精神科医で構成されたこの研究班での議論においても,そうした方向の見解が多く,一般の精神科医にいかに精神分析的素養を身につけさせるかが問題解決の鍵であると主張した人もいたほどである。

　そんななかで,本研究班が目ざしたものは,過去よりも現在の心理に解決の足掛かりを求める立場である。その方が安全であるし,治療効果も上がると考えられた。換言すると,母子関係あるいは男女関係,さらには治療関係のなかで,凄まじいばかりの行動化（自傷,過量服薬,家庭内暴力など）が繰り広げられ,社会的適応（社会生活,仕事など）に困難をきたしているという従来の考え方を見直して,高校大学生では同世代関係において,ヤングアダルト世代に至っては社会的生活において,不安を起こし,半端じゃない退行を起こしている状態であるという考え方への変更である。その退行の心理が母子関係,異性関係,治療関係で再現しているのが衝動行為を初めとした行動化であるというのである。いわば,衝動行為を初めとした半端じゃない退行のために社会的適応に障害をきたしているのではなく,社会的適応に失敗して退行を起こしているに過ぎないという見方である。そのため,治療者は,衝動行為その他の退行的な言動に目くじらを立ててこだわることなく,失敗した社会的適応の心理構造をあきらかにし,それに支援の手を差し延べることに主眼をおくべきであるというものである。具体的な方略については,『境界性パーソナリティ障害の治療ガイドライン』（精神神経学雑誌112；604-608, 2010,精神療法39；96-99, 2013）を参照していただくと解りやすいと思う。

　この考え方と実践は,一見,突飛ともとれるが,決してそうではない。当時,すでに,デイケアのような疑似的な生活場面のなかで情緒や認知の偏りを修正しようとする弁証法的認知行動療法が話題になりかけてきていたのである。こうした視点は,時代の要請ということができるだろう。

　ここで展開される技法,対人関係の作り方,コミュニケーション能力の向上,生活場面での振る舞いをいかに指導するかは,ソーシャル・スキル・トレーニングSSTにおいてリバーマンが推奨する「コーチング」に近いような気がしている。何故に統合失調症のために編み出された技法が境界性パーソナリティ障害に有用なのか。

　今になって考えてみると,これは青年期における自我発達の遅延と関係しているような気がしている。

　先に,20世紀の後半になって人格の中の父親の影が薄くなり,代わって戦後民主主義が生み落とした一般通念,「らしさ」という価値観が勢いを増すとともに,ブロスが描いた青年期発達,前青年期のギャングを起点とする青年期発達が一般に受け入れられるようになった,と述べた。21世紀になると,さらに人格内の事情が変化したように思う。「らしさ」という一般的通念が通用しなくなったかのようにみえる。そのためかどうかはわからないが,それと時を同じくして,前思春期のギャング集団の形成が非常に難しくなった。現在の同性同年配集団ではイジメその他の人格棄損的な出来事が起こり,従来のギャング集団の機能を果たさなくなった。代わって,大人たちが準備した集団（地域社会のスポーツチーム,塾など）や違った世代がシェアする集団の方が社会勉強の手段として利用されるようになった。この時期の自分たちだけの同世代関係の形成が難しくなったのである。

そして，よくみていると，かつての前思春期のギャング集団形成は，大学を卒業した後のヤングアダルト世代になって形成されるという観察がある。いわば，ブロスの前青年期に成っていた世代間境界形成の過程は，最近の若者では，ヤングアダルトになってから始まるということである。人格の成人化がひどく遅れたと云わねばならない。この詳細については，『現代青年かたぎ2012』を参照していただけば幸いである。

ともあれ，そうした青年期発達を押さえた治療的対応をしていると，境界性パーソナリティ障害だけではなしに，ひきこもりとか，うつ病と呼ばれている回避性パーソナリティ障害とも比較的滑らかに治療を進めることができるようになった気がしている。4, 5年は掛るとされた境界性パーソナリティ障害の治療も，1年前後では何と格好をつけることができるようになった。

Ⅲ 『サイクロイド・パーソナリティの精神病理——双極性障害か，パーソナリティ障害か』（臨床精神病理，2012年）

最近になって，境界性ないしは回避性（自己愛性）パーソナリティ障害として治療していると，必ずしも単なる未熟型のパーソナリティ障害だけではないケースが少なくないことに気づくようになった。コーチングを主体として治療的接近では如何ともし難い局面に遭遇し，治療的行き詰まりに直面するのである。これらは，クレッチマーのスキゾイド（統合失調症病質），サイクロイド（循環病質）を基盤にした病態である。境界性パーソナリティ障害もどき状態が多いが，他の状態（不安障害を前面に出したもの，家庭内暴力を伴うひきこもりをみせる）もまた決して少なくない。スキゾイドを基盤にしたものは，スキゾイド・パーソナリティ障害，スキゾタイパル・パーソナリティ障害として概念化されているが，サイクロイドを基盤にしたものはまだ明らかにされないままである。そうした臨床経験を基に著したのが，本論文である。

状態の基本にあるのは，ある患者が使った「炸裂する怒り」とでも呼びたい烈しい怒り発作である。これをめぐって，あるケースではパニック障害を中心にした病態をみせ，別のケースは強迫性の症状を呈し，ときに偏執的な態度をみせることもある，さらに別のケースでは境界性パーソナリティ障害と見紛うような多発性の自傷行為をみせるし，また別のケースは依存性パーソナリティ障害の様態をみせる。そして，陰に隠れてはっきりしないこともあるが，躁と「うつ」の交替がみられることが一般的である。

問題は，これら症状（状態）の基盤になっている炸裂する怒り発作の起源である。私の臨床経験によると，母親ないしは父親との関係が上手くいっておらず，些細な遣り取りで二人の間の関係が切れてしまい，底なし沼に沈んでしまってどうしようもない無力感に陥っている。この無力感は，会社の上司との間でも体験されるようである。最近，よく耳にする上司に怒鳴られて落ち込んだといううつ病発症の状況はこのことを示している。境界性パーソナリティ障害にみる見捨てられる不安に基づくものでも，自己愛者（回避性，自己愛性パーソナリティ障害）にみる自尊心の傷つきによる怒りでもない。抑うつを防衛しようとして飛び出して来る怒りなのである。ときに気分の高まりを伴うこともある。

健康な場合，いわゆる健康な循環気質形成では，通常，躁的防衛の体制が組織化されているようであるが，その防衛体制が成育史ないしは青年期発達のなかでしっかりと組織化されないで社会適応に失敗すると，サイクロイド・パーソナリティ障害という事態を招くと考えた方が，納得いくし，精神療法的接近も可能になるのである。したがって，治療的には，躁的防衛をいかに組織化させるかが要諦となる。

ただここでいう躁的防衛とは，クラインの対

象に対する勝利感，支配感，軽蔑感から成るものだけではなしに，ウィニコットが挙げた，①内的現実の否認，②内的現実からの外的現実への逃避，③内的現実のなかで生きるわるい対象の封印，④抑うつを反対の感情で否認すること，そして最後に⑤死や混沌を封印するために生きる観念を使用するといった組織的な防衛活動である。治療では，この防衛活動を駆動させるべく工夫するのである。具体的には，ともすれば無力感を体験しそうなプライマリな対象関係を内的に操作せずに，社会的活動を通じた楽しい世界をいかにして形成させるかということになってくる。無力感を惹き起しそうな親子関係の分析はやらないことが重要である。これを操作しはじめると終わりなき混乱の世界へ迷い込むことになるのだ。

この治療的接近は，一次性ナルシズムを秘めた病態（スキゾイド，サイクロイドを基盤にした病態）と二次性ナルシズムを基盤にした病態（境界水準ないしは神経症水準の人格を基盤した病態）の治療において決定的に重要になるものである。

なお，このウィニコットの「躁的防衛」（1935）は，これまでの精神分析的臨床ではほとんど無視され，放置されてきたもので，1960年以降にこれを取り出して，臨床に活かそうと試みたのは本論文を措いて他にないように思う。つまり，この概念を再評価し，最近のサイクロイドがみせる人格構造と結びつけ，精神療法のあり方を世に問うた論文であるということができる。

文　献

Blos P（1962）On Adolescence. Free Press.（野沢栄司訳（1971）青年期の精神医学．誠信書房）

Erikson R H（1959）Identity and the Life Cycle. International University Press.（小此木啓吾編訳（1973）自我同一性―アイデンティティとライフ・サイクル．誠信書房）

Freud S（1905）Drei Darstellungen zur Sexualtheorie（懸田克躬・吉村博次訳（1969）性欲論三篇．フロイト著作集5巻，pp.7-94．人文書院）

牛島定信（1980）対象関係からみた最近の青年の精神病理―前青年期ドルドラムと前エディプス的父親の創造．（小此木啓吾編）青年の精神病理2．弘文堂．

牛島定信（2008）境界性パーソナリティ障害―日本版治療ガイドライン．金剛出版．

牛島定信（2010）境界性パーソナリティ障害治療ガイドライン．精神経誌，112(6)；604-608．

牛島定信（2012a）現代青年かたぎ2012．精神療法，38(2)；157-163．

牛島定信（2012b）サイクロイド・パーソナリティの精神病理―双極性障害か，パーソナリティ障害か．臨床精神病理，33(2)；177-188．

牛島定信（2013）境界性パーソナリティ障害／日本版ガイドライン．精神療法，39(1)；96-99．

Winnicott D W（1935）The Manic Defense in Through Paedrics to Psycho-analysis, Hogarth Press, London.（北山修監訳（1990）躁的防衛―小児医学から精神分析へ．岩崎学術出版社）

Comment

牛島定信の三編について

川谷 大治

I 『対象関係からみた最近の青年の精神病理——前青年期ドルドラムと前エディプス父親の創造』

本論文を収録する『青年の精神病理2』が刊行されたのは，私が精神科医になった昭和55年だった。本書には乾・小此木の『青年期における"New Object"論と転移の分析』も収録されていて，併せてよく読んだ。

青年期患者の治療で治療者が家庭外の同一化の目標となる同性の先輩的存在，つまり父母とちがった発達促進的な新しい対象New Objectになるという視点は研修医の私の関心を引いた。乾先生の新しい対象が田舎から出てきて適応に困難を来している大学生の相談から出発したのと違って，牛島先生の前エディプス的父親は，母拘束の強い患者の入院治療過程から出現した「男根的母親から救い出してくれる」対象である。

25年前からだろうか，私の臨床では離婚や病死による父親不在の家庭に育った青年期患者が少なくない。多くは私に瞼の父親をだぶらせ，成長に欠かせない父親体験を求めているような気がする。現実問題が解決すると長くは留まらないで，べたべたしないのが特徴と言えば特徴である。時代とともに新しい対象の役割も変化していく気がする。

II 『境界性パーソナリティ障害の日本版治療ガイドライン』

先生の6年間の境界性パーソナリティ障害（BPD）治療ガイドライン作りに参加して，私のクリニックにおけるBPD治療も次第に我が国の保険診療に即した治療技法へと変化していった。

1カ月に約80人，1日に約十数人のBPD患者を抱えていく日々の臨床で分かったことは，BPD患者の多くが離婚や崩壊家庭，さらには夫婦仲の悪い緊張に満ちた家庭に育ち（虐待はアメリカほど多くない），小学高学年の自我の芽生えの時期に転校やいじめで不登校に陥り，半数以上が高校を中退しているという事実である。この教育の場を失うことで生じるパーソナリティの発達停滞は見逃せない。もともとの性格（素質）を学校生活の中で順応させていく機会と，衝動コントロールを身につける仲間体験を避けたまま成長するからである。そして現実の挫折を機に退行を長いあいだ続けるのがBPDだと密かに考えるようになった。

---

*川谷医院
〒810-0012 福岡県福岡市中央区白金1-12-2
Daiji Kawatani：Kawatani Clinic

そして，この数年間はDSM-ⅣのBPD診断の妥当性に疑問を抱くようになった。診断項目を満たしていても比較的短期間で改善していく患者の存在をBPDと診断してよいものかという問題である。平成25年5月に発刊されたDSM-5を読むと，クライテリアAのパーソナリティ機能（自己／対人関係）の中等度以上の障害，クライテリアBの病的パーソナリティ特性といったディメンジョン的診断によって除外されそうな予感がするが，では，DSM-5から除外される元DSM-ⅣのBPD患者の診断は？

Ⅲ 『サイクロイド・パーソナリティの精神病理——双極性障害か，パーソナリティ障害か』

先生の「双極性障害か，パーソナリティ障害か」という副題はまさに今日の精神科医に欠けている臨床的視点である。多くの精神科医がパーソナリティ障害の治療に自信がないかあるいは治療の術を知らないからなのか，双極性障害という診断名は彼らにとって救世主で，あっという間に人気者になった。そのために先生は「気分の動揺だけが大事にされて，自我機構や対象関係のありようが等閑視されている」と嘆くのである。

先生はパーソナリティ障害として理解した方が概念的にも，治療的にも有用であると主張する。幼児期の同調性体験の欠落に原因を嗅ぎつけて，同調体験の背後に子どもが仕掛ける対象の破壊を巡る問題を見つけ，治療では患者がこれまでの対象をより同調しやすい対象に描き直していく過程を重視する。

私は，先生のアプローチと違って，彼らの否認やスプリッティングを中心とした生き方によって組織されたパーソナリティ構造に注目する。彼らの生活史や病歴，そして診察時の報告でも嫌な体験や人の悪口は否認あるいはスプリットオフされる。治療では，彼らが幼い頃より嫌われないように気を使い，パーソナリティ発達に必要な他者とのぶつかり合いを避けてきた，狭い道を歩いている自分に気づかせる機会が訪れる。ショートケアに導入させると，「楽しかったです」と笑っているが，続けようとはしない，などである。このスプリッティングを扱っていくと，社会に出たときにスプリットオフすることなく，時には愚痴をこぼし，内省する姿勢が見られるようになると考えている。

Re-Comment

川谷先生（川谷医院）の討論に応えて

Sadanobu Ushijima　　　　　　　　　　　　　　　　　　牛島 定信

　まず，お忙しいなか熱心に討論していただいたことに感謝の意を表したいと思う。川谷先生は臨床姿勢が私に近く，私のもっとも深い理解者であるということでお願いしたが，一方では，自分の理論的，実践的方向を理解してもらうことの難しさを改めて実感した思いである。ここで，改めて要点を挙げて，私自身の役割を果たしたいと考える。

　最初の『前エディプス的父親』の要点は，討論で話題になっている青年が日常生活で体験する先輩後輩の関係を論じた乾の『New Object』論とは違って，当時（40年前）の青年たちの内的世界で影が薄くなっていた父親を描き出すことによって，青年たちをして母子関係の闇から抜け出させ，世代間境界形成の基礎となるギャング集団への途を拓くことにある。いわば，本論文の要点は，父親よりもギャング集団にある。それだけに，前エディプス的父親概念は，シングル，イクメンと傾く家族構造の変化のなかにあって，ギャング集団の形成がいよいよ難しくなった昨今の状況と結びつくのである。今や，子どもたちだけの集団はイジメの温床と化し，かつての仲間集団でなくなってしまった（本誌38巻2号）。

　『境界性パーソナリティ障害の日本版治療ガイドライン』のポイントは，患者がともすれば幼児期問題にもっていきたがるところを，それによって隠された現在の対人関係の問題に焦点を絞らせて，日常生活のあり様をコーチングすることにある。それによって，5年，10年掛かっていた治療を1年前後で仕上げることが可能だということである。そして，大事なことは，この手法が何も境界性パーソナリティ障害の治療に限ったことではなく，他のパーソナリティ障害にも役立つということである。それだけに，DSM-Ⅳの診断基準などは大した問題ではない。川谷先生が云うように，最近では，パーソナリティ障害の様態もすっかり変わり，新しい視点が要求されているが，それは本論文とは別問題である。

　最後の『サイクロイド・パーソナリティ障害』の目的は，新しい概念を提唱すると同時に，M・クラインが統合失調症理解のために提唱した妄想分裂ポジションをOF・カンバークが対象を万能的支配の外側に位置づけるまでになった境界性人格に転用してしまったために生じた混乱を整理するために，統合失調症（部分対象）と境界性人格の間に楔を打ち込むことにある。いわば，M・クラインの抑うつポジション（全体対象）を基盤にした人格があること，そ

れはE・クレッチマーの循環病質に該当すること，そこで主要な役割を果たす躁的な防衛体制（DW・ウイニコット）を復活させることとしたのであった。その上で，循環病質が十分に成熟していない病態がありうることを論じたのである。そろそろ，否認やスプリッティングだけで臨床を裁くことから卒業したいものだと考えた次第である。

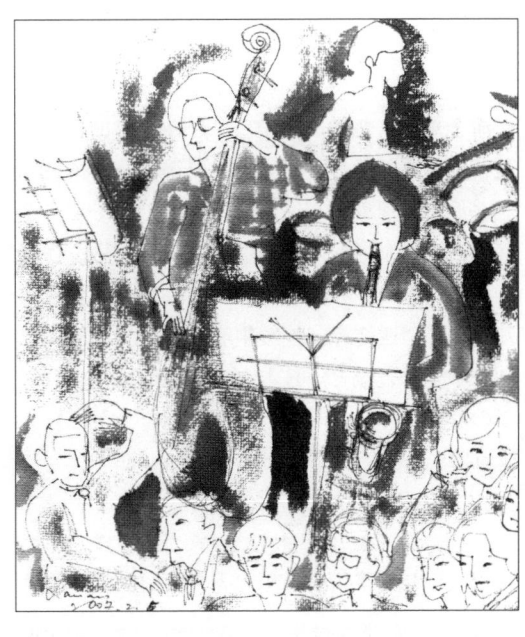

河合隼雄の三編

- 『ユング心理学入門』（培風館，1967年；岩波現代文庫，2009年）
- 『昔話と日本人の心』（岩波書店，1982年；岩波現代文庫，2002年）
- 『ユング心理学と仏教』（岩波書店，1995年；岩波現代文庫，2010年）

河合隼雄（かわい はやお，1928年〜2007年）
臨床心理学者。兵庫県生まれ
- 1952年　京都大学理学部数学科卒業
- 1955年　天理大学講師
- 1959年　米国カリフォルニア大学ロサンゼルス校心理学部大学院（フルブライト留学生）
- 1962年　スイス，ユング研究所留学
- 1965年　ユング派分析家資格取得（日本人初）
- 1967年　京都大学教育学博士
- 1969年　天理大学教授
- 1972年　京都大学教育学部助教授
- 1975年　京都大学教育学部教授
- 1992年　京都大学名誉教授
- 1994年　国際日本文化研究センター名誉教授
- 1995年　紫綬褒章受章
- 2002年　文化庁長官（〜2007年）

Toshio Kawai

河合　俊雄[*]

　河合隼雄（1928〜2007）は1965年に日本で最初のユング派分析家資格を取得し，日本にユング派の心理療法を導入するだけでなくて，箱庭療法などを通して日本独自の心理療法を作り上げた。またその実践とユング心理学の視点に基づいて，西洋の父性や中心性とは異なる，母性や中空構造など，日本人の心性や文化についての解明に関しても大きな寄与をなしたと言えよう。

　心理療法については，岩波現代文庫に〈心理療法コレクション〉としておさめられている6冊と，それに『新版・心理療法論考』（創元社）を加えると，心理療法に関する河合隼雄の著作をほぼ網羅していることになる。その中から三

---

[*]京都大学こころの未来研究センター
〒606-8501　京都市左京区吉田下阿達町46稲盛財団記念館内
Toshio Kawai : Kokoro Research Center, Kyoto University

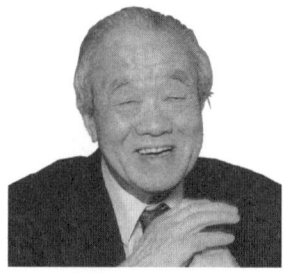

編を選べばよさそうなものであるけれども，それだけでは不十分である。つまり河合隼雄の心理療法を理解し，そこから何らかのインパクトを得ようとすると，むしろ心理療法以外の著作に重要なものが認められるのである。もう一つの問題は，心理療法について書かれたいくつかの重要な専門論文が，散逸していたり，さまざまな著作の一部に収録されていたりして，まとめて読むのが困難なことがある。後者については，『新版・心理療法論考』の続編のようなものを今後編集していきたいと考えているが，前者の問題を考慮すると，選ぶ三編は必ずしも心理療法に絞って書かれたのでない著作も含めた方がよさそうである。

そのような事情を考慮して，ここでは『ユング心理学入門』（1967年），『昔話と日本人の心』（1982年），『ユング心理学と仏教』（1995年）の三編を選んだ。『ユング心理学入門』は，西洋で学んだユング心理学を，日本の事情も考慮しながら紹介したもので，著者の処女作である。『昔話と日本人の心』は，ユング心理学の内容や方法論の日本への紹介という枠を超えて，はじめて日本人の心にふさわしい心理学を模索したものである。『ユング心理学と仏教』は，河合隼雄が書いた心理療法についての本でおそらく最高のもので，仏教との関連で自分の心理療法のあり方を捉え直したものである。その意味でこの三編は，河合隼雄のユング派心理療法論の展開としても理解できるのである。

以下においてこの三冊を紹介していく前に，このような格調の高い著作の他にも，講演調であったり，ややライトな著書の中にも，心理療法の本質を捉えている著書として推薦できるものがいくつもあって，たとえば『河合隼雄のカウンセリング教室』（2009年，創元社）は心理療法の原則を体験に基づいて述べているという点で秀逸であるということを付け加えておきたい。

I 『ユング心理学入門』
（培風館，1967年；岩波現代文庫，2009年）

この本は，著者の処女作であるし，その後のユング心理学や心理療法は大きな展開を示し，また河合隼雄の考え方も深まっていったものの，いまだにユング心理学やユング派心理療法の入門書として重要なものになっている。本書はユング全集の第7巻『分析心理学に関する二論文』にある「無意識の心理学」と「自我と無意識の関係」を種本にしている。しかしユングの晦渋でわかりにくい書き方とは違って，換骨奪胎して非常にクリアに，理解しやすく書かれている。そして心理療法，さらに日本人の心への視点が多いのが特徴的である。

まずは1.「心の現象学」において，howという自然科学な説明で尽くすことのできない「なぜ？」という問いに答える，心理療法の立場が確認される。そして性を強調したフロイト，権力を強調したアドラーを比べることによって，ユングのタイプ論が生まれたことが説明される。ユングのタイプ論としては，外向と内向の区別が知られているが，実はそれに思考，感情，直感，感覚という4つの機能が組み合わさっている。その例の挙げ方，また無意識に存在する反対のタイプが働き出すときの記述が非常に臨床的である。4.「コンプレックス」では，言語連想検査から，自我を脅かすものとしてのコンプレックスの考え方が生まれてきたことが説明される。

5.「個人的無意識と普遍的無意識」は，個人的なこころを超えた無意識の層を仮定するユング心理学の肝であり，それを肉の渦に巻き込まれる夢を見た自分のクライエントの例から説明している。この中学二年生の男子は，不登校になってい

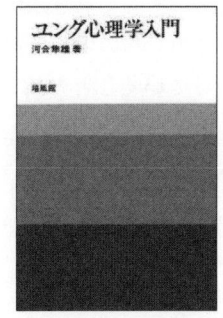

たけれども，それは親との関係などという個人的なものを原因にするものではなくて，地母神のイメージからもわかるように，個人を超えた「母なるもの」とも言うべきものに呑み込まれていたと考えられるのである。それは著者が日本文化や日本人のこころの母性性に気づき，それと対決していくためのきっかけとなったと考えられる。またこの夢のイメージのインパクトはなかなかのもので，そこから普遍的（集合的）無意識に存在する基本的な型のようなものとしての「元型」や，心象（イメージ）と象徴の意味の説明に入っていっているのは読者としてつかみやすい。

ユング派の心理療法において，先の例のように夢分析が重要になる。主にユングの著作に基づきつつ夢が意識の態度とは逆のものを示して「補償」したり，初回夢のように「展望」したりすること，さらには反復夢の意味について説明されている。また夢を扱う際には，起承転結のような劇の構造からアプローチしたり，あるイメージから自由連想的に流れていくのではなくて，そのイメージにとどまって意味を深め，豊かにしていくような「拡充」の方法が必要であったりすることが解説されている。

ユングは，無意識からのイメージがまず自我と対極をなすような同性の「影」のイメージ，さらには異性像としての「アニマ・アニムス」として現れてくるとした。また異性像が言わば魂の像と考えられるのに対して，それに対立する，社会への顔である「ペルソナ」も大切である。そして無意識からのイメージは，さらにこころ全体の中心である「自己」のイメージとなっていくことが解説されている。「自己」の象徴的表現は，老人，キリスト，さらには曼陀羅などでなされる。

興味深いことに，この後に，10.「心理療法の実際」と11.「東洋と西洋の問題」という章が設けられている。心理療法の実際においては，ユング派における治療関係が他の学派と異なることが解説されている。これはユングの著作からではなくて，著者がチューリッヒにおける訓練において，実際に分析やスーパーヴィジョンを受けるうえでつかんだ実感であろう。即ち，狭い意味での治療関係を考えていくよりも，クライエントと治療者の間にある共通のものとして無意識を捉えていくことや，従って治療者が比較的自由にクライエントに接することなどが指摘されている。

日本の分析や心理療法における特徴としては，ユングが重視したアニマ像，女性像が弱いことがすでに指摘されている。そしてその理由としては，西洋がグレートマザー，母なるものの死を前提としているのに対して，日本ではグレートマザーが死なずに背後に存在し続けていることが，夢の例を対比することで示されている。異性像が不明瞭なのは弱点でもあるけれども，逆にこころ全体の中心である「自己」とはつながりを保ちやすいと考えられるので，今後これをどうしていくべきかという課題を挙げることで本書は終わっているのである。

II 『昔話と日本人の心』
（岩波書店，1982年；岩波現代文庫，2002年）

ユング派心理療法は，夢や箱庭など，イメージを重視する。そして心理的な葛藤にしろその解決や変容にしろ，イメージで表現していく。その際に，アニマ・アニムスと呼ばれる異性像が大きな意味を持つ。しかしすでに『ユング心理学入門』でも指摘されていたように，日本人の心理療法においては異性像が希薄で，また昔話などを検討しても，結婚のモチーフが少ない。これは日本人や日本文化の心理的な弱点を示すものな

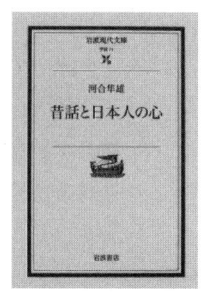

のであろうか，それとも全く異なる可能性が存在するのであろうか。このような疑問に正面から答えたのが本著である。

　まず著者は，「見るなの座敷」というモチーフにおいて，西洋の昔話では「青髭」の話のように結婚に至ることが多いのに対して，日本の昔話では「鶯の里」のように女性が消え去ってしまって，結婚という結末に至らないことが多いのを対比させる。第6章で扱う異類婚においても，たとえばグリム童話の「蛙の王様」と日本の昔話の「鶴女房」を比べてみればわかるように，同じことが言える。ユングからして結合というのが人格の統合や完成を示すとすると，これは日本人の人格統合の弱さや欠陥を示すものとみなされるかもしれない。あるいは結合の生じないことは，不十分な分析や心理療法と考えられるかもしれない。しかし西洋では男女の結合が生じるのに対して，日本においては「無」が生じるのであり，その際における「あわれ」という美的感情が大切であると著者は指摘する。つまり結合が生じないことを肯定的に捉え直そうとするのである。

　日本の昔話を通しての日本人の心の分析はこれにとどまらない。父性の強い西洋のキリスト教文化においては，父－子－聖霊という三位一体性が存在するのに対して，母性の強い日本では，昔話の分析を通して母子の背後にそれを補うような老人が存在することを解明し，祖父－母－子という三者構造があることを指摘する。また日本の昔話を，女性像に焦点を当て，女性の意識として統一的に見ることを試みて，さまざまな昔話，モチーフを取り上げつつ，章を追うごとに女性像が心理療法におけるプロセスのように変容していく。消え去った女性は，「飯食わぬ女房」のように，呑み込んでしまう母なるものとして再び登場し，「手なし娘」の物語のように「耐える女性」のイメージとなり，最終章で取り上げられた「炭焼長者」の物語における女性主人公のように，最初の夫から離婚して，自ら炭焼五郎を見出して求婚するという「意志する女性」に展開していく。

　アニマ像ということがユング心理学で言われるように，これはまず意識や自我に対する対象として登場した女性が，みずから主体となり，意識となっていくプロセスとして理解できる。また西洋的な自我が男性像で表されることができ，それに対して無意識が女性像として現れてくるのに対して，日本の昔話ではむしろ自我にあたるものが女性で示されることがわかる。さらには受動的であった女性が最後に意志する強い存在となるのは，確かに炭焼五郎と結婚はするものの，それは男女の結合という実体的な形ではなくて，むしろ女性に男性的な機能が統合されたという意味での結合と考えられる。そして常に運命に対して受動的であった主人公が，遂に主体として立ち上がり，能動に転ずる転回点を迎えたとも言える。

　これらの考え方は，本書の後で数年に渡ってなされたエラノス講演（『日本人の心を解く：夢・神話・物語の深層へ』）において深められている。つまり「無」が生じたとか，「あわれ」という美的感情の大切さは，欠くところのない完成美ではなくて，欠けていることも含まれる完全美が実現していること，葛藤の倫理的な解決ではなくて美的な解決がなされていることと捉え直される。また意志する女性は，「じねん」という概念との関係で，受動的であった主人公が転回点を迎えて主体が立ち上がることなどという視点につながっていくのである。

　さらには，自然，母性などの全体の構造の中に埋もれていたところから，個としての主体が立ち上がるというのは，河合隼雄の他の著作にも一貫して認められる。たとえば源氏物語の解釈においてもそうであるし，日本神話の捉え方においてもそうである。そこには受動的にひたすらクライエントの話に耳を傾け，「何もしな

いことに全力を注ぐ」ことから，主体が立ち上がって治療上の転換点を迎えることの重要性を指摘している治療論としても読めるのである。

III 『ユング心理学と仏教』
(岩波書店, 1995 年；岩波現代文庫, 2010 年)

これはもともとフェイ・レクチャーとして英語で発表されたものである。ただし本著は英語からの翻訳ではなくて，著者も説明しているように，出版としては後になっているけれども，英語に翻訳されることを意識して，最初から日本語で書かれたものである。先述のエラノス講演集もそうであるけれども，英語での読者を意識することによって，著書により客観性，論理性が認められるのが長所になっていて，著者が67歳のときに書かれたものであるが，心理療法論としては集大成になっていると考えられる。

I「ユングか仏教か」は，著者がいかにユング心理学を学び，そこから自分の独自の立場を仏教的なものとして意識していったかという歩みを自伝的に記述している。著者が最初は非常に科学的で合理的な見方に固執していたこともわかって興味深い。そこから偶然にユング心理学に出会うわけなのである。フロイトもユングも「関係性」を前提とする知を獲得することを試みたが，それこそが実体からはじまらない仏教の知であるからである。その中で，代表作の一つでもある『明恵 夢を生きる』でも扱った明恵上人に心の師として出会ったことの記述は非常に印象的である。

II「牧牛図と錬金術」では，禅の十牛図とユングが『転移の心理学』の中で扱った錬金術における「賢者の薔薇園」の図が，ともに「自己」を探し求める表現として比較検討されている。自我と無意識の関係をイメージとして現れてくるさまざまな像との関係で追求した前期と異なって，後期のユングは，錬金術を手がかりに結合の問題に関わっていく。それは「賢者の薔薇園」の図において，自我が描きこまれていないことにも示唆されていて，もはや自我と無意識の結合ではなくて，それが男女の結合のイメージとして表現されている。それに対して牧牛図では，老若の軸が中心になっていて，その背後に母なるものや自然が存在している。十牛図において，次第に黒牛が白牛に変じていく漸悟と，最初から円相が描かれていて，一気に悟る頓悟の違いと，心理療法の関連の指摘も興味深い。つまり心理療法は，ゆっくりと進むので漸悟であるけれども，たとえば初回夢が典型的なように最初から可能性が感じられるという意味では頓悟であるという。「頓悟を誤解して，なすべき努力を怠ったり，漸悟に取りつかれて，無用の苦行にはいりこみすぎると，それは問題となる」という指摘は，心理療法の心構えにとって非常に示唆的である。

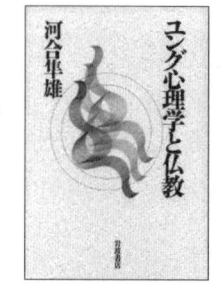

III「『私』とは何か」は，西洋の自我に対して，日本における私というのを問い直している。西洋の自我が固定した，他者から区別されたものであるのに対して，『今昔物語』において，他人が自分について見た夢から，自分が観音であると確信する武士の物語が示すように，日本での私は，自他が浸透し合った，流動的なものである。それを著者は「華厳」の考え方で説明する。つまり「私の本質」や「私の固有性」などは存在しないのである。普通の現実の世界，つまり事法界では区別があるように思われるけれども，存在の根底である理法界においては区別がなく溶け合っている。そしてユングが，たとえば錬金術において結合が描かれていたように，自我から無意識の層を観察して把握していったのに対して，仏教では逆に区別がない空の意識から記述を行っているという。また区別のないところからどのように独自性が生じてくる

かというと，あるものやある人には，他の一切のものが隠れた形で含まれていながら，ある要素は「有力」になって，他の要素が「無力」になることによって生まれるという。

そうすると，西洋的には個性とは自分が努力して形成されるものであるのに対して，日本においては，私の気づかなかった「無力」的要素が動きはじめ，私の個別性がはじめに思っていたのと異なるのを発見することになる。つまり自分の力で自分の個性をつくり出すという倫理的で意志的なものではなくて，自分の独自性の自然発生を驚きつつ味わうことになる。これも日本における心理療法や個性化を示していると考えられる。

Ⅳ「心理療法における個人的・非個人的関係」は，むずかしいクライエントに会うことが増えてくるにつれて苦しい状態に陥っていた著者が，意識のレベルを必要に応じて深くするように心がけるようになって，非個人的な関係を維持できるようになったことが指摘されている。そしてそれに伴って，治療の場面で比較的自由に喜怒哀楽の情を表すことができるようになったという。それは非個人的関係が成立することによって，自分の個人的感情を抑圧する必要がなくなって，自由になったと考えられるという。

その深い意識のあり方を，著者は井筒俊彦の解説する『大乗起信論』によって説明している。そして非個人的な水準まで降りてきたときの感情は「かなしみ」であると言う。「治療者の本来の役割は，この中心に位置を占めることではないでしょうか。クライエントと分離し難いほどの深いレベルにおける，苦しみとかなしみのなかに身を置いていると，自然に日常の世界がひらけてきて，そこではもちろん楽しく愉快な経験も沢山できるのです。」

深層心理学に基づく心理療法では，無意識のこころの働きと，クライエントと治療者の関係性が重視される。ユングはそれを非個人的なレベルで，クライエントと治療者に共通する無意識，さらには普遍的（集合的）無意識として捉え直そうとしたが，河合隼雄はそれをさらに仏教による深層意識と存在の深さの理論と，関係性の理解によって日本のコンテキストに根づかせようとしたと言えるのである。

非個人的関係と『女性の意識』

岩宮 恵子＊

「女性の意識を大切に」。これはまだ駆け出しの臨床家だったころ『昔話と日本人の心』にサインをお願いしたときに河合先生が添えられた言葉である。もちろん「女性の意識」というのは，女らしいとかいうような女性に特有の意識とか，女性が持つべき意識ということではない。これは男女を問わず持ちうる，自我＝意識のひとつの有り様であり，西洋近代の自我＝意識が，男性の英雄像で表されることとの対比を明らかにするためにと，本書で先生が論じておられるものである。

この「女性の意識」というのは，「それが意識である点において，無意識とあまり密着していてはならない。しかし，それが無意識とあまりにも切れた存在となるときは，男性の意識と同じになってしまう」ものらしい。このような「女性の意識を大切に」する臨床というのは，どういうものなのだろう。

今回，解説でこの件に関して「受動的にひたすらクライエントの話に耳を傾け，『何もしないことに全力を注ぐ』ことから，主体が立ち上がって治療上の転換点を迎えることの重要性を指摘している治療論としても読める」との指摘に触れたとき，深く納得した。ということは，河合先生の治療論の集大成である『ユング心理学と仏教』は，臨床場面で治療者が大切にすべき「女性の意識」について，仏教が示す意識の在り方との対比で論じられた本であると考えてもいいのかもしれない。

解説のなかに詳しいが，河合先生は，日本での「私」は，自他が浸透し合った，流動的なものであるとする。これも「女性の意識」に通じることと考えてもいいだろう。河合先生は，困難なクライエントの訴えは，禅の「公案」のメタファーとして捉えることも時に必要になってくると解く。個人的な関係だけでなく，個人を超えた非個人的関係のなかで向かい合うことが求められるのだ。そして治療的な非個人的関係が生じるためには，意識のレベルを必要に応じて深くすることが求められるとされる。

河合先生の「何もしないことに全力を注ぐ」という姿勢は，「自分自身が頼りとし得る考えや理論をもち，なぜよくなっていったのかがよく理解できるようにならなくては駄目だ」という男性的で現実的な自我に裏打ちされている。その上で意識のレベルを深くし，非個人的な領域での関係性が生じるといった「女性の意識」

＊島根大学教育学部
〒690-0823　島根県松江市西川津町1060
Keiko Iwamiya : Faculty of Education, Shimane University

が立ち上がってくることを目指すのである。

『ユング心理学と仏教』では、クライエントがよくなっていくことに関して、ユング心理学と仏教を比較するなかで、心理療法における「頼りにし得る考えや理論」が提示されている。これをどれほど理解できるのかは、自分自身の課題として取り組んでいくしかないのだと頁をめくるたびに想う。

河合先生は、非個人的な状態のときに生じる感情は「かなしみ」であるとされる。この「かなしみ」も「女性の意識」から生まれて来るものなのだろう。その「かなしみ」のなかに身を置きながらも、「心理療法の場面で、個人的、非個人的レベルの間を私の意識は同時的に体験したりあちこちにさまよっているようなのが実態」であるとされる。その状態を「あえて言語化すれば」と断ったうえで、「たとえば死に急ぐ人に対して、私の意識は『絶対に駄目』、『その気持ちはわかる』、『それではお先にどうぞ』などというのを同時に経験しているのです。そして、それらは「統合」することなどは不可能」であるとしておられる。

この記述からは『生と死の接点』に所収されている「境界例とリミナリティ」のなかで論じられていた「コムニタス（通過儀礼の境界に存在する特別な人間関係の様式）」の概念が、具体的な臨床での感覚として伝わってきた。このような感覚を持つ治療者との関係のなかにコムニタスは顕現し、それが結果的に治療的に働くということなのだろう。

私事であるが、茶道にのめり込んだ時期がある。場を浄め、陰陽を考えて床飾りをし、釜のなかに灰を整え、結界を置き、火を起こして湯を沸かすことを覚えた。そして頭で考えなくても「型」としてのお点前ができるよう、ひたすら「易行」に励んだ。やがてお点前に集中していると、自分が消えるような、お湯が沸くシュンシュンという音だけがこの世に存在しているような、でもすごくクリアな意識もあるという、何とも言えない感覚が時折、起こることに気づいた。

自他の浸透、流動性、そして個人的、非個人的な意識の行き来と「女性の意識」、それによるコムニタスの感覚というのは、茶道での「易行」を通じて立ち上がってきたこの感覚と、どこか通じているような気がする。それは「枠」を守り、受容と共感と理解に一心になるという臨床の「易行」に励むなかでも時に得られる感覚である。しかしその融合的な感覚を心理療法の治療場面のこととして真に活かすためには、同時に、その感覚を言語化するだけの自我の強さが求められるのだと、河合先生から言われているように感じる。

最近は通過儀礼の概念がそのままの形で通用することは減ってきた。でも、見方を変えるとコムニタスの希求のテーマは、薄く拡散し、表層的な形に姿を変えて臨床場面に（かなり深刻な形で）登場してきているように思う。今の時代に臨床をしていくためには、より「女性の意識」を大切にすることが求められているのではないだろうか。この「かなしみ」の地点に至るための智慧を得るためにも、今日もまた先生の本を開こう。

Comment

河合隼雄の三編について
▶ 真摯,誠実,個性的でユニークな探究の一生

山中　康裕*

Yasuhiro Yamanaka

　今や,我が国に30人を超すユング派の論客がいるのにも拘わらず,その国際資格をもたない筆者が,この欄の河合先生を担当する栄誉を担ったことは単純に嬉しい。何故かと言えば,今日の日本で,故・河合隼雄先生の第一の弟子,理解者,真の建設的批判者であるとの自負があるからだ。先生の『心理療法序説』を始めとして,数ある本格的な心理療法論の書ではなく,以下の3冊を,この欄で選んだ御子息・俊雄君の選択眼は確かであり卓見であると思う。

I 『ユング心理学入門』
（培風館,1967年；岩波現代文庫,2009年）

　本書が出版されたのは1967年10月30日である。当時,厚生省のインターン制度の不適切さを訴えて我々は春の国家試験をボイコットし,見事,これを完遂し,インターン制度を廃止して研修医制度を導入するのに成功し（戦前戦後を通じて,対国家・改革運動での数少ない成功例！),秋の国家試験を受け,私が医師免許証を貰ったのが,この年の10月30日であった。

しかも,全くの偶然だが,その日,なんとなく立ち寄った書店でこの本を買ったのである！
当時,医学書院,中山書店,金子書房,岩波書店,人文書院,みすず書房といった通常この種の書物を出す書肆ではなく培風館という,それまで数学の本を出していた書肆から出たのは驚きだったが,後にこれが縁となり,我々の『心理臨床大事典』を出すことができた。

　著者の河合先生は1965年1月までスイスに留学しておられ,帰国して天理大学の助教授を

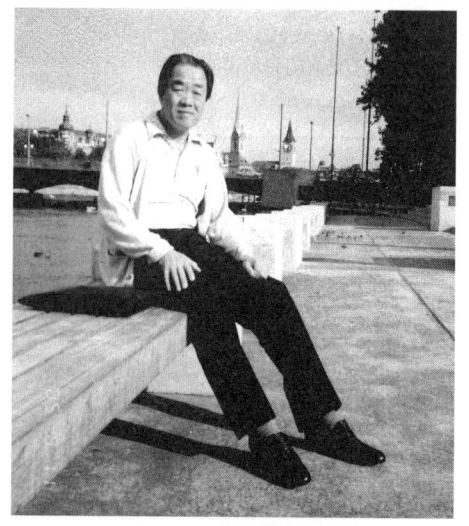

チューリッヒ湖畔での河合先生

---

*京都ヘルメス研究所・京都大学名誉教授
[京都ヘルメス研究所]〒611-0021 京都府宇治市宇治宇文字27-2-408
Yasuhiro Yamanaka : Kyoto Hermes Institute/Prof emeritus Kyoto University

なさっていたが，当時はまだ斯界では無名状態で，その名を学会などで聞くようになるのは，この書の出版前後からである。私は，学部時代にユングの名は恩師岸本鎌一教授や荻野恒一教授から，ジャネ，フロイト，フランクル，ビンスワンガー，ミンコフスキーなどとともに伺ってすでに知っていた。

さて，ユングが日本に初めて紹介されたのは，昭和6（1931）年，春秋社版の「世界大思想全集」第44巻に，ガリレオの『力学対話』と，サン・シモンの『新キリスト教論』と並んで紹介された『生命力の発展』（中村古峡訳）（Wandlung der Libido の1912年版の翻訳）である。Libidoを「生命力」と訳されたことは卓見であったし，この早期に，この全集はフロイトをショーペンハウエルとの合冊で紹介するなど，ユングともども画期的なことであったが，一般にはほとんど注目されなかった。その後，昭和30（1955）年頃，日本教文社から出ていた6冊もののユング撰集（高橋義孝・江野専次郎ら訳）は，私は学部時代に読んでいたが，ドイツ語は読めても臨床体験の全くない人びとの訳だったため，選択された諸論文も本格的なものを外れており，訳文も全く晦渋で，理解不能に近かったのだが，この河合先生の紹介で，目からうろこが落ちた。実に新鮮で分かり易く，インパクトの強い書であった。私はこの『ユング心理学入門』を複数購入している。それは，まず万年筆で書きこみ，ついで，赤鉛筆で書きこみ，その上鉛筆で，と，まるで宮沢賢治の『セロ弾きのゴーシュ』の遺稿みたくに何度も書きこみをして，ボロボロになってしまったので，結局，気が付いてみたら4冊も買っていたのである。それほどに徹底的に読みこんだので何ページに何が書いてあるか諳んじている程である。これによって，私個人が深く薫陶されたのはもちろんのこと，日本中にユングファンが一気に生れたことは確かであり，本書は同先生の箱庭療法の導入（私はカルフの原書 Sandspiel を訳している）と相まって，日本の心理療法・精神療法の世界に，一大パラダイム変換を成し遂げたと言って過言でない。

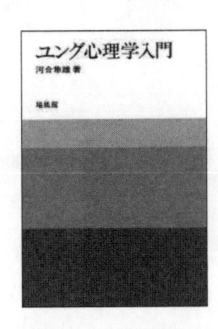

II 『昔話と日本人の心』
（岩波書店，1982年；岩波現代文庫，2002年）

本書の出版は，1982年2月22日，岩波書店からである。今，久しぶりに本書を紐解いてみると，表紙裏に河合先生の直筆で「山中康裕様，恵存，河合隼雄」とある。奥書きには，私の書きこみで，「1982年2月24日，京大の教授室で著者より直接戴く」と書かれている。私が先生から招聘されて京都大学の助教授になったのが，1980年10月1日だったから，何と，発行2日目に先生から直接いただいたのだった。

「むかし語ってきかせえ！――さることのありしかなかりしか知らねども，あったこととして聞かねばならぬぞよ――鹿児島県黒島」という epigraph ではじまる本書は，大変に意欲的な書である。すでに岩波新書で『コンプレックス』を出し，ストーの『ユング』を上梓して，1975年に京大教授となられて，ユング派の第一人者，心理療法・精神療法界のホープとなって久しい先生が，帰国後15年にわたる臨床経験を踏まえて問うた《日本人論》の嚆矢であった。第1章「見るなの座敷」で，「うぐいすの里」（岩手県上閉伊郡）を取り上げ，以下，「飯くわぬ女」「鬼が笑う」と順次日本の昔話をもとにして，論陣を張る。ここで論じられているのは，いわゆる物語論で

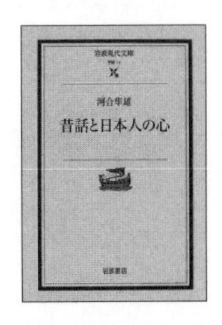

もなければ，民俗学でも，文学論でもない。まさに，「日本人の心のあり方」を問う，深層心理学的日本人論なのだ。紙数がないので一気に結論に行くが，「西洋（主にノイマンの『意識の起源史』に立脚）の意識のあり方，つまり，母権的無意識とは全く違う，「意思する女性」をあらわす「女性の意識」という考え方でくくるのである。別に出された大胆な『母性社会日本の病理』（中央公論社，1976）や『中空構造日本の深層』（中公叢書，1982）と共に，河合先生の中心的な日本人論となった。

III 『ユング心理学と仏教』
（岩波書店，1995年；岩波現代文庫，2010年）

　本書は，アメリカはテキサス州のA＆M大学での，フェイ・レクチャーとしての連続4回の講義のために用意された講義録である。英語で西欧人の前で話すことを前提にして書かれているだけあって，明快で極めて分かり易い。無論のこと，仏教への入門書なのではなく，上に示したものとは，また，別の，つまり，われわれ日本人が知らず知らずのうちに身に戴している仏教を基に読み説いた，日本人論なのだ。しかも，その基礎には，河合先生の確乎とした臨床経験が，随処に見られ，本書は，間違いなく，良質の心理療法論でもあるのだ。

　仏教にも，いろいろな切り込み方があるが，河合先生は，井筒敏彦の『大乗起信論』を軸に，華厳と禅宗に基づいて語っておられる。華厳を取り上げたのは，別に，先生の代表作となった『明恵　夢を生きる』の明恵が鎌倉時代の華厳僧であったことも大きな理由であろう。知る人ぞ知る，明恵は，一生涯，不煩の高潔な僧で，40年以上にわたって夢を記載し続けた特異な僧でもあったので，この夢を徹底的に読みこんだのが，その著であった。ここで，明らかにしておくが，この明恵の「夢記」を読んでみるように最初に示唆を与えたのは，かのノーベル賞物理学者・湯川秀樹博士で，哲学者・梅原猛を介して，河合先生が読み解くこととなったのである。ただ，明恵自身は，高倉上皇の武者所に伺候した平重国を父とし，紀伊国の有力者であった湯浅宗重の四女を母とする裕福な家庭の子であり，いわば，上層階級の仏教僧であった。彼が，法然・親鸞の専修念仏を批判したことは，よく知られている。私は，京大に赴任して以後，河合先生に，「日本の仏教を論ずるには，禅宗や華厳だけでは不足で，鈴木大拙も説くように，真宗を外してはならないのです」と進言申し上げたことが再々あったが，本書では，親鸞の有名な六角堂参籠の際の95日目の夢告を取り上げて論じておられる。流石，明恵の夢記で明恵を取り上げられた先生だけあって，親鸞の夢で，これに応えて下さった。ここで私ごとを書くつもりはないが，

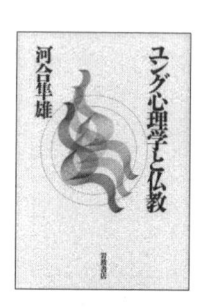

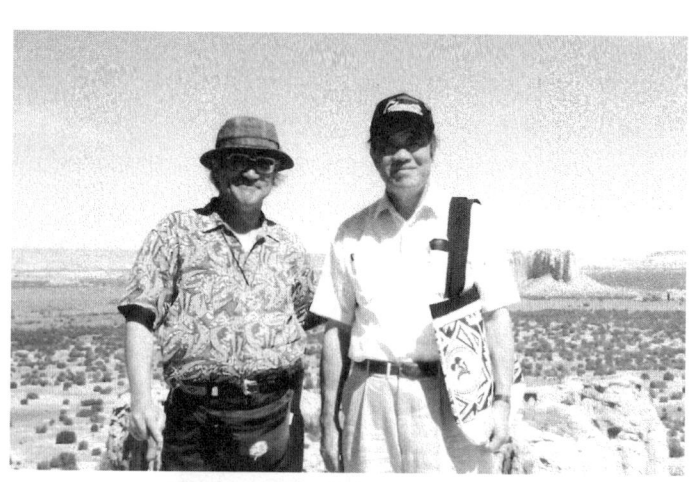

米国アルバカーキでの河合先生と筆者

親鸞の肉食妻帯や易行は一般に理解されているようなレヴェルの浅いものではなく，実に，あの鎌倉時代当時の極貧の中での民衆をいかにして仏教的に救うか，の大問題を1人で苦しみつつ追及していった結果なのであって，その証拠の一つは，80歳を超えての，実子善鸞の義絶に現れている，と見る。彼は，息子善鸞が，自分だけには父から特別の秘教を授かっており，自分の説くのが本当の親鸞の教えなのだと信者たちに説いて回ったが，親鸞はこれを知り，彼を義絶したのだった。この一事からだけでも，いわゆる「易行」が容易ならざるものであることが知られよう。長くなるのでよすが，私は，河合先生の日本人論のユニークさを毫も否定しないが，例えば，中空構造の3貴子の取り上げ方にせよ，この，明恵の事にせよ，いずれも為政者の側にたった立論になっていることが気になるのである。3貴子の件では，亡ぼされた，例えば出雲族や，蝦夷，熊襲の側からのものを補完しないと，トータルな日本人論にならないのではないか，との懸念があるが，ここでは割愛したい。いずれにしても，上記3書は，いずれも，心理療法論の中核を外れているかに見えるが，実は，深くかつ重厚な心理臨床の実践が基底に横たわっていて，間違いなく，上質の心理療法論ともなっていることは確かであるのだ。河合隼雄抜きでは，日本の心理療法・精神療法論は決して語れない，と断言していいと思う。

Re-Comment

河合 俊雄

　お二人のコメントを読んで，リコメントはなかなかむずかしいと思った。それはそれぞれの人の河合隼雄との関係と，河合隼雄の理解が中心になっているからであろう。私自身がいわば河合隼雄の代理人として書いているので，お二人の関係にさらに絡んでコメントしていくのはむずかしいのである。

　これは逆に言うと，それぞれの読者が河合隼雄との自分の関係を持つことの大切さを示唆していると思われる。ユングは個人的方程式という言い方をするけれども，河合隼雄を読むということは，河合隼雄とのどのような個人的方程式の解を見つけ，どのような河合隼雄を発見するかということかもしれない。

　それでもコメントから気づかされたことを取り上げておくと，一つは歴史性の大切さである。これは山中先生のコメントの方で顕著であるけれども，河合隼雄の歩んでいった歴史があって，それを山中先生は共にしたところがあると思われる。その紆余曲折や展開を抜きに，本当に河合隼雄を理解することはできないのではないか。それはそれぞれの論文や著作を独立したものとして読む，没後の若い読者にとってのむずかしさである。

　しかし河合隼雄の著作は，歴史的な歩みがわかるように書いてくれているところがある。『カウンセリング教室』では，治療枠を導入することが最初はむずかしくて，次第にクライエントに理解してもらっていったことが書かれている。また『ユング心理学と仏教』の最初の方には，河合隼雄自身の心理療法家としての歩みが書かれている。さらに個人を超えた治療関係の根底にある「かなしみ」については，それが以前のケースではできなかったことが書いてある。その意味でそれぞれの河合隼雄の著作が歴史性や意識の変化を盛り込んであるとも言えるのである。とても物語性を意識した著作である。

　河合隼雄の治療論の肝が，何もしないという受動性から，主体が立ち上がるという治療上の転回点を迎えることとしても，その立ち上がる面ばかりを強調するのでは，一方的であろう。岩宮さんのコメントを読むと，むしろその逆の融合や相互浸透に焦点が当たっている。それは「かなしみ」であったり，「コムニタス」であったりする。「境界例とリミナリティ」は，河合隼雄の書いた心理療法の論文として，最高のものだと思う。

　河合隼雄の中でこの受動性と立ち上がる主体は，最初は東洋的なこころと西洋的な意識の対立として捉えられ，なんとかそれを統合する第

三の道を探っていたと思われる。しかしそれは後に統合されるものではなくて，矛盾するままで並列するものとして理解されるようになっていく。それには，自分自身の臨床経験が大きく影響していたであろう。同時に二つは単に矛盾するだけではなくて，ゆるやかに結びつくことになる。それが「女性の意識」であり，「じねん」なのであろう。「じねん」の自が「みずから」とも「おのずから」とも読めるように，まさに自我主体的なものと受動的なものの両方を含んでいる。

　岩宮さんの取り上げていた茶道は，まさにこの両方が緊張関係を持ちつつ，ゆるやかに結びついている。まさに「自分が消えるような」，「でもすごくクリアな意識もある」という状態なのである。ユングは心理療法を検討するのに際して，錬金術を重視した。しかし日本でのユング派の心理療法を考えるのには，茶道などがおもしろいのではないか。河合隼雄は物語論を主たるフィールドとしたけれども，身体，物，「型」，動きを要素とする茶道には，もっとテキストにならない世界がうごめいているように思われる。そのようなものを取り上げるのも，河合隼雄の臨床の思想をさらに進めていくものかもしれない。

自著三編について

- 『うつ病の認知療法』（Beck A T, Rush A J, Shaw B F, & Emery G 著，坂野雄二監訳，岩崎学術出版社，1992 年）
- 『60 のケースから学ぶ認知行動療法』（坂野雄二監修，北大路書房，2012 年）
- 『認知行動療法の基礎』（金剛出版，2011 年）

坂野雄二（さかの ゆうじ，1951 年～）
臨床心理学者。専門は認知行動療法。大阪府生まれ
- 1973 年　神戸大学教育学部教育心理学科卒業
- 1975 年　ミュンヘン大学心理学研究所客員助手
- 1977 年　東京教育大学大学院教育学研究科修士課程教育心理学専攻修了
- 1980 年　筑波大学大学院博士課程心理学研究科心理学専攻修了
- 同年　　千葉大学教育学部講師
- 1983 年　教育学博士
- 同年　　千葉大学教育学部助教授
- 1987 年　早稲田大学人間科学部助教授
- 1992 年　早稲田大学人間科学部教授
- 1993 年　米国サウスカロライナ大学医学部客員教授
- 2000 年　米国 MCP Hahnemann 大学客員教授
- 2003 年　北海道医療大学心理科学部教授
- 現在　　早稲田大学教授

Yuji Sakano

坂野　雄二＊

I　どうすると認知行動療法を手に入れることができるか：『うつ病の認知療法』日本語版が生まれるまで

　1970 年代に入って，個人の考え方（認知）がさまざまな問題や症状の発生と維持に大きな影響を及ぼしていることに注目し，認知と行動の修正を治療の入り口，あるいは目標として治療を進めようとする認知行動療法が発展してきていた。行動療法という概念がそれまでの伝統的な心理療法へのアンチテーゼとして 1950 年

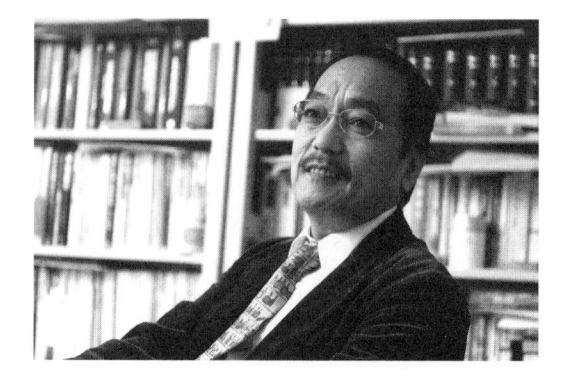

＊北海道医療大学心理科学部
〒002-8072　北海道札幌市北区あいの里 2 条 5 丁目
Yuji Sakano：School of Psychological Science, Health Sciences University of Hokkaido

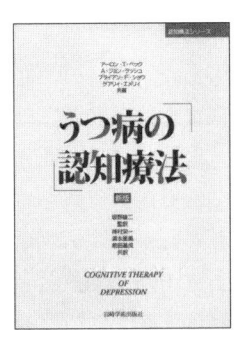

代に生まれ，1960年代には新しいパラダイムとして認知療法（Beck, 1963）や論理療法（Elliss, 1962）が生まれているが，1970年代に入る頃，これらの治療法は協働作業と融合を始め，認知行動療法という一つの大きな治療的枠組みとして発展し始めていた。我が国では昔から，海外から紹介される経路と紹介する研究者の学派が異なると，同じ理論に基づく治療法であっても，全く異なったものであるかのように理解される傾向がある。しかし全地球的な視点で見ると，行動療法，認知療法，論理療法，社会的スキル訓練，心理教育，問題解決療法等々多くの治療法，治療モジュールを包摂する大きな治療体系が1970年代初頭には着実に生まれてきていた。

1980年，認知行動療法に言及する論文を展望論文として発表した（坂野，1980）。引き続いて認知行動療法の展望総説論文を発表した（山口・坂野，1981）。これらの論文は認知行動療法に言及した我が国初めての論文であるが，当時，我が国では認知行動療法が論じられることはきわめて稀であった。私はまだ30歳になる直前だった。主たる活動の場であった日本行動療法学会で認知の問題を提起しても，余計なことを考える必要は無い，認知も所詮行動であり特別に考える必要はない，これまでの行動理論で十分に説明可能なのだからなぜ特に取り上げる必要があるのか等と先輩諸氏のさまざまなお叱りを受けることもしばしばだった。

世界中で認知行動療法がますます盛んにならんとしている時，我が国で認知行動療法を学ぶ機会は文献を通じてのみがその手段であった。強い関心を持っていたものの，具体的な方法を学ぼうとしても国内ではその手立ては見つからなかった。そこで思いついたのが海外に出かけ，ワークショップを受け，実際にその理論と実際を学ぶことであった。そして，いきなりA. T. BeckとC. Padeskyの認知療法ワークショップに参加した。少人数のグループに分かれて面接の実習を行った時にうつ病の患者さんを演じたが，英語に困難を覚え，とても恥ずかしい思いをしたことを今でも鮮明に覚えている。

その後，米国の行動療法促進協会（Association for Advancement of Behavior Therapy，現在のAssociation of Behavior and Cognitive Therapies：ABCT，行動療法認知療法学会）を拠点に活動するようになり，認知行動療法が真に使い物になるという確信を手に入れることができた。そして，後の臨床実践の中で，認知行動療法の発想をいかに使いこなすことができるかを考えるようになった。

わが国での認知行動療法の普及を図り，それをユーザーの役に立つものとするためには，我が国でもテキストが必要だと感じた。そこで，認知療法が何たるかを理解し，具体的にどのように患者さんに働きかけることができるかを最も良く理解することのできる書物であり，うつ病に対する認知療法のバイブルとも呼ばれていたAaron T. Beckの『うつ病の認知療法』（Beck et al., 1979）をわが国に紹介しようと考えた。翻訳にはかなり時間を要したものの，無事上梓することができた。しかし，発行当初は発行部数を重ねることもなく，このまま書店から消えて行くのかなと感じたことも事実である。かつて日本評論社から『認知行動療法』（坂野，1995）を出版した時にも同じような現象があった。日本評論社編集部の遠藤俊夫氏からは，「先生が書く本は出すタイミングが早すぎる」と言われたものだった。

II どうすると認知行動療法を広めることができるか:『60のケースから学ぶ認知行動療法』にみるその成果

　一方,その当時から私の頭の中には,精神療法というサービスを受ける個々のユーザーに適合させて使い分けることのできる引き出しがたくさんある方がよい,ただし,引き出しの中身はその効果が実証的に認められているものでなくてはならない,その引き出しの中に,認知を扱う引き出しがあっても良いといった発想があった。多くの人が認知行動療法に関心を持ち,実証的な研究を進め,それを実践として広めていくことができればと望んでいたが,そうした作業は一人でできるものではない。認知行動療法がユーザーの役に立つことは確信したものの,いかにせん,一人でその仕事はできるものではないと感じていた。

　そこで私が考えたことは,将来を担う若者を引きずり込もうということであった。認知行動療法という科学的理論,実証性に裏付けられた臨床的介入,そして,認知行動療法という臨床的出来事の理解の枠組み,患者さんの理解の仕方,および,人間観,哲学を基本として,臨床心理学の専門家を目指す若者の教育に取り組み,同時に基礎研究を行い,認知行動療法に基づいて臨床実践を行うことで認知行動療法の有用性を立証することが,認知行動療法の啓発普及,そして社会の世論形成への近道(といっても非常に遠い道のりであることは容易に予測できたが)だと考えた。

　1980年,千葉大学教育学部教育心理学教室に奉職し,1987年には早稲田大学に新設された人間科学部人間健康科学科に設置メンバーとして加わることになった。その時は,10年後に認知行動療法の拠点ができていることを念頭に置き,若手育成に力を入れようと考えた。当時の学部生,大学院生には,将来,研究者,実践家,民間の企業で活躍しようとする者など多様な進路に進むことができるよう,多様な対応原則を持って若手の育成を行い,それぞれがいろいろな分野で活躍できることを考えていた。

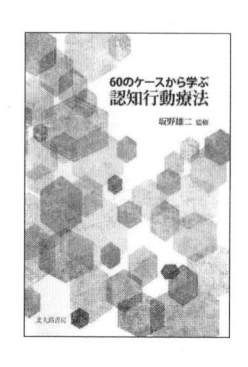

　2003年,北海道に移住した。北海道医療大学で新しい大学院を設置するメンバーに加わった。北海道医療大学心理科学部では,基礎と臨床を結びつけるだけではなく(実際,臨床心理学科教員の約半数は基礎心理学系である),医療現場で心理士が機能するよう医学系基礎科目(内科学,外科学,小児科学等)を必修科目に設定するなど,新しい試みを行っている。新しい認知行動療法の拠点作りである。北海道医療大学大学院には全国各地,いや,世界各地から集まるようになってきた。海外の大学で臨床心理学の学部教育を受け,将来日本で臨床心理学サービスに携わろうと志している若者である。彼らが海外で受けた学部レベルの臨床心理学教育と連続性を持った教育研究内容を提供できているのだと思う。

　認知行動療法の発展の初期には,その対象となる問題や症例は抑うつ症状や心理的ストレス反応等に限られていた。しかし,時が経過して,今や認知行動療法の対象は,不安障害,摂食障害,統合失調症,アルコール問題,疼痛性障害,不眠,パーソナリティ障害,児童期のさまざまな不適応問題や発達障害への援助,生活習慣病の予防と健康管理等,きわめて多岐にわたっている。さらに,普段は健康な生活を送っている人たちの一過性のストレス性の障害や,日常生活場面での健康の維持と増進を図るための方法として,あるいは,産業精神保健の領域,看護の領域,教育相談,学生相談等の場面でも積極的に用いられ,その有効性が確認されてきた。

　認知行動療法はわが国において正に「認知」

されるようになってきた。一定の限定条件がつくとはいえ，診療報酬システムの中に組み込まれるようにもなり，有効性のあるサービスとして社会に提供することができるようになった。将来，心理学的なサービスを受けるユーザーにとって有益なサービスとして，認知行動療法はますますその需要が大きくなってくるものと考えられる。ユーザーから求められるのはもはや古典的心理臨床ではない。その時代は終わった。

筆者が還暦を迎えたとき，それまで一緒に認知行動療法の発展に力を尽くしてきた人たちと共にその成果をまとめようということになった。60のケース数はそれに因んでいる（校正刷りができ上がったときには61歳を超えていたので，ケース数を増やそうかという話もあったが）。

本書の特徴は，その内容がわが国におけるこれまでの認知行動療法の発展の成果を物語っているところにある。本書をお読みいただくと，認知行動療法の実践が決して医療現場だけではなく，幅広い領域で行われていることがわかる。また，認知行動療法は，問題を抱えていると言われる人たちが抱える問題を，ご本人だけではなく，家族などその周囲の意味のある人たち（もちろん治療者も含めて）がどのように共通理解するかの枠組みであり，生活の中にある「問題」という悪循環のパターンを理解する理論的枠組みであり，QOLの向上に向けて行われるさまざまな援助の方法の理論的枠組みである。本書をお読みいただくと，さまざまな場面で認知行動療法がどのように活用されているか，どのように行われているかがお判りいただけると思う。

本書のもう一つの特徴は，わが国のこれからの臨床心理学の発展に大きく貢献するであろう中堅・若手の執筆者がその実践の成果をまとめているところにある。同時にこのことは，多くの中堅・若手の実践家が，科学者実践家モデルに基づき，さまざまなところで良質なサービスを提供していることを示している。ユーザーが認知行動療法のサービスを受けることができるためには，サービスを提供できる人材が必要であることはいうまでもない。わが国における将来の発展が楽しみである。

Ⅲ どうするとユーザーに認知行動療法を自信を持って推奨できるか：『認知行動療法の基礎』はその一部に過ぎない

東京教育大学大学院時代に内山喜久雄教授から行動療法の手ほどきを受けて以来，筑波大学心理学系相談室，千葉大学教育学部教育相談センター，早稲田大学大学院人間科学研究科相談室（いずれも当時の呼称），医療法人和楽会赤坂クリニック，北海道医療大学心理臨床発達支援センター，医療法人社団五稜会病院と，継続して臨床心理学的援助活動に携わってきた。

大学院時代留学していたミュンヘン大学心理学研究所臨床心理学部門では行動療法のトレーニングを受けたが，そこでの臨床活動は，その後の私の方向性に大きな影響を及ぼした。当時の私のドイツ語力は，患者さんの訴えや感情の微妙なニュアンスを理解するには十分ではなかった。患者さんに何が起きているかをいかに正確に記述するか，そして，何のためにどのように相手に働きかけようとしているかを考えることが私にできることであった。患者さんと会う前日には，このテーマを取り上げ，斯く斯く然々患者さんに働きかけるという手順を示した細かいメモを作成した（格好良く言えばマニュアルを作った）。また，面接の後には，患者さんが話されたこと，生じた変化等を克明に記録し，働きかけに対してどのような変化が生じたかの事実だけは見逃さないようにした。次の面接までに考えることは，そうした働きかけと変化の関係を余計な解釈をするこ

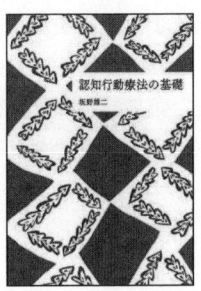

となく説明できるかどうかを考えていた。

そして私が手に入れたものは，患者さんに生じている出来事を事実として確認し，介入の手続きを客観的に記述し，変化を事実として確認する，そして客観的に評価するということを行えば，患者さんは確実に改善するという確信であった。また，その変化を説明するための理論に解釈は必要ではないという確信であった。この確信は，私を，臨床実践を解釈学とするのではなく，行動科学的に理論を追求し，それに基づいて臨床実践を行っていこうとする方向に向かわせる決定的な要因となった。

サウスカロライナ大学医学部に在籍していた時には州立病院精神科思春期病棟で外来治療に携わることができた。MCPハーネマン大学では，半年に渡って問題解決療法のトレーニングを受けた。いずれの時も，いかにして良質のサービスを提供し続けるかが臨床家としての責務であると考えてきた。そして，良質のサービスの根拠となる実証的証拠を確認することが大切であることを痛感した。認知行動療法がさまざまな問題の解決に有用であることは理解できても，その根拠を明確に示すことがなければ，認知行動療法は砂上の楼閣と化してしまう。

認知行動療法に限らず，心理療法の効果を実証するには，①どのような人たち，どのような症状や問題を対象としているのかを明確にし，②その対象となる症状や問題の理論モデルを構築するとともに，③アセスメントを的確に行うために必要な信頼性と妥当性を備えたツールを確保し，④理論モデルに基づいて症状や問題の改善を予測することのできる介入方法を考案し，そして，⑤その効果を可能な限り無作為化された条件統制の下で確認しなければならない。また，世界各地で発表されている同様の研究成果をメタアナリシス他の手法を用いてその結果を精査することによって，より良質で効果的な方法を探していくことも必要である。こうした一連の作業は膨大なものである。

30年前，最低限の機材しかないガランとした実験室で実験を行うところからスタートし，多くの学生，大学院生，そして助手の皆さんと多くの実験や調査を行い，研究室ぐるみで認知行動療法研究に携わることができるようになった。心理学的ストレス研究，不安障害，特にパニック障害の治療効果研究，多様な心身症やストレス性疾患の基礎メカニズム研究と治療研究，慢性疾患の治療と行動医学研究，自己開示に関する研究，さまざまな評価法の日本版の開発等，実に多彩なテーマの下に研究を行い，数多くの論文として発表してきた。研究室のメンバーで国内外の雑誌に発表した論文数は500編を優に超えている。実に多くの研究者，認知行動療法実践家が坂野研究室から巣立っていったこと，そして彼らが日本国内にとどまらず世界の認知行動療法の第一線で活躍していることをとても誇りに思う。本書はそうした基礎研究の成果の一端をまとめたものである。

文　献

Beck A T (1963) Thinking and depression : I. Idiosyncratic content and cognitive distortions. Archives of General Psychiatry, 9, 324-333.

Beck A T, Rush A J, Shaw B F, & Emery G (1979) Cognitive therapy of depression. New York: Guilford Press（坂野雄二監訳（1992）うつ病の認知療法．岩崎学術出版社）

Ellis A (1962) Reason and emotion in psychotherapy. New York: Lyle Stuart.

坂野雄二（1980）社会的学習と行動療法：モデリング療法と自己教示に関する一考察．心理学評論，21, 226-237.

坂野雄二（1995）認知行動療法．日本評論社．

坂野雄二（2011）認知行動療法の基礎．金剛出版．

坂野雄二監修（2012）60のケースから学ぶ認知行動療法．北大路書房．

山口正二，坂野雄二（1981）認知的行動療法に関する最近の研究．千葉大学教育学部研究紀要（第1部），30, 15-25.

Comment

坂野雄二の三編について

中村 伸一*

Shin-ichi Nakamura

　著者と筆者とは1980年に著者が千葉大学教育学部に赴任して以来，30年以上の交流が続いている。つい先日も著者の自宅で，著者の文章の後半にも述べられているが，行動療法を学びにドイツのミュンヘン大学へ留学した時のパスポートを見せてもらえるという機会があった。そこには不安と期待を抱いた若々しい著者の写真があり，現在のわが国で行動療法・認知療法での第一人者なることを予感さえさせる気迫さえ見てとれた。ドイツでは会話が中心の精神療法ではなく，アセスメントの手続きを確実におこない，症状解消のための患者との協働作業を具体的な手順を示しながら進めていける行動療法をおこなったと聞く。ドイツ語を母国語としない著者でも，行動療法が有効であることを実際に経験したことに，ある種の興奮を覚えたと筆者に何度か語ってくれている。これらの臨床経験から，著者は行動療法が言葉の壁を越えて，おそらくはユニバーサルに有効であるとの確信を得て帰国したようだ。この体験は，現在まで終始，著者の精神療法観の基盤にあると思われる。その証左は著者の文章の後半にある。

＊中村心理療法研究室
　〒113-0033　東京都文京区本郷4-12-16-6017
　Shin-ichi Nakamura：Nakamura Psychotherapy Institute

　それは，「認知療法に限らず，心理療法の効果を実証するには，①どのような人たち，どのような症状や問題を対象としているのかを明確にし，②その対象となる症状や問題の理論モデルを構築すると共に，③アセスメントを的確に行うために必要な信頼性と妥当性を備えたツールを確保し，④理論モデルに基づいて症状や問題の改善を予測することのできる介入方法を考案し，そして，⑤その効果を可能な限り無作為化された条件統制の下で確認しなければならない」という主張によく表れていると思う。
　ところでこの主張の中には治療者個人の特性（もしくは患者に対しての姿勢）については全く述べられていない。このことも客観的なエビデンスを求めようとする著者のもう一つの「隠れた」主張でもある。よく，誰が実施しても同じように効果の上がる治療法を示すことができなければ科学的に確立された治療法とは言えないと主張していた。この著者にしてみれば当然の主張は，千葉大学当時，一緒に事例検討をおこなっていた筆者や弘中正美氏（ユング派で遊戯療法を専門としている）にはかなりラディカルな主張に聞こえ，返す言葉を見つけるのに苦労した記憶がある。また，あるシンポジウムで著名な心理療法家がその指導方法について尋ね

られ，以心伝心のようなものだと応えた時には，著者がそれでも指導者と言えるのかという憤りを彼にぶつけていたのは今でも記憶に新しい。

それでも北海道医療大学に移ってからは学生たちに患者さんとの治療という協働作業をおこなうための有効な関係性を築くためのコーピング・スキルを学ばせようと遊佐安一郎氏（一般社団法人長谷川メンタルヘルス研究所所長）を招聘しての講義を続けているのは注目に値する。

筆者もここ数年，認知行動療法的家族療法のパイオニアであるノーマン・エプシュタイン（Norman Epstein）氏の夫婦認知行動療法のワークショップに参加しているが，介入を確かなものにするための問題の明確化，焦点化，夫婦双方への共感的姿勢をいかに示すかという細かな方法と指針が記載されていることには驚いた。もちろんこれらは経験を積んだスーパービジョンのもとで時間をかけて養成される技法である。

今回の企画を担当した原田誠一氏の一つの主張である昨今の治療者たちの「古典」離れと「マニュアル」依存という指摘に戻って考えると，認知行動療法が「保険点数化」された途端に，多くの精神科医がそれを学ぼうとしているが，それらの多くの精神科医は「マニュアル」に依拠した介入をし，導入時の最も重要な「共感」を中心にした技法をマスターしていないために本来のこの治療法の効果を充分に引き出していないのではないかとの懸念が筆者にはある。

いずれにしても著者の治療者としての姿勢は，共感的かつ探求的であり，実証性に裏打ちされた多様な方法を提示しながら進められる。先の①から⑤の提案をまさに実現しようとした実践を続け，後進を指導してきた。著者の下で教育訓練された人々の益々の活躍を期待する。

Re-Comment

坂野 雄二

Yuji Sakano

　中村伸一先生と小生，まったく異なるオリエンテーションを持つ二人がお互いマイナスに批判しあうことなく，なぜこれ程まで熱く臨床を語り共鳴を覚えるか，また，協働作業を行うことができるか。それは何も二人が同じような趣味を持っているからでも，お酒が好きだからでも，同じメーカーの車を長年愛用しているからでもない。付け加えるならば，小生が現場でまず活用することがない，と言うか，むしろ「排斥」しようとしているロールシャッハ法を中心とした心理アセスメントの専門家である中村先生のご夫人，中村紀子先生も，お互い臨床家として刺激しあう良き仲間である。

　さて，折りしも DSM が改定され，ICD もその改訂作業が進行中である。「疾患単位」は新たなエビデンスが現れてくるとともに変遷する。しかし，診断基準が変わったといっても，患者さんの訴えや症状が変わるわけではない。私たちは診断基準を通して患者さんの「疾患」を見るのではなく，問題や症状を通して患者さんを見る。患者さんの訴えに耳を傾け，問題や症状を解釈することなく客観的に理解しなければならない。また，診断基準が変わったとしても，患者さんの訴えを的確に記述評価できているならば，治療の基本戦略が変わることはない。問題や症状の改善に焦点をあて，患者さんの生活改善のために multi-modal に治療戦略を立てることが必須であることは変わりない。

　臨床家は scientist-practitioner でなければならないというのが小生の持論である。もちろん問題の原因を明らかにすることは大切であるが，そもそも何が原因で問題が生じてきたのかと「心因」を探ることには注意を要する。それはしばしば推測，憶測をもたらし，精神療法を science から遠ざけてしまう。精神療法が science でなくなったとき，その被害を受けるのは患者さんに他ならない。患者さんの問題や症状が今どのようなものであるかを記述し，それが維持されている仕組みを客観的に記述することができると，患者さんの問題や症状の改善と QOL の向上の手はずが見えてくる。その時，そうした手順を合理的に説明してくれる理論的，そして実践的枠組みが認知行動療法である。もともと実験的手法を取る学習心理学から心理学をスタートした小生にとっては，わが国の臨床心理学の世界でいまだによく見られるように解釈の是非で論争するのが科学的臨床心理学であるとは到底思えない。

　二人が修飾される枕詞はまったく異なっていても，中村伸一先生と小生の患者さんの問題の

理解の仕方，患者さんへの関わり方は似通っているように思える。それは，中村伸一先生からのコメントにも登場した遊佐安一郎先生にも言えることである。私たちが共有するもの，それは，臨床の出来事をscienceとして，患者さんを含む誰もが納得できる理論で合理的に説明しようとする臨床家の基本的姿勢であると思う。

家族療法家として著名な，というよりも，臨床家として尊敬する中村伸一先生にコメントをいただいたことに感謝申し上げたい。

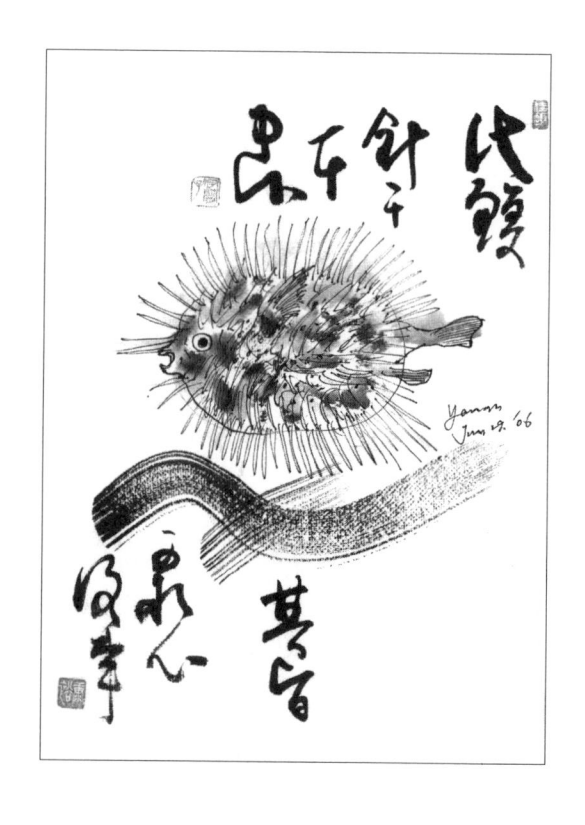

佐治守夫の三編

- 『臨床家佐治守夫の仕事1［論文編］関係の中での治療』（近藤邦夫他編，明石書店，2007年）
- 『カウンセリング入門』（国土社，1966年）
- 『カウンセリングを学ぶ──理論・体験・実習』（佐治守夫・岡村達也・保坂亨著，東京大学出版会，1996年）

佐治守夫（さじ もりお，1924年〜1996年）
山形県生まれ
- 1948年　東京大学文学部心理学科卒業
- 1956年　スタンフォード大学留学
- 1967年　東京大学教育学部助教授
- 1969年　東京大学教育学部教授

Haruhiko Shimoyama

下山　晴彦*

I 『臨床家佐治守夫の仕事1［論文編］関係の中での治療』（近藤邦夫他編，明石書店，2007年）

　本書は，佐治守夫が亡くなった後にその弟子筋にあたる近藤邦夫・保坂亨・無藤清子・鈴木乙史・内田純平の各氏によって編まれた「臨床家佐治守夫の仕事」全3巻の第1巻にあたる。本巻は，佐治が1956年〜1969年に執筆した論文が収められている。今回の精神療法誌から与えられたテーマが先達の主要著作三篇を選ぶとなっていたのであるが，このような，没後に編まれた著作集をあえて選んだのには理由がある。

　私事で恐縮であるが，私は，1980年〜1983年の大学院時代に指導学生として佐治守夫に直接指導を受けた。その頃の佐治は，個人カウンセリングやエンカウンターグループといった臨床活動にエネルギーを集中しており，専門的な論文や書籍の執筆にはあまり関心がないようであった。当時の私は，指導教員である佐治の最新論文を探して読もうとしたが，新しいものは見つからなかった。実際に1970年代以降，専門論文を著すことは非常に少なくなっていた。専門論文を探していったところ，1960年代に著作が集中していることに気づいた。佐治は，

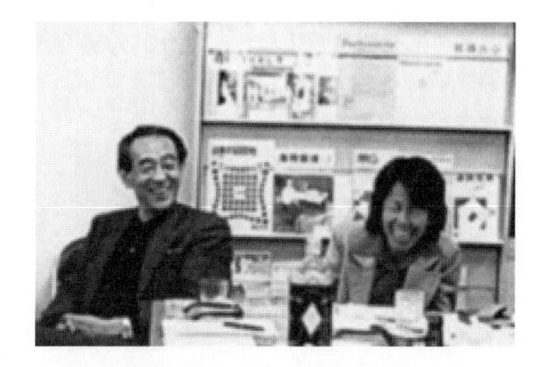

*東京大学大学院教育学研究科
〒113-0033　東京都文京区本郷7-3-1
Haruhiko Shimoyama：The University of Tokyo

1967年に当時の国立精神衛生研究所の心理室長から東京大学教育学部助教授に赴任し，1969年に教授に昇進し，1984年に東京大学を退官している。つまり，彼の専門論文は，そのほとんどが国立精神衛生研究所時代に執筆されていたのである。

大学院時代に，佐治のこれらの専門論文のいくつかを読んだときに，目の前で臨床活動に打ち込み，アカデミックな活動にはあまり関心がないように見えていた姿とは異なる佐治のあり方を見出して戸惑った記憶がある。当時でさえ，この種の佐治の論文を探すことは容易ではなかった。現在ではなおさらである。その点で本書は，1960年代に佐治が集中的に執筆していた数少ない専門論文が収められている。このような貴重な専門論文が整理されて掲載されているので，あえて本書を主要著作三篇として選択したのである。

本書には，佐治守夫の東京大学の後任である近藤邦夫によって選ばれた下記の論文（発表年）が掲載され，近藤の秀逸な解説文が付されている。

・心理療法による治療効果の測定に関する研究（1956）
・人格心理学におけるひとつの問題（1961）
・TAT（1963）
・精神分裂病者との治療関係の研究（1966）
・展望　精神分裂病者に対する心理学的接近：序論（1969）

改めて上記論文を読むと，佐治が1950年〜1960年代の日本の臨床心理学や心理療法の新たな地平を果敢に切り開くに挑戦していたことを確認できる。周知のようにEysenckが「心理療法は本当に役立っているのか」を問う論文を発表したのが1952年であった。その後，世界的に心理療法の効果に関する論争が始まり，効果研究が多くなされるようになった。したがって，佐治が1956年に心理療法による治療効果の測定に関する研究を著していることは，いかに彼が世界の最新研究をフォローしながら日本の心理療法の近代化をリードしていたかが伺える。日本では，未だに心理療法の効果研究の発展が進んでいない。上記論文を読むことで，佐治の持つ"新しさ"確認することができる。

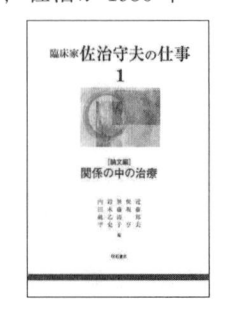

「人格心理学におけるひとつの問題」では"自己"についての緻密な議論が展開され，「TAT」では生活の中での相互作用という関係性の中でパーソナリティ理解の方法が提示されている。また，「精神分裂病者との治療関係の研究」と「展望　精神分裂病者に対する心理学的接近：序論」では，現在は統合失調症と呼称されている病態への心理療法的接近という，先駆的な取り組みが示されている。綿密な内外研究のレビューに基づき，治療者としての自己の体験や治療関係を現象学的に捉えて論を発展させている。

いずれの論文も量的な統計処理，質的データの比較検討，事例記述など，量的および質的なデータを用いた実証研究となっており，今の時代においてもある種の新鮮さを感じさせる意欲的な論文集である。佐治の時代を先取りするという，一般的にはあまり知られていない側面を見出すことができる点で，本書を彼の代表的な著作として位置づけることにした。

II 『カウンセリング入門』（国土社，1966年）

本書は，佐治が自らの臨床活動の本質を語っている単著である。目次は，1）序論—私のカウンセリング，2）カウンセリングの要領，3）カウンセリング場面における転機，4）欲求不

満に耐える力，5）学校で友人と交際をもたない中学生，6）クライエント中心療法の推移，7）分裂病者と接触して，8）あとがき，となっている。

このような目次の題目からわかるように，本書は，佐治が中心となって日本に導入していたロジャーズのクライエント中心療法を，彼自身の体験に基づき，彼自身の言葉で語った著作である。

1）は，佐治がカウンセリングをどのように考えているのかを論じた心理療法論である。2）3）は，カウンセリングの要点となる技法をクライエントとの間の具体的な会話の逐語録を用いて示している技法論である。4）5）は自験例に基づく事例研究であり，いずれにも問題の解決につながった面接場面の会話の逐語録が掲載され，解説されている。6）は，佐治の臨床の基礎理論となっているクライエント中心療法の本質を論じた論考であり，7）は彼が当時チャレンジしていた統合失調症患者への心理療法的接近の経験と，そこで見出されつつあった見解を示唆する試論である。

本書は，当時一般に広がりつつあったクライエント中心療法の理論や技法の紹介という教科書的側面はある。しかし，理論や技法を解説する単なる教科書というレベルを超え，佐治が自らの臨床体験に基づいて確信するに至った臨床面接の本質を具体的な面接プロトコルを通して提示している研究書としての側面を併せもった書物となっている。

そのことを如実に示すのが1）の「私のカウンセリング」という論考である。

「ここ7，8年の私のやってきたカウンセリングについて考えるということは，ひどく魅力的なテーマであるけれど，一面それは，とてもむずかしい問題であり，内心そのことを考えるのは恐ろしい気持ちもする」という書き出しで始まる本論文は，佐治の臨床のエッセンスを示すものとなっている。彼は，最初に"今まで感じてきた問題"として，"聴くということのむずかしさ"を具体的な例をあげて，さまざまな場合を解説している。たとえば，批判的な聴き方，同情的な聴き方，論理的な聴き方といった，カウンセラーの対応の仕方を取り上げて，その問題点を解説している。そのようなカウンセラーの聴き方がクライエントの語ることをいかに妨げているのかを具体的に，しかも綿密に説明している。

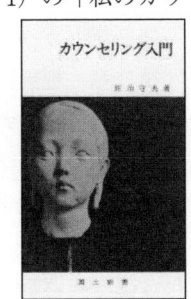

いくら行動変容の巧みな技術をもっていても，人間理解の深淵な理論をもっていても，クライエントの語りを聴き，そしてその語りが展開するのを支える聴き方ができなければ，心理療法の過程は始まらないし，進まない。したがって，本論文で提示されていることは，心理療法の初心者がまず学ぶことであるとともに，中堅以降であっても難しい問題を抱えたクライエントと会う際のエッセンスでもある。最近注目され言える動機づけ面接につながる古くて新しい課題が明確に論じられており，ぜひ多くの読者に読んで欲しい一篇である。

佐治は，彼が目指す聴き方を「私はあなたという一人の人間に対して，まじめな関心をもっています。あなたは，あなたという一人の人間として，他の誰ともちがうあなたの気持ちをもっているのですし，その気持は，私にとってもとても重要なものだと思えるのです。……たとえ私があなたの考えに同意しないとしても，あなたがもっているこの考えが，あなたにとって意味深いものだということはよくわかるのです。……だから私はあなたの存在する仕方のすべてをできるだけ理解したいと思う」と述べている。また，治療については，「私は相手が何か自分の中から感じ始めるための，今までよりは少し

は適切な場面を準備しようとするのである。相手を修正しようとか変更・変容しようとか考えているのではない。奇妙なことだと感じられるかもしれないが，その場面での中で相手は変容する自分を発見するのである」と述べている。

このように佐治にとって"聴く"ということは，単にクライエントの語りを受け止めるというのではなく，クライエント自身が自己を発見するのを用意する積極的な聴き方であり，だからこそ聴くことが治療につながるのである。この点と重なるのが，クライエント中心療法でよく言われる"受容"ということであろう。しかし，私見によれば，佐治のそれは，一般的に言われている"受容"とは異なる意味でつかわれていたように思う。佐治の言う"受容"は，現実への直面を含む厳しさをその内に含むものであることが特徴になっていた。そのことは，「そして人は，自分の困っている現実，どうにもならない窮境であると思える現実に，『だめだ』『どうにもならない』ものとして直面するとき，そのどうにもならなさを切り抜けている自己を発見するのである」と彼の表現にも表われている。

佐治は，クライエントに接するのは極めて優しかったが，クライエントが問題を解決していくこと，そのために現実に向かい合うことに対しては極めて現実的であり，厳しかった。現実直面の作業にクライエントと共に向かうために，深くそして多面的に問題を読み込み，それに基づいてクライエントとの間で共感的コミュニケーションを緻密に構築することを何よりも大切にした。ここに佐治の臨床の本質がある。本書は，このような佐治の臨床意識をその初期の姿のまま伝える良書である。

Ⅲ 『カウンセリングを学ぶ―理論・体験・実習』（佐治守夫・岡村達也・保坂亨著，東京大学出版会，1996年）

本書は，佐治が最後に著した著作である。佐治は，本書の完成を見ずして亡くなっている。初版が1996年の12月5日であり，その約1カ月前の11月9日が佐治の命日である。本書の"あとがき"によれば，本書は，佐治の東京大学の在職中に企画され，その後に佐治の教え子である岡村達也と保坂亨が共著者として加わり，3名で長期間にわたって勉強会を重ねてそれぞれの原稿を何度も読み合わせ，分担執筆ではなく，どの章も3名の共同執筆と言えるほどに練り込まれた作業を経て出版になったとのことである。

本書は，佐治の最後の著作であるという点では，彼の研究や臨床の集大成という面がある。しかし，本書は，単に従来の活動のまとめということに止まるものではない。新たな要素を加えて，教育者としての佐治という新たな側面を展開しているのが，本書の特徴であり，魅力でもある。つまり，それまでの佐治の活動を土台にしながらも，岡村と保坂という直系の弟子との協働によって次世代を育てるためのテキストを作成するという取組に果敢に挑戦し，見事な成功を収めているのが本書なのである。

目次は，次のようになっている。

序　章　カウンセリングを学ぶに当たって
第1部　理論学習編
　第1章　カウンセリングの定義
　第2章　カウンセリングの理論
　第3章　理論の意味するもの
第2部　体験学習編
　第1章　体験学習の位置づけ
　第2章　体験学習の実際
　第3章　核としての体験過程
第3部　実習編

第1章　事例
第2章　スーパービジョン
第3章　ケースカンファレンス（事例検討会議）
第4章　事例を検討することの意味
終　章　カウンセラーのありよう

　クライエント中心療法を理論的軸として，カウンセリングとは何か，どのように学ぶのか，学ぶための方法にはどのようなものあるのかといったことが，読者の視点に立って，分かりやすく書かれている。その点で，とてもバランスのよくとれた学習テキストである。カール・ロジャーズの生涯を追いながらクライエント中心療法の考え方を丁寧に解説したうえでカウンセリングの学習過程を具体的に解説している点で，日本へのクライエント中心療法の導入の中心となり，その後もカウンセリング領域において指導的役割をとってきた佐治の最後の仕事として相応しい書物である。

　ただし，生前の佐治を知る者として，私は，佐治は本書を一人では決して書き上げることができなかったであろうと考える。というのは，本書は，佐治にしてはあまりにまとまった内容になっているからである。彼は，性格的にこのようにキチンとしたテキストを書けるタイプではなかったと私は思う。

　彼は混沌を内に抱える人であった。酒席を共にすると，この混沌が激しく表出された。そのような場で彼は，山形の名家に生まれながらも幼少時に父親を病に失い，長男として苦労して家を支えてきた苦難の歴史を語り，私のような若輩者の限界を厳しく指摘した。そのような彼の個人的体験は，強い意志と臨床への深い情熱，苦難に耐え抜く強さと負けず嫌い，弱者に対する本能的な優しさと強さへの憧れ，対人的なシャイさと強引さ，クライエント中心療法理論への傾倒と野性的な勘に基づく臨床といった多様な，時として混沌の原泉となる性格特性を彼にもたらしたように思う。

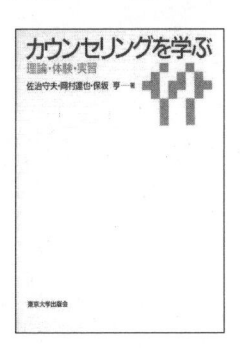

　『臨床家佐治守夫の仕事1［論文編］関係の中での治療』や『カウンセリング入門』と関連して解説したように1960年代の佐治の著作からは，臨床活動に対しては革新的でありながらも，心理学研究の学徒として科学的であろうとする態度が明確に読み取ることができる。しかも決して輸入ではなく，体験に基づき深く思索し，丹念に先行研究をレビューし，緻密に論を展開していた。その点では初期の佐治は，哲学的，論理的であり，論文執筆に意欲的であったことが伺われる。

　ところが，その後の1970〜1980年代，論文や著作に関しては，以前ほど生産的ではなくなった。しかも，科学的，論理的特徴が消えていき，逆に上述の混沌として性格特性が表に出るようになってきた。

　それは，1960年代後半から1970年代初めにかけ，彼が日本の臨床心理学を導くリーダーの立場に置かれた際に生じた資格を巡る学会の紛争の影響もあったと思う。紛争を経験した後の佐治の学術的生産性は大幅に落ち込んでいる。私が大学院生として佐治の下で学んでいた1980年代は，彼がエンカウンターグループに熱心で，学術的仕事よりも臨床活動にどんどん傾いていった時代であった。私が大学院を中退し，学生相談所の助手になった1980年代半ば以降10年ほど，私は，毎年夏と秋にエンカウンターグループを彼と一緒に企画し，運営した。その時期，上述した彼の個人的苦難の歴史を聴くことが多くなっていた。

　このような私自身の個人的経験も踏まえて，晩年の佐治は，学術的な論文や著作を書くことへの意欲や関心を失っていたように思われた。

その点で，晩年において彼ひとりでは，本書のようなバランスのよい学習書を書くことは実際には難しかっただろうと推測したのである。しかし，幸いなことに岡村達也と保坂亨という愛弟子の助力を得て本書が生まれたのである。岡村は，極めて哲学的思考力に長けている。保坂は，論理的であり，しかも教育的視点を持ち合わせている。また，両者は，クライエント中心療法を信奉する点で佐治と同じ地平に立っていた。そこで，この有能な二人との協働作業において佐治は，1960年代に発揮した哲学性，論理性，革新性を蘇らせたのであろう。また，1980年代以降に集中した臨床活動への情熱を次世代育成のための教科書という，ニュートラルな器に盛り直すことができたのであろう。

結果として，本書は，佐治の初期の頃の哲学性，論理性，革新性を隠し味としながら，次世代をバランスよく育てるための滋養に満ちたテキストとなっている。彼は，晩年になり，息子世代といえる愛弟子と共に新たな地平の開拓に挑戦し，その成果が実ったものとして本書を世に送り出してこの世を去った。読者は，本書を通して佐治が次世代に伝えたかったことを学ぶことができることは幸せである。

文　献

佐治守夫（1966）カウンセリング入門．国土社．
佐治守夫著・近藤邦夫他編（2007）臨床家佐治守夫の仕事1［論文編］関係の中での治療．明石書店．
佐治守夫・岡村達也・保坂亨（1996）カウンセリングを学ぶ―理論・体験・実習．東京大学出版会．

Comment

佐治守夫の三編について
▶ 佐治先生の思い出

野島 一彦*

Kazuhiko Nojima

　佐治先生について最初に思い出すのは，広島でのエンカウンター・グループである。学生相談関係者のエンカウンター・グループのファシリテーターを私が担当したのであるが，なんとメンバーとして先生が参加されてきたのである。臨床心理学の世界で有名な大先輩の先生が来られるということで，私は驚き少しびびったりもした。しかし，セッションがスタートすると，グループの中での先生は率直に自己開示されたりフィードバックされたりで，本当にいいメンバーであった。若輩者の私がファシリテーターであっても，ごく自然にメンバーとして振る舞われることに感動した。

　余談であるが，先生はお酒がとてもお好きだったようで，このグループ期間中も，朝食の時からビールを飲まれており，昼食，夕食の時はもちろん，セッション後も飲んでおられた。しかるべき場ではきちんとしておられる姿と違う先生の人間らしさを感じた。

　このエンカウンター・グループのセッションの合間にいろいろお話する機会があった。先生は臨床の領域として，「教育」と「医療」で実践しておられた。またアプローチ的には，「個人カウンセリング」と「エンカウンター・グループ」を行っておられた。たまたま私もそのような経験をしていたので，異なる二つのことに同時に取り組むことの意義（二つのことに同時に取り組むことで，自分の心のバランスが取れるし，両方についての理解がより深まる等）について，二人で熱心に語り合ったことが今でも強く印象に残っている。

　先生のカウンセリングについては，横浜でのある団体のワークショップにおいて，ライブで本物のクライエントとの面接をされる場面を拝見する機会があった。またビデオではＴさんとの面接を視聴させてもらった。この二つから，先生がクライエントの話を本当によく聴いておられることが伝わってきた。ただ，先生が目を閉じて聴いておられる場面が結構あることが気になった。というのは，私はカウンセリングでは，バーバル（言語），ボーカル（音声等），ノンバーバル（表情，姿勢，体の動き等）の３チャンネルで受信（理解），発信（伝達）をすることが大事だと思っているからである。けれども最近では，先生は目を閉じてノンバーバルなことの受信はされなくても，いわゆる「心眼」のようなレベルでクライエントのことを受信し

*跡見学園女子大学
〒352-8501　埼玉県新座市中野 1-9-6
Kazuhiko Nojima：Atomi University

ておられたのかもしれないと考えるようになった。

　私は生前のロジャーズ先生にお会いしたり，お話をお聞きしたり，カウンセリングのデモンストレーションを見せてもらったりしたことがあったが，その時に先生は言行一致の人だと思った。つまり自己一致をしておられ，他者に対して無条件の肯定的関心を持たれ，他者のことを共感的に理解される人だと思った。実はこの原稿を書きながら佐治先生のことを思い出しているうちに，その雰囲気，その話し方，そしていわゆる態度三条件を具現しておられるところは，ロジャーズ先生と佐治先生はよく似ているなあとはっと気づかされた。先生はロジャーズ先生のことが本当にお好きで，その考え方や在り方もロジャーズ先生の影響を強く受けておられたのだろうなと思う。

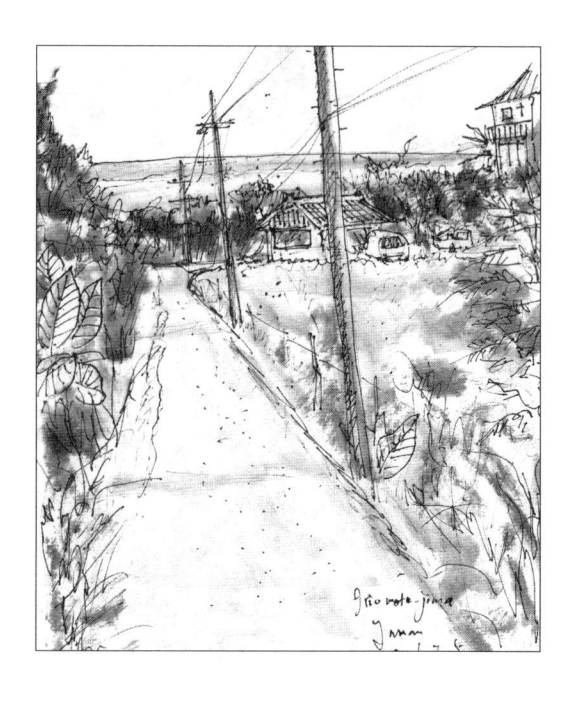

Re-Comment

下山 晴彦

Haruhiko Shimoyama

　お忙しいところ,「佐治先生の想い出」の記をいただき,ありがとうございました。世代こそ違いますが,佐治先生も野島先生もロジャーズ先生から直接学ばれ,日本のエンカウンターグループの活動をリードされてきた大先達です。当然のことながら,お二人の先生の間にいろいろなおつながりがあったのだろうと思っていましたが,今回の御原稿をいただき,野島先生がファシリテーターをされたグループに佐治先生が参加されたことがあったということを初めて知りました。随分,豪華な,実り豊かなグループであったと容易に想像できます。

　佐治先生といえば"お酒"は欠かすことのできない枕詞のようなものです。やはり野島先生も,そのことを書かれたと思いました。グループや面接の場面では目を閉じることが多く,共感的な言葉や相槌以外は寡黙である佐治先生は,お酒がはいると俄然眼光は輝き出し,時に鋭さを帯びます。俄かに饒舌となり,時に陽気に,時に厳しい言葉を周りのものに投げかけられました。

　私も大学の学生相談所の助手時代に8年間,佐治先生とエンカウンターグループ合宿をご一緒させていただきました。春と夏の年2回,佐治先生は毎年参加されました。昼のグループだけでなく,夜になれば宴会でまたメンバーと盛り上がる,そのような4泊5日の密度の濃い合宿でした。私の祖父も父も大酒飲みでしたので,佐治先生の,杯を重ねるごとに勢いを増す精神に触れては懐かしさを感じたものです。

　野島先生は,ロジャーズ先生と佐治先生の共通点を指摘されておられます。ロジャーズ先生については,一聴衆としてご講演を遠くから拝聴した経験しかない私には,両先生から直に教えを受けられた野島先生の御指摘になるほどと思いました。

　その一方で両先生の違いのようなものもあるのではないかと思いました。酒席で佐治先生は幼い頃の話をよくされました。幼少期にお父様を亡くされた先生は,地方の名家の当主として子どもの頃から大きな責任を負わされ,それはとても厳しく,辛いものであったと語っておられました。

　そのような佐治先生の心の支えになったのが動物との交流だったとのことです。カラスと仲良くなり,毎朝そのカラスが肩に止まったまま家から学校までお供し,校門を入ったところで飛び立っていったとのことでした。また蛇も友達だったとのことです。青大将の鱗のヒンヤリした感触は気持ちがよいものだと言っておられ

ました。蛇を撫でてやると，気持ちよさそうに喜んで眠るんだとも言っておられた。このように動物と交流できる本能的な直観力が佐治先生の臨床の原点であったのではないかと思ったりしています。

　多分ロジャーズ先生は，カラスや蛇と友達になることはなかったのではないかと思います。もちろん，爬虫類も含めて動物と直感的につながってしまうのは，佐治先生に本能的な優しさがあったからだと思います。したがって，優しさという点では，佐治先生とロジャーズ先生は共通していたのだろうと思います。早くお父様を亡くされた佐治先生は，お父さんを慕うようにロジャーズ先生を尊敬されていたと，奥様からお聞きしたことがありました。

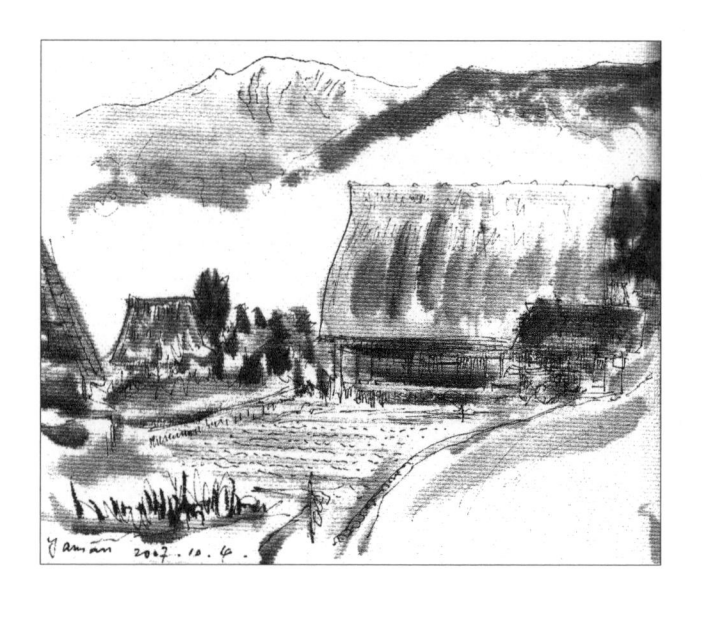

下坂幸三の三編

- 『青年期やせ症(神経性無食欲症)の精神医学的研究』（精神神経学雑誌 63 巻 11 号，1961 年）
- 『私の家族面接──フロイト思想の一展開』（精神分析研究 45 巻 3 号，2001 年）
- 『道元の思想と心理療法』（家族療法研究 15 巻 3 号，1998 年）

下坂幸三（しもさか こうぞう，1929 年〜2006 年）
精神科医。専門は精神療法。東京都生まれ
1950 年　私立順天堂医学専門学校卒業
1951 年　順天堂大学医学部精神医学教室入局
1973 年　順天堂大学退職（助教授）。同年 10 月東京都新宿区にて下坂クリニック開業
2004 年　下坂クリニック閉院。下坂心理療法研究室を閉じる

Shin-ichi Nakamura

中村　伸一*

　下坂幸三先生はすでに 2006 年に逝去されており，おこがましくも長らく先生のもとで精神療法について学んだ筆者の他薦にて以下の 3 つの論文を取り上げさせていただいた。

I 『青年期やせ症（神経性無食欲症）の精神医学的研究』
（精神神経学雑誌，63 巻 11 号，1961 年）

　本論文は我が国における神経性無食欲症（Anorexia Nervosa：以下 AN と略す）の精神医学的研究，とりわけ精神病理学的研究の先駆的論文として最重要なものである。この論文に目を通されたことのあるものであれば誰しも，著者による内外の AN に関する先行研究の肝要な鳥瞰とそれらへの検討と批判，それらを踏まえての本論の存在意義についての主張にはじまる書き出しにはエンゲルスの「共産党宣言」の冒頭を彷彿とさせる迫力がある。それほどまでにこの「奇病」の原因は本論の出現まで暗中模索だったといっても過言ではない。

　本論文の読みごたえは，なんといってもその症例研究の肝要かつ緻密さにある。そこでは患

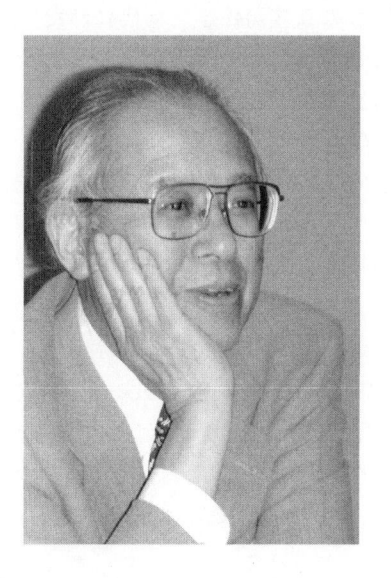

---

*中村心理療法研究室
〒113-0033　文京区本郷 4-12-16-617
Shin-ichi Nakamura : Nakamura Psychotherapy Institute

者の現症における精神病理だけでなく，発達的病理とその背景にある家族病理にも綿密な現象記載が施されている。よってANの多面的な理解とその後の研究課題についても無限大の可能性を秘めたものとなっている。

　著者は約5年間で25例のANの症例を経験し，そのうちの18例にもとづいて考察を展開する。なかでも9例についての叙述を症例研究の柱に据えている。もとより著者は「本論文においては患者の心理の追及が最大の関心事であり，統計的研究を目指すものでないから……」と控えめだが，25例という症例数は，今日でも一人の医師がかかわったANの数としては相当な数であるといえよう。これらの内，9例以上において著者自身による精神療法的な関与がなされ，かつ冷静な心理あるいは行動観察の記載がなされている。その症例描写のそれぞれにフロイトの「ヒステリー研究」にみられるような個々の症例に寄り添う近接感と医師としての厳しい観察眼が感じられる。

　特に患者の心理探求をめざした論文であるだけに，患者自身のことばそのものの陳述や手記の提示，そして主に患者と密に接している母親からの情報から構成された生活歴と病歴は仔細にわたりかつ無駄がない。こうした叙述から読者はANの家族関係を三世代にわたって読み取ることすらできる。このような主観をできるだけ排した慎重な症例記述の方法自体も読者にとって学ぶべきところがおおいにある。

　代表的な症例に出てくるいくつかの記述を紹介しつつ，著者の肝要できめ細かい描写と，そこから垣間見られる著者のその後の研究発展の萌芽を読み取ってみたいと思う。以下の文中の〈　〉は著者の原文のままの引用である。

　〇〇戦世〈14歳8カ月の少女。同胞4人中の第一子。家庭は中流，父は会社員，有能だが，家庭的な方ではない。母は内気，気丈な姑につかえ，「自分を殺して」今日にいたった。子供達に対してはやや口やかましい。姑は家中を思いどおりにきりまわさぬと気がすまぬ激しい気性で76歳になるが，かくしゃくとしている。〉〈およそ物をねだることがないので，菓子も着物も母の推量であてがわれる。〉〈学業成績はよく小学4年以降卒業まで主席で，3年連続して学級委員に選ばれた。彼女の才能を買った父は，女は家庭にいるばかりが能ではない，職業を身につけたほうが良い，将来女医になれとつよくすすめた。また父も祖母も，戦世は頭がよいから男だったらよかったと口癖のようにいうようになった。〉〈「嫁にいって平凡になってしまうならつまらない」〉〈「食べないで勉強すると凄く頭がサァーッとして気持ちがよかった。数学でもパッパッと解けるので気持ちよくなってしまった」〉〈つよく母を慕い，面会に来た母を離そうとしない。しかし母以外の家族には会いたがらぬ。〉〈「女の子って嫌い，グチャグチャしていて」，女は皆嫌いかとう質問に対して，「小さい女の子とお婆さんならよい，年頃の女の人や大人の女の人が嫌い」と答えた。〉〈「わたし，わがままならわがままでいいの，先生もはっきりそういってよ」とつめよってきたこともある。〉〈わたくしに対しては，終始，依存と反抗の混じった両価的ambivalentな感情転移を示したが，……〉〈「自分が病気してからバラバラだった家庭がまとまってきた」，「両親も自分の話をきいてくれるようになった」と述べ，「自分の病気も無駄ではなかった」との感想を述べた。〉〈なお，観察者にとって重要と思われたことは，彼女が，結果的には，疾患を通して従来不十分なものであった「母親との愛情関係を確立」したことである。彼女は，あらゆる機会に，母と二人きりの時間を過ごすことに腐心した。自身「こんなにゆっくりと母と話ができたのは生まれて初めてだ」と告白している。〉

　これらの記述の断片を読んだだけでも，読者は，著者がいかに患者本人だけでなく家族にも

深い精神療法的接近をしてきたかどうかをうかがい知ることができるだろう。三世代の家族関係とその変遷が症状形成にいかにかかわってきたか，症状の家族関係に及ぼす衝撃と効果，とくにその肯定的意味などを充分に事例から読み取ることができる。こうした症状の持つ家族関係への肯定的変化への力は，1970年代になってようやく諸外国の家族療法家が指摘しているが，著者はその10年以上も前に治療的接近を通じて発見しているのは驚嘆に値する。さらに著者がのちに「平凡恐怖」として取り上げた本症のもうひとつの特徴も患者自身がこの事例で語っているのも興味深い。

その後の著者はANに対する個人療法からさらに進んで，家族療法的アプローチ（常識的家族療法）を取るに至り，より一層の治療効果を収めたが，以上に引用した記述の断片からですらその後の発展を予測できる。加えて患者の病理と特にその母親との関係の病理はカーンバーグの境界性人格構造（Borderline Personality Organization）の特徴の多くに合致することも後の著者は指摘するに至るが，そうした観点からこの論文を読み直すと，わが国におけるきわめて先駆的な境界例領域の患者とその家族への理解と治療という重要な貢献も含まれていることは特記に値する。

さてこれらの症例から著者によって抽出されたこの疾患の心理的特徴を列挙しよう。①成熟に対する嫌悪・拒否，②幼年期への憧憬，③男子羨望，④厭世的観念，⑤肥満嫌悪，痩身に対する偏愛と希求，⑥禁欲主義，⑦主知主義，以上7項目であった。

しかし，このうち「男子羨望」は本論の要約にも述べられているように，「女子の成熟は男子に比し，心理的，社会的意味において，はるかに大きい困難を内包するため」の特徴であり，現在とは隔世の感があるかもしれない。その後の著者もこの疾患の時代的な変遷をつぶさに観察し記述しており，興味ある読者は著者のその後の文献も参照していただきたい。また，「厭世的観念」や「主知主義」も同じように若干の時代的変容を遂げてきているように思える。

一方，これらの心理的特徴として挙げられた7項目の中には含まれてはいなかったが，著書の要約の中で「従来，注意されなかった固有な症状として，けちと変化をおそれることの2症状を挙げることができる」としている。この2症状（特性）は現在でも多くのANの患者たちには共通していると思われる。特に「けち」は，何気ない日常用語でありながらANの行動特徴を如実に示している点でより貴重な指摘であると思う。筆者の患者の一人もその慢性的な盗癖の理由を「こんなつまらないお菓子にお金を払う気がしない」と述べていた。

以上述べてきたように，わが国のAN研究における金字塔的論文である本論以降も，著者はANとその家族に深く精神療法的にかかわり続け，さらにこの疾患の時代的変遷についても論考を加えている。他の著名な論文を成した人々と比較しての，おそらくは最もきわだった著者の臨床活動の特徴は，丹念に時間をかけた精神療法的面接を長期にわたって続け，そこから得られた知見をエネルギッシュに著し続けたという点であろうと思う。さらに世に問うたAN研究の出発点であるこの論文には，その後の著者の臨床活動と研究の広がりの要素のすべてが内包されていたと言っても過言ではない。ANあるいは摂食障害に携わる臨床家であれば必ず，本論文を熟読した回数だけ，患者とその家族関係に対する発見も多く見いだされるような宝庫となるだろう。「精神病理学」という観点からすれば，個人のさらに家族の精神病理とはこのような質の高い精神療法的かかわりをしてこそ達成されるという重要な証拠がこの論文でもある。

Ⅱ 『私の家族面接——フロイト思想の一展開』
（精神分析研究45巻3号，2001年）

　本論は日本精神分析学会からの古澤賞を受賞しての講演の逐語録である。まずその構成から列挙しよう。(1) フロイトの家族面接，(2) 家族療法ではなく家族面接，(3) 家族面接の今日的意義——とくに境界例への効用——，(4) 家族面接の基本，(5) 解釈，啓蒙，指示となっている。

　(1) では，フロイトが，精神分析療法における患者の現実の家族の取り扱いについて終始困惑していたことを掲げ，だからこそ「こんにちわれわれが，家族面接に工夫を凝らすことは，家族の取り扱いに困り切ったフロイトの素志を継ぐことになります」と述べ，副題を「フロイト思想の一展開」とした理由が述べられる。自由連想法も含めた精神分析的個人療法を開業当初は実践してきた著者も，フロイトと同じような困惑を経験してきたことが背景にある。摂食障害症例を長年扱ってきた著者であれば，フロイトの症例以上に現実の家族と接せざるを得なかったことは容易に想像がつくところである。しかしながら前述した1961年の論文を読んでもわかるように，著者はすでに患者の母親とも面接し，青年期やせ症の家族力動とその歴史についても精通しており，こうした知見をどのように治療に生かそうかと思案していたことであろう。折しもシステム論を後ろ盾に家族療法が興隆を極める時期にあっても，著者はこの流れに乗ることをむしろ拒否し，下坂流を確立しようとし，「常識的家族療法」を発表した。しかし，(2) では，この「家族療法」という言葉につきまとう家族の病理を患者が症状として示しているとする偏狭な考えを受け入れがたいものとして破棄し，講演のタイトルにあるように「私の家族面接」とすることで家族療法の流派を超えて一般臨床家にも馴染むのにしている。

　(3) では，境界例を抱えた家族には個人よりも家族面接を中心に据える必要性を端的に説いている。患者の示す家族への異常な「八つ当たり」が，患者の外での過剰な気働きによる「人疲れ」に起因することが多いこと。行動化にも家族の観察眼を取り入れることでより有効な対策を患者と共に築くことができること。家族の不安，苛立ち，怒りなどを和らげることで患者の言動への耐性を高め，本来の両親からの庇護能力を引き出し易いとしている。こうした家族面接において治療者は終始，両親への敬意の念を持って接することが重要であるとし，自由連想法での言説を道義的な判断を停止して，虚心に聞くのと同じ姿勢が求められるとしている。

　(4) (5) が，本論の中心に位置付けられよう。この項の冒頭で著者は「私が家族面接と言う時，それは原則として本人を含む家族面接のことで，参加者はおおむね両親を筆頭とする家族成員です。そこでは，できるだけ参加者全員の『腑に落ちる』と同時に，彼らに大小の『手応え』を与える面接であることを旨としています」と述べている。著者のほとんどの家族面接では両親が参加し，彼らを積極的に有力な治療協力者になってもらおうとした。時には患者抜きでの両親面接，母親のみの面接，父親との面接などを局面に応じて柔軟におこない，四六時中患者と生活する親の心労と苦労を丁寧に聞き届け（これは親の意見に賛同するのではなく，かつ「共感」的に傾聴するわけでもなく，丁寧に親の「言葉をなぞる」といった作法である），時には支持的なコメントを述べたり，患者の法外な要求などに対してどのように限度設定を行うべきかを指導した。その介入は両親の患者に対するアンビバレントな思いを充分に汲み，その上での具体的な指示であることが多かった。こうしてとりわけ両親に対して大小の「手応え」を与えながら，両親を最大の治療協力者としていったのである。

　また，「家族面接においても症状・問題行動

を中心にした状態から入っていくのが筋でしょう」と述べているように，下坂はとりわけ患者の「症状・問題行動」把握についても実に丁寧で繊細な聴取を行った。本論ではその仔細については触れてはいないが，たとえば過食嘔吐の所作の流れを患者から事細かに聞き取り，その上でそこに伴う患者の感情や思いを上乗せしてもらい，それらの一連の行動にまつわる不快や嫌悪感ばかりでなく，快感やそれに由来する「必要性」について語れるように導いてゆく。両親の目の前でのこうした患者からのかすかな告白は，最終的には両親をして患者の「奇異」な行動の深い理解におよぶ糸口を提供する。こうした介入を重ねながら家族全員が「腑に落ちる」面接に少しでも近づけようと腐心してきた。

家族面接の「こつ」のひとつとして掲げている重要なコメントがある。それは「治療者には苦手と映る家族成員の言い分をとりわけ大切にし，」参加家族員全員に平等に時間を割いて話を聞こうとなど思ってはならないという注意である。これは実は簡単におこなえるものではないことは自明である。治療者の個人史的な自らの家族員に対する未解決でネガティブな感情が投影されている場合もあろう。または「実際にだれが見ても」と思われるくらいの「困った」あるいは「厄介な」親が登場することもままある。それでも下坂はこれらの親の訴えに充分に耳を貸すことで，彼らの前に「腑に落ちる」ことをいう治療者として登場し，彼らの治療者に対する挑戦的で支配的なかたくなな姿勢を時間をかけて軟化させて最終的には有能な治療協力者へと変えていったのである。

（5）として「解釈，啓蒙，指示」というタイトルがつけられている。治療者は家族各成員の「言い分」の通訳者・翻訳者の役割を取り，これに若干の治療者の解釈を付け加えることとしている。これらの解釈については，患者には甘口と辛口の両方の意見を述べ，親には長期にわたって甘口の意見や解釈を述べるとしている。これは患者の反応をつぶさに見ながらの「親への肩入れ」である。こうして親の不安を軽減し，患者への保護能力を高めてもらう。また，reframing（意味の新しい枠づけ）についてその効用を述べている。患者の激しい親批判（過干渉など）にも，肯定的な意味づけをしたり，さらには内輪の治療者仲間でも話の通じない親を「大物」，未熟な親を「可愛い親」と呼ぶことで親へのもっぱら否定的なイメージを軽減し，より自由な発想で介入できるとの利点を挙げている。こうした reframing の治療者自身への効用は卓見である。

啓蒙については，とりわけ境界例についての解説的な心理教育の必要性を強調し，患者や家族からのこの病態についてのあらゆる質問には懇切丁寧に答えることを勧め，時間を要するかもしれないが必ず改善することを保証する。ここでも患者が「どうなりたいのか」，家族が患者に「どうなって欲しいのか」のきめ細かなすり合わせが重要である。また，患者抜きでの両親面接は必須であるとし，ここではわが子への失望や怒りが充分に表出される必要性を説いている。

最後に「指示」することの要諦を述べている。ここでも境界例の示す行動化への対処について，まずはその利点を聞き届けた上で，それでもなお両親には患者の要求を直ちに呑むことの禁止，から約束の禁止，患者へ向かって「わかる」という発言を禁止するという親への「行動制限」も忘れてはならないとする。さらに，患者が望む途方もない非日常的な要請についてできないものはできないという姿勢で臨み，多くの患者が蔑んで顧みない日々の家族間での挨拶や家事の重要性を強調している。こうした患者の訴える無謀な要求についてはやはり父親の出番が必要で，そのための父親だけとの面接の意義についても述べられている。

Ⅲ 『道元の思想と心理療法』
（家族療法研究15巻3号，1998年）

　この講演は，1998年の日本家族研究・家族療法学会の15回大会でおこなわれたものである。下坂の博識は精神医学にとどまらず広きにわたっていたが，とりわけ西田幾多郎には傾倒していた。その流れからであろうと推測しているが，やはり最後にたどりついたのは道元とその著，「正法眼蔵」であった。さらに2002年に横浜で開催された世界精神医学会でも道元の思想を自身がどのように取り入れ，精神療法に活かしているかについて発表した。

　本論は，極めて難解とされる「正法眼蔵」から臨床家としての下坂が学びとったところをできるだけ平易に述べたものである。最初の「山水経」を引き合いに出しての，自らの臨床眼が道元にいたって「開眼」したとも言えるほどの論旨は若々しさを感じるほどである。西欧由来の二分割，現象対本質のそれ，たとえばウィニコットの述べた「偽りの自己」と「本当の自己」や「浅い」対「深い」，さらには「因」と「果」といった区分に，道元を後ろ盾に明解な批判を加えている。これは，精神分析の常套句ともいえる「深層心理」に対して「表面（表層）心理」を患者と治療者とで「腑に落ちる」ことばを緻密に探しながら面接していくことの重要性を強調したことと軌をいつにしている。表層が深層であり，その逆も真であることを「性相不二（しょうそうふに）」あるいは「偏界不曽蔵（へんかいふそうぞう）」という道元のことばであらわしている。

　もうひとつの引用である「身心学道」では，玉城康四郎の解説をそのまま引用している。「思うに身は心よりも具体的であり，即物的であり，学道としてはそれだけリアリティを持っているわけで，身を重視するのは当然であろう」とし，下坂自身が日頃おこなってきた微細な身体感覚を重視した診療方法の妥当性を述べている。

　その他にも「仏性」からは臨床的な介入や解釈の"時機"がいつでも目の前の些細と思われる現象からでもおこなえると学び，「家常」からは，あらゆる家事，排泄，洗面といった日常生活とその行為こそが仏道にいたる修行なのであることを知って，これを境界例患者の治療に活かせまいかと考えている。

　確かに門前の小僧である筆者でも，患者とその家族との絶え間ない日頃の面接の中で時にあらゆる価値観や評価を忘れて患者と家族の言説に細かく没頭（共感ではない）していくことで自らの判断を停止し，すべてを「あるがまま」に家族とその患者とで，その時と空間を共有していると体験する瞬間がある。もしかして下坂幸三の体験した治療空間に近いのではないかと最近思ったりもする。

文　献

下坂幸三（1988）アノレクシア・ネルヴォーザ論考．金剛出版．
下坂幸三（1999）拒食と過食の心理―治療者のまなざし．岩波書店．
下坂幸三（1998）心理療法の常識．金剛出版．
下坂幸三編（1998）精神療法の条件．金剛出版．
下坂幸三編（1991）過食の病理と治療．金剛出版．
下坂幸三（1991）常識的家族療法．精神神経学雑誌，73巻．pp.751-758.（「心理療法の常識」にも収録）
下坂幸三（2007）心理療法のひろがり．金剛出版．（「私の家族面接」を収録）
下坂幸三（2007）フロイト再読．金剛出版．（「道元の思想と心理療法」を収録）

Comment

随想：下坂幸三先生と「共感」について語りつくしたい

牧原 浩*

Hiroshi Makihara

　下坂先生が逝かれてから，私はあまり原稿用紙に向かえなくなった。でき上がったばかりのほやほやの原稿をまず下坂先生にお見せして，歯に衣を着せぬご意見を楽しみ，しかるのちに，どこかへ発表するというお決まりの手順がふめなくなったからだ。先生とはとりわけある時期から，「共感」についてよく議論した。下坂先生は「共感」を目の敵にしていた。一方私は恩師井村恒郎教授の大切にしていた「共感」が，生涯のテーマだったので，断乎反対した。呑み屋で酔うほどに，下坂先生は「共感などという外来語は抹殺しろ」と叫んでいた。

　事の発端は，息子の家庭内暴力に悩んでいた父親が，遂に切れて息子を殺してしまったという新聞記事のようだ。この父親はあちこちの機関に相談したが，「息子さんのつらい心情に共感しなさい」と異口同音にいわれ，自分の育て方が悪かったのかと思っていた。そんな矢先にまた息子が暴れ，遂に父親は切れて息子をなぐり殺したという痛ましい事件である。下坂先生は「息子に共感しろとは何事か，そんな不孝者は縛って警察につき出せ」と烈火の如く怒った。

　私も下坂先生の怒りはもっともだと思ったし，まったく同感だったが，それは「共感」のせいではなく，共感という言葉が安直に使われているのが悪いのだと反論した。そういえば，「そこは，一つ共感をして」などという指導者がいるが，「共感」は安直に道具のように使うものではない。精神療法において「共感」は単なる手段ではなく，辿りつこうとする山頂のようなものではなかろうか？　必ず辿りつける保証はないが，大切な目的ではなかろうか？　そんなことを畏友神田橋條治氏に手紙で書いたところ，さっそく，「共感は生じるもの」と極めて適切にいってくれた（私信）。もっとも共感のこのような性質に即して，後年下坂先生が「実態の定かでない，治療的に非実用的な概念」と述べているのは，的を射ていると思う。確かに共感に到るための方法論や技法はないし，そこに到る近道もない。だからこそ私は，「共感とは何か」と絶えず年頭におきつつ日常の仕事をしたいと念じてきた。

　いま一つ，下坂先生は，共感が「外来語」であると毛嫌いした。確かに共感はドイツ語のEin-fühlungに由来し，その英語がem-pathyである。Ein-fühlungは通常感情移入と訳される。「Ein」は「の中へと入る」といった意味あ

---

*小郡まきはら病院
〒754-0024　山口県吉敷郡小郡若草町3-4
Hiroshi Makihara : Ogori Makihara Hospital

いで，英語の「em（本来はenだが発音の都合でemとなった）」は「Ein」とまったく同義である。つまり両者はまったく同じなのだが，empathyの方は通常「共感」と訳され，感情移入とはいわない。調べてみると，「共感」は本来漢語由来の日本語であり，文明開化の波に乗せられて無理矢理当てはめた造語ではないとわかった。共感が日本語として使われ始めたのが江戸時代なのか，それともそれ以前なのか，そしてどんな意味あいで使われたのか，といったことは，残念ながら定かでないが，「共感」という言葉には，「共に感じ合う，響き合う」といったニュアンスがあり，私のイメージにぴったりで気に入っている。ともかく「共感」はこのようなわけで由緒正しい言葉のようですと鼻高々に下坂先生にお伝えできなかったのは残念である。

　下坂先生は「共感などといわなくとも，無心という東洋の言葉があるではないか」といわれた。フロイトの「gleichschwebende Aufmerksamkeit」を「満遍なく漂う注意」と訳すべきだと主張し，「それは自ずと見えてくる断片に留目すること」だといい，究極にはそれが東洋の無心と同じだと鋭く喝破している。いわば無心へと至るための修行法だとフロイトの名言を再解釈しているわけだ。しかし，そういわれると，私には下坂先生が，あれほど頑なに拒んだ共感にますます近づいてきたなと感じられた。そもそも「共感」は，常識や慣習にとらわれぬこと，私心がないこと，などが前提となる。それらをひっくるめれば「無心」とほぼ同義であり，「無心」がなければ共感は成立しない。面白いことに下坂先生は，「満遍なく漂う注意（フロイト）」のより具体的な実践として，次のようなくだりを『フロイト再考』（金剛出版，2007）の中で展開している。

　「幼稚ではあるが──中略──散歩の時，木だの森だのという定義をできるだけ排除しながら「木」や「森」を観るという訓練をちょっとしたことがある。そうすると「木」や「森」は確かにちょっとこれまでとちがった相貌をあらわしてきた。気も森も一層精気を帯びてくる。──後略──」というくだりである。下坂先生は「木」や「森」という名辞をとり去り，そう名付けられる以前（名辞以前，中原中也）の「キ」，「モリ」自体をみつめた。いま「キ」，「モリ」自体と言ったのは，昔愛読していたリルケの作品の中に「物自体」という言葉が，たしかあったはずで，それに大いに感銘を受けたというおぼろげな記憶を辿ってのことだが，「その淵源はカントではないですか」と忠告してくれた人がいる。こうなると私の手に負えそうもないが，下坂先生が述べたことに従えば，じっとみすえることで「木や森は〇〇だ」という通常の限定された見方を超えて，「キ」，「モリ」が新たな装いで生々しく顕れてきたとでも言おうか……。ここで言いたいのは，下坂先生が「木」，「森」といった名前を廃し，無名の「キ」や「モリ」をみつめようとしたことで，それはとりもなおさず，下坂先生が「キ」や「モリ」自体へと向って動いたことを意味する。

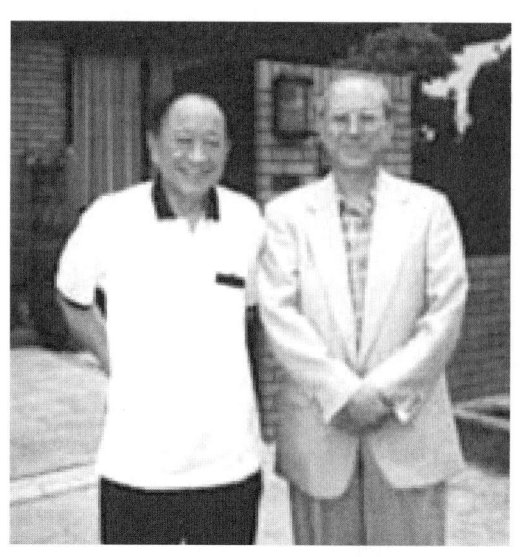

右が下坂幸三先生，左が著者

その動いた「シモサカ」も無名の存在である。そして，それに呼応して「キ」や「モリ」も，「シモサカ」へと動いたのである。このことから，無心に辿りつこうとすれば，お互いに相手へと向かう相互志向的な動きの生じるのは必然で，相手の中に自分を見出し自分の中に相手を見出すという生命的な交感の場が生じるはずだ。この交感の場は，木村敏氏の「間（あいだ）の世界（不思議な場所で，自由な生命活動が成り立つ形のない虚の空間，自分の内部でも外部でもあるような空間）」に通底するし，フッサールが唱えた「客体を留保（エポケー）すること」，「志向性」などを想起せずにはいられない。下坂先生は自然との関係について述べたが，このことは，むろん人間関係にもあてはまる。

さて一昔前，酒をのみ焼き鳥をほうばりながら，下坂先生と議論し「共感反対論」を繰り返し聞いたが，それは逆に共感について思いをめぐらす格好な起爆剤であった。先生の没後，冒頭で述べたような理由で，共感は私のうちに燻ってはいるものの，時たま白煙を吹き出す休火山のようになっていた。しかし本稿を依頼され，長年燻っていたものに火がついた感じである。

今は，次のような目下の結論を，下坂先生に伝えたい。無心であろうとすれば，その必然として共感の場へと導かれ，その一方で共感への道は，「無心」なくして辿れない。両者は分ち難く，ましてや一方のみでなり立たず，また，互いに排除し合う概念でもない。この結論を，下坂先生がどう受け取って下さるか？　西欧的論理に毒されている牧原が，また馬鹿なことを言いだしたとお笑いになるか，それとも少しはましなことを考えるようになったとお思いになるか，知りたいところだ。

最後に，愚痴めいたことを下坂先生にお伝えしたい。先生は老子の言葉を引用し，「空っぽの中に大いなる力がある」とおっしゃった。木村敏氏に従えば「形のない虚の空間」だが，そこは無限のひろがりがあり，力にみちている，ということであろう。私の想像では，そのみちみちている力とは，生命的，共感的な響き合いがもたらす運動であろう。残念ながら，われわれの遠い祖先がくらした無限の空間は，有限のものとして区画化され，自然に代り人工産物で埋めつくされつつある。芭蕉が「古池や　蛙（かわず）飛びこむ　水の音」と詠んだ無限にひろがる静寂（虚の空間）と，それをゆるがす蛙の水音に象徴される生命的な運動（それは時空を超えた無限の中で私とも反響し合い，私の命をよみがえらせてくれる共感）は，現今人工的に造られたまがい物と，そこから発せられる喧騒に埋めつくされ，真に生きる場がなくなりつつある。人間は言語という道具を手に入れてから短期間しかたっていないが，その間急速に，知性が肥大化し，感性は退化しつつある。昨今この傾向は著しい。しかしこれ以上の言及は社会時評的になり，私の柄ではないのでこの辺でやめるが，われわれの領域，特に精神療法を志す者にもその影響が及んでいる。そんなことを且つて生前の下坂先生とお話したが，先生は言下に「とうぶん続くね」と言われた。私は今年80歳を迎えるので，この続きは彼岸でゆっくり下坂先生と酒をくみかわしながら，続けたい。

Comment

下坂幸三の三編について

▶「下坂幸三」——「精神療法」

束原 美和子*

Miwako Tsukahara

　下坂幸三先生（以下著者とする）は，生涯を通じ半世紀を超えるながきにわたり摂食障害（以下EDとする）を研究対象とされ，精神病理学的研究，臨床実践を続け，それらに基づいて独自の治療論を展開された。著者が世に問うた著作の数々からは，著者が自身の存在証明をかけていると感じられる情熱と使命感ならびにに強い自負の念が伝わってくる。著者の文体の重厚さはつとに有名であるが，さらに見識の高さ，そして人間に対する慈愛に満ちたまなざしは，著者の真骨頂であると筆者は信ずる。

　これらの著作の中から中村伸一先生（以下選者とする）が選ばれた三編は，①「青年期やせ症（神経性無食欲症）の精神医学的研究」，②「私の家族面接――フロイト思想の一展開」，③「道元の思想と心理療法」である。

　筆者から見れば①の論文は，わが国の青年期やせ症研究における包括的な精神病理研究の先駆けとなった金字塔的な論文である点が意義深い。それは半世紀たった今日の臨床実践においても輝きを失うことなく不滅の価値を有しているといえる。当時から著者は三世代にまたがる家族の中に展開する人間関係の綾に鋭い分析を加えて，EDがどのように発展してゆくかを論じている点は圧巻である。

　②は，著者がわが国においてまだ珍しかった自費の精神療法クリニックを1970年代に開業され，そこで行ったEDの精神療法並びに家族面接の経験から得られた家族面接の極意が述べられている。当時から著者はED治療の第一人者として著名であり，全国から患者とその家族が治療を求めて集まってきていた。そのような状況の中で著者はどのようにすれば治療を効果的に行えるかについて模索を重ね，やがて患者の個人面接と家族面接とを併用する独自の方法を確立していった。ED患者は，痩せの追求による身体の衰弱，過食嘔吐や自傷行為といった行動化の激しさなどがあり，家族はいやおうなく患者の症状などに巻き込まれることになる。それゆえ家族は混乱し，なすすべを見失いがちである。したがって治療者が患者のみならず家族にも面接を行うことが治療上必須であると著者は強調している。「私の家族面接」では，患者本人と混乱の渦に巻き込まれている家族に対する家族面接の進め方をわかりやすく我々に示してくれている。その底に流れている思想は，長年著者が学問のよりどころとしていたフロイ

---

*心の杜・新宿クリニック
〒151-0053　東京都渋谷区代々木2-12-1　記録映画社ビル3階
Miwako Tsukahara : Kokoronomori Shinjuku Clinic

トの精神分析理論である。著者が強調したようにフロイトが終生苦手としていた患者の家族の扱い方を，著者はさまざまな角度から工夫し成功を収めた点は見事というほかはない。

　③は，著者が常に対象世界を理解する手立てとして取り組んだ道元の思想に関する内容のものである。著者はフロイトの精神分析学をはじめさまざまな現象学，哲学，思想を研究しそれを自己の臨床実践，精神療法に生かし続けた。それはたとえば臨床実践において常に患者の示す症状や問題行動それ自体を重要視した。そして症状一つ一つの現象それ自体がその人の全人格の表れであり，治療者はそれを丁寧に掘り下げてゆくことこそが大切であると著者は説いた。そのような患者へのアプローチは同時に，道元の「一塵を知るものは尽界を知り，一法を通ずるものは万法を通ず」という見方に著者が共感していたからに他ならない。

　最後に著者はEDの治療を成功裏に終えるためには，患者に日常生活の仕方を指導することが欠かせないと強調した。その卓見も道元の説く「およそ仏祖の屋裡には茶飯これ家常なり」という日常生活上の一つ一つの行いが仏道そのものとしての行だ，という思想に裏づけられていると言える。また選者は言及しなかった点だが，「神通」の巻で道元は，体から火を出して見せたりすることは小神通に過ぎず，毎日水を運び，薪を運ぶことこそが大神通力であると説いた。「私の家族面接」の中で著者は「神通」に触れ，患者が脱価値化して自ら行うことを回避し続けている日常生活における些細なこと——例えば家事——を行う重要性を患者と家族に伝えることが大切だと強調した。

　著者は患者や家族から発せられる質問をはぐらかさずにそのいちいちに答えることの大切さを説き，多忙な一般診療の中でもそれらの質問の一つ一つに細かく答えていたと筆者は記憶する。その著者の対応の中には，自然と母親をはじめとする家族のこれまでの労をねぎらう姿勢があった。それゆえ母親はこれまでの苦労が治療者に聞き届けられたと感じ安堵し，そこで著者は自説を一回に一つだけ家族に伝える。これを毎回のように繰り返すのであるが，このような著者の丁寧な臨床の営みそのものが，道元の説く大神通力であると筆者は考える。

　今我々は偉大な先達によるこれらの著作を改めて読み返し，また若い読者たちは古典となったこれらの著作に挑戦して紐解き，そこから多くの臨床の奥義を学び取りたいものである。

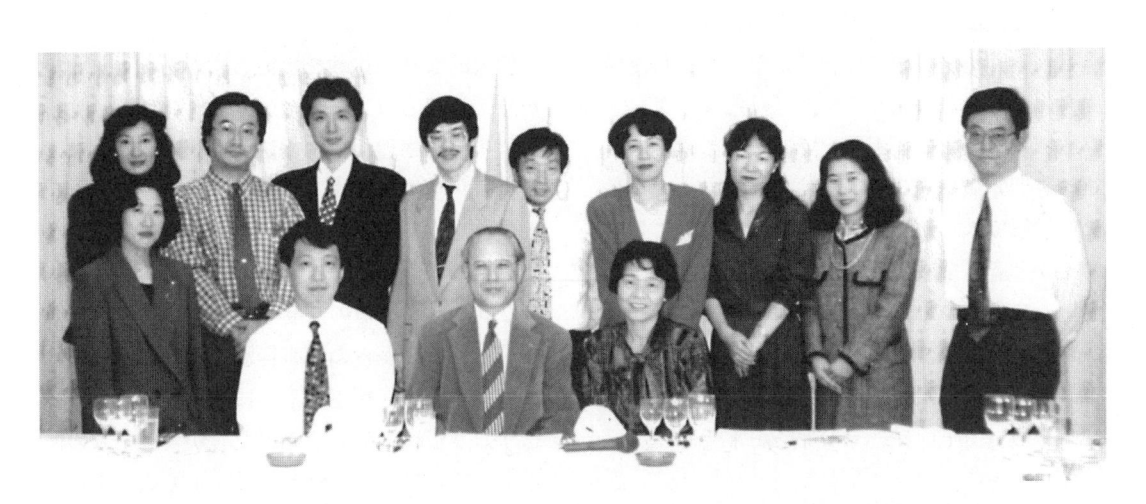

前列右から二番目が下坂幸三先生，後列左端が筆者，後列右から五番目が中村伸一先生

Re-Comment

中村　伸一

Shinichi Nakamura

　牧原浩先生と東原美和子先生のコメントを読ませていただけた光栄に感謝したい。それにしても著者である下坂幸三先生の代理でこのお二人の先生にリコメントするとは思ってもみなかった。

　牧原先生は下坂先生以上に長きにわたり公私ともに支えていただいている恩師である。呑み屋の話がでてくるが，順天堂大学での家族病理研究会（その後，日本家族研究・家族療法学会を立ち上げた研究会）の事例検討会が終わってから三人で本当によく呑んだ。今でもその呑み屋の同じテーブルで呑むと下坂先生が見え，時を忘れて激論を飛ばす牧原先生がいる。気がつくと何本も銚子が横になっていた。そうした場面を生き生きと再現していただけたようなコメントである。この丁丁発止では決して難しい用語や専門知識が飛び交うわけではないので，私にも理解できたが，時に双方からどちらに賛同するかと意見を求められ慣れないうちは狼狽していた自分がいた。しかし，別に酒の力を借りなくとも，言いたいことを言ってよいという御二人のご関係に便乗して私も言いたい放題いわせてもらって午前様近くの帰宅が常であった。

　ミラー・ニューロンなどという脳科学的論証をはるかに超えて，牧原先生にとっての「共感」への熱意は並々ならぬものがある。たしかに牧原先生の「共感」は，表面的なそれではなく，全身全霊をこめたものである。神田橋條治先生が，昨年の精神神経学会で，牧原先生の統合失調症へのアプローチについて「ついにあっちの世界に行ってしまった」牧原先生といった表現をなさっていたが，それほどまでに真摯なアプローチである。いつもの神田橋流のちゃかしであったが，私はどこか牧原先生に対する神田橋先生のあたたかくも複雑な尊重の念を感じた。会場に大勢つめかけた若い精神科医を含めた参加者がどのように受け止めたのかは疑問ではあるが。

　個人的な私の体験を敷衍しすぎかもしれないが，これほどまでに，かつては（昔は），精神医学，精神病理，精神療法，人間自体などについて口角泡を飛ばすような議論を先輩たちとしていたものである。若造であった私は臨床経験が浅いので，知ったかぶりの理論あるいは概念的な話で挑発するのがせいぜいだったが，それでも私のこれからの臨床経験をどのように積めばよいかの大きな道しるべになっていたように思う。さらにこうした先輩たちが言行一致の臨床をしていたのはそれを保証するものであった。

　片や，東原美和子先生はまさに下坂先生の身

近にいて「片腕」となって臨床実践に励んで来られた先生である。下坂先生が亡くなってもいまだにその喪失感を抱えておられるお一人であろうと推察する。束原先生の下坂先生へのさまざまな貢献の中で特記すべきものは，束原先生のコメントの後半部分に述べられている日常にあたりまえのように行う家庭での行為，すなわち「家常」の強調である。おそらく仕事に家事，そして勉強におおわらわであった束原先生が，拒食症の娘さんたちを相手にして，その行動の片寄りに気付いたことが「家事のすすめ」となって有効な介入として結実した。今でも熱心に精神分析療法を実践研究している束原先生が，現在の臨床において，この「家常」をどのように取りこんで治療なさっているのか興味深い。

　以上，御二人からいただいたコメントに対するリコメントを述べさせていただいた。私も含めて牧原先生も束原先生も下坂先生とは極めて距離の近い関係を持たせていただいた。このたび勝手ながら下坂先生の代表的著作として，これらの三つの論文を挙げ，解説させていただいたが，身近にいたものとしては，その他の下坂先生の著作ばかりではなく，何気なく発した臨床に関する言葉，ユーモアに皮肉を載せたなにげない語り，ご自分の成育史や個人史，ライバルもしくは先達に対して尊敬の念を持ちつつ批判する精神から発するご自分に対する檄，これからの日本社会と精神療法への憂いを下坂先生になりかわって皆さまにも伝えたかった。

新福尚武の三編

- 『「とらわれ」の精神病理と森田説の立場』（精神神経学雑誌，1953年）
- 『神経症説としての森田説と分析説との関係』（精神医学，1959年）
- 『精神療法で起こりがちな"精神療法的副作用"』（季刊精神療法，1980年）

新福尚武（しんふく なおたけ，1914年〜2012年）
精神科医。鹿児島市生まれ
　1937年　九州帝国大学医学部卒業
　1953年　鳥取大学医学部助教授
　1956年　鳥取大学医学部教授
　1966年　東京慈恵会医科大学教授
東京慈恵会医科大学名誉教授

Kenji Kitanishi

北西　憲二*

はじめに

　新福尚武（1914年生〜2012年没）の活躍した領域は多岐にわたる（北西，2012）。従って狭義の精神療法プロパーではなく，その興味の中心は，精神療法の本質とは何か，を常に真摯な姿勢で問うものであった。新福が編集委員として精神療法誌で最後に組んだ特集号のテーマは，「精神療法の本質」（1998）であった。

　そこでは「今なぜ本質が問われねばならないか」（1988）と題して，多様な精神療法が提唱されている今こそ，その本質を問う必要があり，またそこでの人間観，自己観と結びつく根本仮説を自覚する必要があると新福は指摘する。

　そのうえで，精神病理論－治療理論－治療技法との関係とは，治ることとは，そして精神療法と文化の関係について論じなくてはならない，という。

　特に精神療法と文化との問題では，自己，自我の強化を目指す治療説と，己を空しくして，

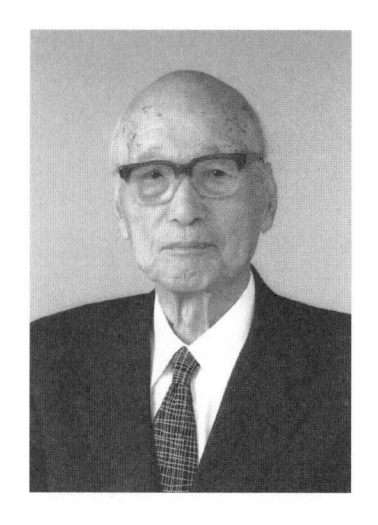

---

*森田療法研究所／北西クリニック
〒150-0031　東京都渋谷区桜丘町20-12　ル・カルティエ桜丘 202
Kenji Kitanishi : Morita Therapy Institute, Kitanishi Clinic

我意・我見を捨てて事態をあるがままに受け入れて実践すること治療の眼目にとする治療説があり，これこそが治療論における本質ではなかろうか，と鋭く指摘する。

さてこれまでの説明からわかるように，新福は森田療法に立脚して精神療法の本質を考えようとしたのであるが，それは単に森田説に閉じこもらずに，広く比較精神療法，特に東洋と西洋の比較を通して，その本質に迫ろうとしたのである。

現代では数多くの西欧での精神療法が紹介され，それが時には無批判に取り入れ，マニュアル化してよしとする傾向がないとはいえない現状で，もう一度その立脚点，つまり人間理解とその本質を考える上でも新福の仕事は今日的意味を持ちうる。

数多い新福の論文の中で，筆者が挙げる三編の論文は，①「とらわれ」の精神病理と森田説の立場（精神神経学雑誌，1954），②神経症説としての森田説と分析説との関係（精神医学，1959），③森田療法で起こりがちな"精神療法的副作用"（季刊精神療法，1980），である。

それらは②を除いては比較的短いものであるが，精神療法の本質をめぐる彼の問題意識が現れており，かつ歴史的にも意味のある論文である。

1950年代から60年代にかけて，精神療法に関して最も活発で熱い議論が展開して時期であり，その軸の一つに森田説があった（北西，2009）。そして他方の軸として精神分析があり，その立役者として新福が，他方に土居がいた。

いうまでもないが，土居の甘えの理論はいわゆる森田神経質（森田療法の対象となった神経症群）の精神分析から得られた業績であった（土居，1957）。そしてこの「甘え」理論をめぐって，さまざまな立場からの論議が行われ，その鋭い批判者の一人が新福であった。

それについて詳細に論じることは本論の趣旨と異なるので，これ以上立ち入らないが，東洋と西洋の精神療法の本質的な違いにも関連してくる論議であったと理解される。

I 『「とらわれ」の精神病理と森田説の立場』（精神神経学雑誌，1953年）

本論文で，まず森田説の特色として，神経質発症の要因をFreud説と対比して無意識的力動のやくわり（原文ママ）を軽視し，特殊な体質的やくわりを重視し，しかもこの素質的傾向の本質を自我のはたらきとしてとらえたことであると指摘する。

これは森田説を展開していくための優れた指摘であると思う。ここから必然的に森田療法の治療の主目標は，無意識的要因の処理でなく，自我の改善に置くべきだという結論が生まれてくる。

第二に，われわれの精神生活における意識的活動，無意識的活動のやくわりがいずれも狭い範囲のものとされ，これに対していわゆる超意識的というべき自然のはたらき，ないし自然の過程が重要視されたことであるとする。

治療においても精神固有の調節作用が高く評価され，このことから自然への服従や，無作為の態度の意義が強調され，それが自我の改善に関係づけられている。つまり精神分析のように自我の強化を直接目標におくのではなく，むしろ自我の没却を目標におくと述べて，簡潔に森田療法の最も重要な視点を取り出すことに成功している。

その上で，あらためて森田説はいかなる特色を持つかを検討するために，神経質の中心問題である「とらわれ」の検討に論を進めていく。

神経症研究の根本課題は，それを引き起こす葛藤の発生機転を明らかにすることであるが，森田説では，「とらわれるからである」「注意しすぎるからである」というように，自我の側から説明されてきた。しかし「とらわれ」や「注意」は，なにも主体の自由なはたらきの結果で

はなく，無意識に規定された態度や環境条件によるものであるから，客観的に捉えなくてはならないと指摘する。

そして「とらわれ」や「注意」は，とらわれしめる条件，注意しめる条件から理解されなくてはならない。森田説では，ヒポコンドリー性基調（素質的傾向）を神経質理論の出発点とするが，それが未解決の多くの問題を残すことになったと述べる。

新福は神経質における葛藤は，本能的な恐怖あるいは後天的に形成された無意識的な恐怖と，それに対する意識的なはたらとの葛藤，いいかえれば本能または超自我と自我との葛藤という二極間の抗争としてダイナミックに理解した。森田説のヒポコンドリー性基調に基づく「とらわれ」を力動的，客観的にみるとこのような形式としてとらえることができる。これが「とらわれしめる力」である。この葛藤において，Freud説は無意識の側に，森田説では自我の側に重点がおかれているが，いわば森田説と分析説とは対立するものでなく，むしろ相補的である，と指摘する。しかし，自我とか無意識とかは固定的なものではなく，全人格的活動の分裂ののちに生じる「考えられたもの」に過ぎず，自我の強化をそれ自体として追求することは不可能で，全人格の再調整によってのみもたらされると看破する。

そして「とらわれ」が進行するにつれて自己統制力が失われ，悪循環を形成する。この具体的過程を取り出したことは森田説の優れたところであるとし，さらに「とらわれ」を持続させる要因の検討が必要であるとする。

その要因として性格的要因を検討し，この「とらわれ」への固執は癒されぬ不安，不全感あるいは完全欲の心理的要因によるものだと指摘する。その上で，意識内容あるいは不随的過程を意識的に排除しようとして排除できるものではなく，このような無駄な意識的努力というか

たちで執着がなされることが問題であるとする。

そしてわれわれの体験・感情・動機などを消化・統合するはたらきは，精神固有の自発的流動性・創造的発展・自己実現のなかにおのずからあらわれると考えるほかはない，という。

森田が精神の自然な調節作用を重視し，さらにこの調節作用を解放する実践的手段の上に精神療法を組織したことは不朽の功績であるが，その調整作用そのものがいかなる性質のもので，いかにそれは減退し，増強するのであろうか，というような具体的問題の研究が必要になってくるのではなかろうかと述べる。

さまざまな経験を消化・統合するはたらきが妨げられる最大の要因が「とらわれ」であり，「とらわれ」をのぞくことは，精神的消化・統合を可能とするという。それ自体ははっきりしたものではないが，忘却や心理的・生理的順応とも関係があり，また昇華やその他の心理的メカニズムにも関係があり，さらに成熟，人格の発展にもっとも本質的な関係を持つであろうとする。

そして最後に，森田説では「とらわれ」素質の発生についての，また消化・統合力の発展についての考察が十分でなく，そのためにこの説と精神療法の効用にはある程度の限界があると結んでいる。

新福の森田療法に関する最初の，そして最も重要な論文を比較的詳しく紹介したが，これは後の新福の論文，著作の基本となる考え方がほぼ述べられているからである。そしてこの論文は，今まで森田説が，ヒポコンドリー性基調，精神交互作用，思想の矛盾，あるがまま，自然随順などのいわゆる森田用語によってのみ説明されることが多かったが，新福はFreud説との比較から，幅広く心理学的検討し，後の他学派との対話の基盤を作った。

この論文から遅れること2年で，土居が「神経質の精神病理――特に「とらわれ」の精神力

学について」（1957年）に発表したことは新福論文に触発されるところもあったからであろう。「とらわれ」の精神病理について，新福は森田の立場から，土居は精神分析の立場から論じ，日本における精神療法学の重要なターニングポイントとなった。

新福は，「とらわれ」を森田説の素質論から離れ，大胆に自我のはたらきと読み替え，その役割を重視した。そして「とらわれ」は不安の消化・統合の欠陥により生じ，全人格的再調整とは自我の分裂・葛藤をなくすことで，いわば超意識的創造的発展と考えなくてはならないとし，その活動性を回復する一つの手段が森田療法であるとする。

ここでの自我とは，むしろ自己と呼んだほうが良いであろう。さらに次の論文で，Freud説と森田説との関係についてより具体的に述べている。

II 『神経症説としての森田説と分析説との関係』（精神医学，1959年）

新福は，最近のわが国の神経症研究の新しい動きの一つとして，森田説の力動心理学的，精神分析学的，あるいは実存分析学的発展を目指していると指摘する。そして森田説が単に精神療法的テクニックの一つに甘んじるならともかく，神経症説として発展するには，精神分析学などとの関係を問題にしなくてはならないと主張する。

それらの本質的な考え方における関係，相違を明らかにし，日常の臨床で患者を見る見方，考え方にどのような異同があるのかをはっきりすることが必要であろうとする。

まず歴史的関係について述べるが，分析説がさまざまな理論的変遷，拡大を重ねているが，一方森田説はほぼ本質的な改訂がなされていない。森田は治療そのものに情熱を注ぎ，一方フロイトは治療よりも心理的観察，理論に多くの関心を向けていたと指摘する。森田は症状の根底にあるものへの探求に対して一顧だにせず，そのために森田説を体系化する努力はなされなかった。

精神分析家のホーナイは，症状でなく，パーソナリティーに関心を向けるべきこと，知的了解でなく情緒的体験こそが重要であること，患者の自己表現能力，建設能力を動員し，解放させることこそ治療の眼目であるなどを強調し，森田説との共通性を強調した。しかしそのことは森田説が欧米の神経症研究に寄与したことにはならない，と厳しく指摘する。

次に神経症について分析説と森田説の基本的公式を比較している。新福は，森田は忠実に恐怖症発現の過程を観察検討し，フロイトは症状の分析からその発生を無意識に求めたということになる。

不安と不安における自我という問題ではフロイトは，不安の中に受け身の，危機に瀕した自我を見，森田はそこに能動的な自我を見たと指摘する。森田説のなさなくてはならない課題は，この自我の具体的内容の検討である。

そしてとらわれと抑圧の問題について検討している。新福は，「抑圧者のあり方は，小細工的ではあるが，自己肯定的な自己防衛で，外向的，逃避的であり，これに反してとらわれ者のあり方は，自己防衛的であるというよりも，不安になった自己が自己自身を観察し，意識し，それを承認できないでもだえているような内向的，非行動的なあり方である」と述べ，とらわれの現象を見事に描き出している。

次にヒポコンドリー性素質について検討し，森田の神経症発生についての考えを，素質（パーソナリティー）→精神交互作用→神経症，というシェーマで表されるとし，森田説におけるパーソナリティーのやくわりの重要性を指摘した。

そして精神交互作用（とらわれ）は症状の一

つであり、「とらわれ」の発生こそ理解されなくてはならない、とする。

　"不安からのがれるための、不安にかりたてられた固執である。(中略)それは能動的な「とらわれ」というよりは半能動的な「とらわれーとらえられ」に至る。(中略)神経症の場合でも初めの能動的な「とらわれ」が精神の流動性の減退、発展の制止(Werdenshemmung)に主なって、被動的な強迫現象に移っていくこともある。このようにしてうつ病や分裂病(原文ママ)のものとの間に一連の関係を認めることが出来る"。

　このようにとらわれの背後にある心理的過程に注目し、それを広く捉えることで森田療法の新しい可能性についても示唆している。

　そして重要な、興味深い心理機制として、精神の「拮抗作用」を挙げ、それが精神固有の自然な自己調節作用と理解していると述べる。この考え方は、固定した衝動の対立、葛藤を仮定する機械的、要素的な考え方より、遙かに全体的、力動的であるが、内向性格者にこの作用がどうして強いのか、については未解決な問題であるとする。

　そして最後に根本的人間観に触れ、森田の描く人間観は、徹底した意志的人間、努力的人間の像であり、フロイトと比べて、衝動は、性欲も我欲もそれ自体悪でも善でもなく、ただそれにとらわれ、それに執着するときに悪になると指摘する。

　このように前論文を受けて、総説的にこの時点での森田説の特徴と問題点を分析説との比較から行ったものである。

　新福はこの論文で、とらわれの心的過程を見事に描き出し、そこには「とらわれーとらえられ」という半能動的な力動が働いており、土居のいう「甘えたいが甘えられない」という受け身的なあり方とは異なった「とらわれ」の機制を取り出している。

III 『森田療法で起こりがちな "精神療法的副作用"』(季刊精神療法、1980年)

　新福は比較的短い本論文で、精神療法に関わる重要な問題について論じている。まず問題の所在として、外部からの強力な働きかけをできるだけ控えるのが、精神療法の趣旨に合致すると指摘し、すべての精神療法でもっとも中心的な課題は、精神療法的プロセスで、その中心になるのが患者と治療者とのあいだに成立展開する人間関係であるとする。

　森田療法では、患者・治療者関係についてまだ十分に精密な研究がなされていないが、この関係こそ本療法と他の療法との本質的違いがあるという。この関係を別にして森田療法の独自性を求めることはできない、とすら主張する。

　ではどのような関係なのか、それがなぜ独自性と結びつくのか、について次のように述べる。

　"森田療法での直接の患者・治療者関係は師弟関係、あいは先達後進の関係であるが、しかし、それは形の上でのことで、もっと内面に入ると、治療者は出来るだけ自己を隠し、患者を治療者にではなく、現実に直面させるように仕向けるのが本来のあるべき姿であって、ここに森田療法での患者・治療者関係の特色が認められると思う。"

　つまり患者・治療者関係を自己をも治療者をも超えた現実との関係に転化していくのが、あるべき姿で、治療者は漸次背景に退くべきものであるということになる。

　これは少々難解な言い回しであるが、治療者が「自分が患者を治す」という我をなくし、あるがままの患者を受け入れ、接していったときに、患者はそのような関係をもとに作られた自由で安心できる治療的空間から引き出された「おのずからなるもの」に身をゆだねることが可能になる、と私自身は理解する。その「おのずからなるもの」とは患者の素直で、純な心で

あり，生きる欲望であり，その発露であろう。

　森田療法は新福が指摘するように，教育的精神療法という側面を持つ。そして教育とは，みずから学ぼうとする意志のあるものに，効果を挙げることができる。そして「あるがまま」ということは，万事そのままで許容されるという甘いものではなく，厳しい欲求に裏打ちされた，真剣な内的発動であるとする。そして「教育的精神療法」ならば，容易に助けに応じないことや鍛錬的要素を加えることが必要になることもある，と指摘する。

　これは誤解を招きやすい指摘であるが，上述の患者・治療者関係に支えられたこのような厳しさが時には必要で，患者自身が自らの問題を引き受けることを可能にするのであろう。

　さらに本論文で幅広く精神療法的副作用について述べているが，その中でも重要な二つの問題を取り上げて紹介する。

　ここで挙げられている項目は，①治療者の同一化，とくに模倣について，②標語の氾濫，③自己認識の浅薄さ，④コンフォルミズムの問題，⑤愛の問題，である。

　③の自己認識をめぐって，新福は，神経症は二重構造，三重構造のうえに成立していると考えられるが，森田療法で直接の治療対象とするのは「自己存在に対する自己の態度」であるという。現存在のあり方，真の自己を問う精神療法であり，真の自己になるためには，自己がさらに深く掘り下げなければならない，という。

　それは⑤の愛の問題と通底する。森田療法では，自体愛的，自己愛的とらわれから解放するとともに，生の欲望が拡張し，向上して，いわゆる小我的段階から大我的段階へと発展していくことを促進するものではければならない。

　"真の自分自身との出会いは，それ自体としての自己の存在を確保し主張する自分自身に出会うのではなく，隣人と共存し隣人とともに活動しつつある自分自身との出会いによって実現されるように思う。"

　そして愛の問題は，森田の神経症説，とくに生の欲望説との関連でもっと広く深く研究すべきものだ，と指摘する。

　我執とは，自己中心的な愛のあり方であり，それを抜けていくためにも，その人固有の生の欲望の発揮が重要であり，その発揮はまた肥大した自己愛の修正なくして出現しないものであると，私も考えている（北西，2001）。

　新福の三編の論文を紹介してきたが，そこで問われた精神療法，そして森田療法の本質は，現代においても常に問い続けるべき課題である。精神療法の意味，そして効果が問われている現代であるからこそ，ここで提起された問題に立ちかえっていくことは最も重要なことの一つであると改めて考えた。

文　　献

土居健郎（1958）神経質の精神病理―特に「とらわれ」の精神力学をめぐって．精神神経誌，60；733-744.

土居健郎（1967）「甘え」理論をめぐって．精神分析研究，14(1)；20-23.

北西憲二（2001）我執の病理―森田療法による「生きること」の探求．白揚社．

北西憲二（2009）創始90周年を迎えた森田療法．臨床精神医学，38(3)；253-263.

北西憲二（2012）新福尚武先生を悼む．精神療法，38(3)；438-439.

新福尚武（1954）「とらわれ」の精神病理と森田説の立場．精神神経学誌，55(7)；737-742.

新福尚武（1959）神経症説としての森田説と分析説との関係．精神医学，1；475-488.

新福尚武（1968）甘えの理論．精神分析研究，14(3)；3-5.

新福尚武（1980）森田療法で起こりがちな"精神療法的副作用"．季刊精神療法，6；16-22.

新福尚武（1998）今なぜ本質が問わねばならないか．精神療法，24(3)；211-214.

Comment

新福尚武の三編について

▶ 現代によみがえる新福論文：比較精神療法による本質論

豊原 利樹*

Toshiki Toyohara

　北西による新福論文の理解はすばらしく示唆に富んでいる。新福という類いまれなる先達がいてその論文を咀嚼し尽くした北西がいる。新福および北西のこれらの論文は森田療法に携わる者のみならず広く精神療法に従事する者を精神療法の本質に誘うであろう。

　まず筆者は論点を明確にするためにこれらの論文を筆者なりに要約する。第一論文（1954）において，新福は神経質の性格傾向の本質を森田が自我の働きとしてとらえていることを指摘し，北西は，このことは森田療法の治療目標が自我の改善にあることを示していて，それが自我の没却による超意識的な自然の働きによってなされるという新福の指摘が森田療法の最も重要な視点であると述べている。さらに新福は，「とらわれ」を「本能または超自我と自我との葛藤」によるものと理解しこれを「とらわれしめる力」と考え，これによって引き起こされる病理がいかに解決されるかは，自我の没却から生まれる超意識的な自然の働きによる調節作用の性質を具体的に探究することが必要であると指摘している。第二論文（1959）では，新福は森田療法が国際的に寄与するためには森田説を体系化し精神分析との本質的な相違を明らかにすべきであると主張し，森田の言うヒポコンドリー性基調をパーソナリティーに置き換えて理解しとらわれの背後にある「とらわれ－とらえられ」という心理的過程を描写したが，北西はこれによって新福がとらわれの心的過程を見事に描き出し土居の言う「甘えたいが甘えられない」という受け身的なあり方とは異なった半能動的な「とらわれの機制」を取り出していると述べている。第三論文（1980）で，新福は精神療法でもっとも課題となる精神療法的プロセスにおいて中心となるのが「患者・治療者関係」であるが，この関係こそ森田療法と他の療法との本質的な違いであり治療者は患者を治療者にではなく現実に直面させ治療者は漸次背景に退くべきであると主張し，北西はこれによって生きる欲望が発露し我執を抜けていくと述べている。

　ここで筆者は，思想の矛盾や精神交互作用などからなるとらわれの機制とその解決について新福および北西の胸を借りて論じる。新福は第二論文でとらわれの機制は防衛の性質を持つが自縄自縛を引き起こすので目的論的には自己矛盾であるとしているが，筆者はこの自縄自縛を

*セラピイ青山クリニック
〒107-0062　港区南青山 3-12-12　南青山 312 ビル 803 号室
Toshiki Toyohara：Therapy Aoyama Clinic

引き起こすがゆえにとらわれの機制を自我の無意識的な防衛としてとらえる。それはこうしてとらわれの機制が患者を現実から退避させるからである。すなわち患者はこの防衛によって現実から退避するので，治療者がこの防衛を解釈することで森田療法は展開することになる（豊原，2007a, 2007b）。この解釈によって患者を行動に踏み切らせ現実に直面させ，これによって生の欲望が覚醒し自我の没却から生まれる超意識的な自然の働きによる調節作用が機能し，本能または超自我と自我との葛藤によるとらわれしめる力によって生じるとらわれの機制は解決され得る。ここにおいて，とらわれしめる力の発生についての理解は精神分析のそれと同等であるが，とらわれの機制を解決する方法は精神分析のそれとは本質的に異なっている。森田は，「強迫観念は，苦悩，煩悶の恐怖である」と見抜き，苦悩，煩悶を回避するために患者が引き起こすとらわれの機制に注目し，これらを具体的に解釈することによって行動に踏み切らせ恐怖を回避しない態度を体得させ，精神分析とは異なる方法で，とらわれの機制を解決した（森田，1928）。森田が患者を現実に直面させるためにこの解釈を究めていることを筆者は強調しておきたい（豊原，前掲書）。

文献

森田正馬（1928）神経質の本態及療法．吐鳳堂書店．

新福尚武（1954）「とらわれ」の精神病理と森田説の立場．精神神経学雑誌 55；737-742.

新福尚武（1959）神経症説としての森田説と分析説との関係．精神医学 1；475-48.

新福尚武（1980）森田療法で起こりがちな"精神療法的副作用"．季刊精神療法 6；16-22.

豊原利樹（2007a）森田症例―根岸症例（北西憲二，皆川邦直，三宅由子，長山恵一，豊原利樹，橋本和幸著）森田療法と精神分析的精神療法．200-213．誠信書房．

豊原利樹（2007b）森田症例―通信治療症例．（北西憲二，皆川邦直，三宅由子，長山恵一，豊原利樹，橋本和幸著）森田療法と精神分析的精神療法．233-245．誠信書房．

Re-Comment

Kenji Kitanishi

北西 憲二

　豊原は，われわれと一緒に慈恵医大第三病院で森田療法を学び，それと平行して精神分析的精神療法の訓練を受けた人である。森田療法も精神分析にも造詣の深いバイリンガルであるが，どちらかというと精神分析的な精神療法，特に対象関係論にその軸足を置いている。最近では，『性，死，超自我　精神分析における経験』（ロナルド・ブリトン著，豊原利樹訳，誠信書房）の翻訳を行っている。

　新福とは慈恵医大の教授退任後，成増厚生病院で長らくその謦咳に接してきた。また私の知る限りでは初めて森田正馬の症例（根岸症例と呼ばれる）を力動的な観点から解釈し，新しい見解を示した（豊原，1993）。私もそれに刺激され，私なりの観点から根岸症例を論じたこともある。

　ここは森田療法と精神分析の簡単な比較を行い，私のリコメントとしたい。

　豊原は，「とらわれ」を自我の無意識的防衛と理解し，治療者はこの防衛を解釈することで，森田療法は展開することになる，と指摘する。森田療法も精神分析も本能または超自我と自我との葛藤によるとらわれしめる力の発生に関する理解は同じであるとする。森田療法ではとらわれを具体的に解釈することによって，行動に踏み切らせ恐怖を回避しない態度を体得させ，精神分析とは異なる方法で，とらわれの機制を解決する。とらわれの発生において力動的理解を行い，その治療について行動を重視するという豊原の理解である。

　豊原の「とらわれ」の理解は興味深く，私は土居論文「神経質の精神病理――特に『とらわれ』の精神力学について」（1957）を再度想起させた。いうまでもないが，土居は，「とらわれ」を「甘えたくとも甘えられない心」と理解した。つまり「甘えたい心」（依存欲求）の抑圧がとらわれを生むとする。そして精神分析的解釈によって，「甘えたい心」が明らかになったときに，「とらわれ」も消失するとする。つまり「とらわれ」を「甘え」の抑圧の結果として理解し，対人関係問題として読み替えたのである。このような文脈の延長上に豊原の「とらわれ」の理解があるように思われた。

　甘え理論（土居）をめぐってのシンポジウムで，新福（1967）は，「超自我から自己を防衛しようとする観念的なあがき」と「とらわれ」をとらえ直した。これは「理想の自己（かくあるべき自己」と「現実の自己」の相克と理解されよう。森田療法は，新福（1980）が指摘したように「自己存在に対する自己の態度」，すな

わち現存在のあり方を問い，その修正を目指す精神療法である。

　私は「べき」思考（自己意識）とわれわれの自然なもの（感情とそれと一体であるある生の欲望など）との相克と理解した。その肥大化した「べき」思考が自然だが不快な感情をあってはならないとし，それがとらわれを持続させる原動力となる。森田療法の治療的介入は，この肥大化した「べき」思考を削り，心身の不快な状態をありのままに受けいれるように介入し，他方では，自然な私たちの感性，欲望をふくらませ，現実の行動に結びつける援助を行う（北西，2012）。これが自己存在のあり方を問うこととなり，「とらわれ」の打破につながる。この観念的あがき（「べき」思考）は決して無意識的なものでなく，指摘されれば，あーなるほど，と理解されるようのものである。森田の著書を読むことだけで，少なからずの悩む人たちが，そのとらわれから解放されるということもこの間の事情を物語っていよう。従って森田療法の治療的介入を解釈と呼ぶことが妥当かどうか，再検討する必要があろう。

　もう一つは，防衛という理解である。心身の不快な状態に気づき，それを取り除きたいとあがき，格闘する機制をとらわれとするが，それは，認識，情緒，行動の悪循環として理解されるものである。その背後に防衛する本能を想定しているわけではない。むしろこの悪循環に本来発揮すべき生の欲望が奉仕し，空回りしている事態であり，観念的あがきである。そして自己の情緒をありのままに受けいれたときに，生の欲望が行動として表現されるようになるのである。

　「とらわれ」は，いろいろな角度から検討可能な豊かな概念である。今後もこの現象をめぐって，さまざまな論議が行われ，さまざまな領域に出現する「とらわれ」への理解が深まり，それに対する治療的介入が多様になることが期待される。

文　献

土居健郎（1957）神経質の精神病理—特に「とらわれ」の精神力学をめぐって．精神神経学雑誌，60；733-744.

北西憲二（2012）回復の人間学—森田療法による「生きること」の転換．白揚社．

新福尚武（1968）甘えの理論．精神分析研究，14；3-5.

新福尚武（1980）森田療法で起こりがちな"精神療法的副作用"．季刊精神療法，6；16-22.

豊原利樹（1993）森田療法の治療機序についての一視点—森田自験例（根岸症例）を通して．森田療法室紀要，15；67-73.

土居健郎の三編

- 『方法としての面接——臨床家のために』（医学書院，1977年）
- 『日常語の精神医学』（医学書院，1994年）
- 『精神分析と精神病理』（医学書院，1965年）

土居健郎（どい たけお，1920年～2009年）
精神科医。東京生まれ
- 1942年　東京帝国大学医学部卒業
- 1957年　聖路加国際病院精神科医長
- 1971年　東京大学医学部保健学科精神衛生教室教授
- 1979年　東京大学医学部医学科精神科教授兼任
- 1980年　国際基督教大学教授
- 1983年　国立精神衛生研究所所長
- 2004年　土居健郎記念賞設置

Kanzo Nakano

中野　幹三*

　土居健郎は，生物学的研究に偏りがちであった精神医学界に対し，臨床と臨床研究の価値を高く評価し，その領域に自ら専念して豊かな業績を残した。また幅広く後輩の指導を行い，日本に精神分析的精神療法をしっかりと根付かせた。そして外国語由来の専門語に頼りすぎてきた精神医学の在り方に疑問を呈し，「日本語，日常語でものを考えない限り，本当の日本の精神医学は成立しない」という信念のもと，日本語，日常語を活用することで新境地を開拓した。特に「甘え」という日常語に着目し，甘え概念によって広範囲の精神病理を解明。これは「甘え理論」として国際的な評価を得ている。今回の企画は，数多い彼の著書の中から三編を選択し解説するということなので，私にとってはかなりの難題であった。

I 『方法としての面接——臨床家のために』（医学書院，1977年）

　寝椅子を用いる狭義の精神分析と違い，一般臨床で用いられる「面接（interview）」，即ち，「直に会って話し合う」方法についての書である。臨床家が心得ていなければならない面接の要諦がわかりやすく説かれている。土居は，いわゆる主訴を問診で聞き出すというのではなく，あくまで患者が面接するに至った「受診理由」を患者から自然に聞き出すことを重視する。問診は，「試験官と被試験官の関

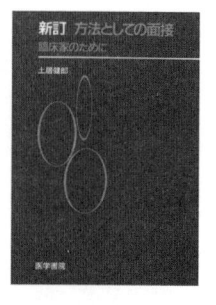

*ふれあい南伊豆ホスピタル
〒415-0151　静岡県賀茂郡南伊豆町青市848
Kanzo Nakano：Hureai Minamiizu Hospital

係を前提としている。この関係自体あまり人間的とは言い難い」と述べている。面接者は，あくまで患者の自発的な発言や振る舞いを把握することで患者の気持ちを汲み取り，理解しなければならない。土居は，理解を「わかる」という言葉で捉え直し，簡単にわかったつもりになることを厳に戒める。本当にわかるためには，「何がわかり何がわからないかがわからねばならない」と説く。「わからない，不思議だ，ここには何かあるにちがいない」という感覚を重視し，この「何か」がわかるとき，理解は一段と深まる。理解することを通じて，面接者は患者との人間関係に入り，そして，この人間関係を通じてでしか治療はありえない。また，土居は断片的に語られることが多い患者の話を時系列の中で捉え直しながら聞くことを勧め，「ストーリを読む」が如く聞くようにと説く。面接者は，患者が自分の問題をわかってほしいと思っていると考えがちだが，そう単純なものではないことに，土居は注意を促す。患者は，何でも面接者にわかってもらいたいと思ってはいない。わかられたくない，秘密にしておきたいことが出てくる。これが精神分析用語で「抵抗」と呼ばれる現象である。この気持ちに着目し，そこに患者の問題点が隠されていることを指摘している。面接は，面接者の「わかる，わからない」，患者の「わかってほしい，わかられたくない」ことをめぐる緊張関係の中で進展するのである。

面接者の患者理解に基づいて，診断・予後・治療方針を患者に伝えることを，土居は「見立て」と呼ぶ。「効果的な見立てとなるためには，患者の受診理由に出発しながら，それを生起せしめた背後の心理を，あたかも扇の要のごとく，というのはさらにそこから遡って患者の全貌を探るための問題点として，把握するのでなければならない」と述べているが，まさに至言である。そして幾つかの症例を通して，「見立て」がいかにその後の治療経過を左右するかが説かれる。さらに，治療を進めて行く上で，しばしばやっかいな問題を持ち込む家族の扱い方についても示唆に富む指摘がなされている。

次に，本書の「劇としての面接」の章では，転移，逆転移の問題が扱われる。面接の進展につれて患者は，過去の人間関係の葛藤に基づく感情を面接者に向けるようになり（転移），そこには怒りなども含まれるため，不快な感情を抱かせられることがある。その感情（逆転移）を患者がわかるように伝えることで，患者とのコミュニケーションがより深いものになって行く。土居は「面接者は被面接者との接触によって起きた主観の変化を通して彼らの問題をより客観的に認識できる。かくして彼らが自らの問題を客観化し，それを克服することを助けることが可能となる」と述べている。

ところが，「面接とケース・スタディ」という章において，土居は患者の面接者に対する態度を，「わかる」という観点から区別し，それによってケースの分類を行なおうとしている。「わかってほしい」という態度を示すのが神経症圏，「わかられている」が分裂病圏，「わかりっこない」が躁うつ病圏，「わかっている」がパラノイア圏，「わかられたくない」が精神病質圏に分類されると主張している。しかし，ここには患者の持つ症状と面接者に対する患者の基本姿勢との混同がある。「わかられている」と統合失調症者が感じるのは，考想察知という症状によるものであり，彼らも面接において心の奥底では自分の苦痛を「わかってほしい」と痛切に感じている。うつ病患者が「わかりっこない」という姿勢で面接に臨むことを私は経験したことがない。土居の試みたケースの分類には意義を認めないが，臨床の交流において，「わかる」ことをめぐる多様な姿勢の違いを見分けることには意味があると思う。どのような名著にも問題はある。批判眼を見失わず味読し

てほしい。

II 『日常語の精神医学』
（医学書院，1994年）

　土居の主要論文がほぼ収録されている。その中でまず，「神経質の精神病理—特にとらわれの精神力学について」「自分と甘えの精神病理」の2論文を取り上げたい。土居の出発点を示す論文である。その後の理論展開は「すべて以上二つの論文の中に萌芽として含まれている」と土居自身も述べている。「神経質の精神病理」では，神経質者の「とらわれ」の背景に「甘えたくとも甘えられない心」を発見し，甘え理論を展開する端緒を切り開いた。フロイトが晩年になってやっと気付いた，母親への愛の要求の病原的意義を，土居は出発点で見据えたのである。その後，「甘えたくとも甘えられない心」が，神経質者にとどまらず，広く精神病理の根底に存在することを認識するに至る。「自分と甘えの精神病理」では，患者と治療者に対する感情的関係の中で，今まで抑圧されていた「甘えたい心」が解放された後，しかもその「甘え」が完全に満足されることはあり得ないと患者が悟ったとき，「以前は自分ということを考えなかったが，近ごろは自分ということを考えるようになった」と語る症例を紹介している。「甘えたい心」を十分自覚しながら，なおかつ甘えることに没することができないと悟ったときに，初めて「自分」の意識は芽生えると述べ，さらに，それまでの状態は「自分がない」と捉えられ，対象から分離された固有の存在としての自分の意識ではなく，対象と分ちがたく結びついた自分であると語っている。それゆえ，この場合の自信，自尊心は容易に傷つき，また実際にしばしば傷ついている。慧眼な読者なら，この土居の理論が，後にコフートが提示した自己心理学（Kohut, 1971）ときわめて似ていることを見抜かれると思う。しかし，土居はコフートのように奇異な専門語を羅列することなく，日常語を用いて本質的に同じ治癒機転を掴んでいる。日本の精神療法家は，他国の理論輸入に偏することなく，自国ですでに築き上げられた業績をもっと見直すべきではないだろうか。

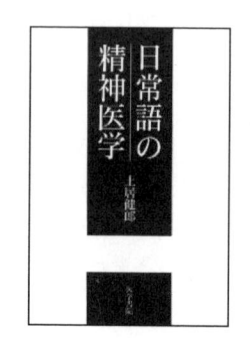

　次に，この著書の「精神分裂病の精神力学」という論文を取り上げる。フロイトのナルシシズム概念を，バリントを引用しつつ批判し，「甘えが満足されないとき幼児は混乱するが，その混乱が収束されて結果するのがナルシシズムの状態である」と述べている。さらに，ナルシシズムは，自己愛と言えるものではなく，「真に自己愛と呼ぶべき状態は，成熟した人間が自己を自覚し自己を愛する状態」であると述べている。分裂病者における甘えは，「神経症者と違って，ほとんど甘えと称されないようなひどく傷ついた甘え，激しいアンビバレンスに特徴づけられた甘えである」と語っている。この指摘は，今日でも重要な意義がある。未だに我が国では，「ナルシシズム」に対して「自己愛」という訳語が用いられている。この事態は精神分析理論に混乱をもたらすものとして，私は，バリント，土居の立場にもとづいて一貫して批判してきた（中野，1996）。また，この論文で初めて土居が指摘した「激しいアンビバレンスに特徴づけられた甘え」という概念はきわめて重要であり，統合失調症に限らず，深い精神病理を理解し治療する上で不可欠なものである。

　次に本書の「疾病概念と精神障害」という論文を取り上げたい。これは，あまり注目を惹いて来なかったようだが，私は，土居の業績の中で価値の高いものだと思う。土居は，「病気とは，周囲の同情と助けの対象となり得る心身の

苦痛である」と述べ，さらに，「病気の概念こそ，それによって医学が可能となった根元的概念である。病気の概念が医学を作ったのであって，その逆ではない」と述べている。さらに，「病気と健康という一対の相補的判断概念が医学に先行し，むしろそれを成立させる根本概念である」とも指摘している。医学の発達が病気の概念を生み出したような錯覚に陥りがちであるが，医学以前から，人類誕生とともに，心身の苦痛としての病気があり，それを助けようとして医学が徐々に発達してきたのである。病気か健康かは，医者が独占的に判断することではなく，常識的な判断が先行するのである。この論文に触れることにより，私自身も疾病診断の些末な議論に捉われなくなった。まず助けを必要としている心身の苦痛自体が問われなければならない。ICDやDSMの項目を数える前に，やるべきことがある。また，二次疾病利得についての精神科特有の忌避傾向があるが，「同情と助け」という二次疾病利得が，患者にとって治療上大いに必要なのである。家族などに説明する際，「病気なのですから助けてあげてください」と話すなら，難しい疾病の説明をするより，理解を得られることが多い。自責感の強いうつ病の場合，怠けと捉えやすく，苦痛に悩んでいることで潜在的病気判断を有しながら，病気という明確な意識を欠いている。病識欠如は統合失調症に限らない。病識を欠きながら，苦痛を訴える場合，「それがあなたの病気なんですよ」と伝えることで，病識を持つことが可能となる。この病気概念は，土居の卓見であり大いに活用すべきだと思う。また，本書の「診断と分類についての若干の考察」という論文で，この病気概念の補足が行われており，「ある心身の状態を病気と感じるとき，必ず意外性の感覚が伴う」と述べている。また，「患者の側に原初的病気概念ないし感覚が存在することを医者は忘れてはならない。単に忘れないだけではなく，医者は患者とそれを共有できるのでなければならない」という警句を発している。医者が判断する以前に，患者の中に病気の感覚と判断があるのであり，そこに思いを致すことから患者への理解，援助が始まるのである。

「精神分析」「甘え」「現実吟味」という医科学大事典のために書かれた章がある。土居が老年期に入った頃に執筆されている。その中の「精神分析と精神療法」という項目では，何をもって精神分析と称するかという問いに対して，「フロイトも述べているごとく，抵抗と転移の意義に注目する限り，すべて精神分析と呼んで差支えないと思っている。フロイトはまた，一般民衆のための精神療法が今後どのような形をとるにせよ，その最も効果的かつ重要な要素は厳密な精神分析に由来するものであろうとも述べている。このように融通無碍に考えるほうが狭義の精神分析と精神分析的精神療法を区別することよりもはるかに実際的で有益である」と述べている。以上のように土居は，精神分析を窮屈な条件で縛るより，広義に取ることを勧めている。また，「受身的対象愛（一次愛）」という項目で，「バリントが新たに作った受身的対象愛（passive object love）ないし一次愛（primary love）という術語は，その意味合いが甘えと全く同じである」と明確に述べていることにも着目して頂きたい。

本書の「神経症の日本的特性」という論文では，フロイトが治療に失敗したヒステリーの女性，「ドラ」の症例について，フロイトが同性愛と捉えているものが甘えに相当すると指摘。甘えの不在を「ドラ」の最大の病因としている。また，「狼男の精神分析」という論文では，「狼男」と呼ばれてきたフロイトの症例を分析し，フロイトが見逃した幼児期の対象関係に目を向け，両親の不在にこそ，最大のトラウマがあり，「狼男」は「甘えたくとも甘えられないで過ごした」と述べている。どちらも正鵠を得ている。

次に本書の「精神分析批判の反批判」，「精神医学と言語」という初期と後期の2論文は，共に，土居が「精神分析が科学であるか」というテーマをめぐっていかに考えたかを語っている。「科学としての精神分析」を確立しようという問題意識を土居は終生持ち続けたのである。

土居が精神療法を本格的に論じた著書として，『精神療法と精神分析』（土居，1961）がある。しかしこの本は，若い土居が未消化ながらに書いた印象がぬぐえず，残念ながら致命的な欠点があると思われる。「解釈の仕方」という核心的な章において，土居は，「患者が内心の抵抗にもかかわらず秘密を治療者に告げた場合は，一体どうなるであろうか。実はこの方が秘密を言わない場合より問題は深刻である」と述べ，さらに「患者が打ち明けた秘密が患者にとって価値あるものにせよ屈辱的なものにせよ，いずれの場合でも治療者が患者の心境に同調し，それは無理からぬことであると感じる場合には，そこで治療はストップしてしまう。治療がそれ以上進行するためには，どうしても治療者が患者の反応を非現実なものとして扱うことができねばならぬのである。究極の目的は，治療者の持っている現実に患者を参加させることによって，患者自身が自己の反応との間に距離をおき，ある程度これを非現実化できるようにすることである」と述べている。この点に大きな疑問がある。抵抗と闘って得られた患者の発言を「非現実なもの」として扱うことがあってはならない。フロイトが「非現実なもの（etwas Unreales）」として扱うように指示したのは，患者の恋愛転移が激しくなり，治療者への恋に熱中して治療を投げだしてしまうという，きわめて強い抵抗の出現時に限ってのことである。フロイトは，「われわれは恋愛感情転移を，しっかりと抑えておき，それを非現実のものとして，治療の範囲内で解決し，その無意識の根源に遡り，患者の愛情生活の中で，最も深く隠蔽

されたものが意識に，従ってまたその支配下におかれることを助けなければならない状況として取り扱うのである」と述べている（Freud, 1915）。それは恋愛転移に隠された，患者の真実を明らかにするためなのである。抵抗を克服した患者の告白を「非現実なもの」として扱い，「治療者の現実」への参加を患者に要求することは，精神分析が目指すところとは正反対である。治療者は，患者の告白をしっかり受け止め，それに基づいた解釈の投与によって，「患者の現実」を再構成していくべきなのである。

Ⅲ 『精神分析と精神病理』
（医学書院，1965年）

本企画で取り上げる三冊目の著書としては，『精神分析と精神病理』（1965）を選ぶ。これについて土居は，「本書は私がフロイトと取っ組んで格闘の末に生まれたものである。天使と格闘したヤコブと同じように，むしろ私が彼に傾倒したからである」と語っている。この格闘の結果は如何なる結果を生み出したであろうか。序論において土居は，「甘えがもし最も基本的幼児的感情であるとするならば，これは精神分析理論の中で非常に重要な位置を占めねばならぬのではなかろうか。さらにまた，それは精神病理の精神分析的理解においても最もかなめとなる概念を提供するのではなかろうか」と述べている。土居の甘え概念はフロイトの盲点を突くものであって，精神分析理論の大きな進展をもたらしたと考えられる。フロイトの同性愛概念を問題にし，同性愛は甘え欲求の発達的障害と密接に関係があると指摘している。フロイトの立場では，同性愛に突き当たるとそれ以上に分析はできな

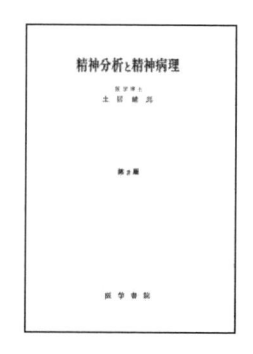

いが，土居は同性愛を甘えの病理として理解した。これは私の臨床経験でも納得できることであり，自我違和的で治療を求める同性愛者の精神療法で実りのある成果をあげる可能性を開いた。すでに取り上げたナルシシズムについても，精緻な理論を展開しており，フロイトの一次ナルシシズム概念を批判。ナルシシズムは甘えの不満に由来する心の傷痕であり，心的防衛の結果生じたものである。この状態において自己充足感または全能感の幻想が始まる。また，自己破壊的傾向を内蔵し，精神病の素質を形成するものであり，自己を愛することではなく自己を嫌悪する自己分裂の状態だと指摘している。

フロイトの言う反復強迫を，彼が死の欲動に支配されるものとしたことに対し，それが甘えのアンビバレンスによるものだと述べている。フロイトが死の欲動で解釈した現象の背後に甘えのアンビバレンスを認める土居の観点は重い病理を持つ症例の治療に新たな可能性を生み出す画期的なものだと評価できる。

ただし，本著での甘え概念の定式化には疑問が残る。土居は甘えの欲求を依存欲求と呼んでいる。しかし，「依存」は乳幼児にとって生存の必須の条件であるが，甘えを欲する者は「依存」を求めているのではなく，愛を求めているのである。すでに述べたように，土居は甘えをバリントのいう一次愛と同じものだと言うが，バリントは一次愛について，エロス（生の欲動），リビドーの原初の在り方であり，胎生期にまで遡って存在するものとしている（Balint, 1968）。ところが土居は，甘えをエロス，リビドーと切り離し，生後1年の後半に始まると述べている。この甘えの定式化では，バリントの豊饒な精神分析理論との整合性が成立しない。私は，「一次愛と甘えが全く同じものである」という命題を堅持することが重要だと考える。また，エロスの系譜の中で甘えを捉えることが，甘えの日常語としてのニュアンスにも合致して

いることを指摘した。このように甘え理論の再構成を試みることによって，臨床でより活用しやすくなると考えている（中野，2011）。

この著書の大きな価値は，11例にも及ぶ詳細な症例の提示と考察にある。土居が孤軍奮闘して重い病理を持つ患者と向き合うひたむきな姿が浮かび上がる。11例の内，3例が統合失調症，2例が同性愛，1例が異常性格，1例が非定型精神病である。その記述は，フロイトのいうWahrhaftigkeit（正直さ，真実性）に貫かれ，至らなかったことや失敗を赤裸々に書いている。例えば，異常性格として報告されているケースは，ある良家の若い娘でありながら，家出を繰り返し赤線の女に身を落とし，自殺企図を何度も行っていた。その治療経過において，患者の激しい破壊的な行動化や怒りの爆発に驚かされ手を焼いている。土居は何度も絶望的な気持ちに襲われ，時に突き放すことがあっても，粘り強く世話をし続け，立ち直らせ，結婚，出産，そして健康な人生を取り戻させているのである。

今日の精神科医療における生物学的治療と研究の発展には目覚ましいものがある。しかし，それによって心と心の交流に基づく精神療法の必要性が減じることはいささかもない。近頃この領域ではマニュアルやチェックリストが氾濫しているようだが，これらをかなぐり捨てて，「素になって直に患者と向き合い，患者の自発性を尊重して話し合うこと」，すなわち土居のいわゆる「方法としての面接」の意義はますます大きなものになっている。精神科医，看護師，臨床心理士，ソーシャルワーカー，作業療法士など，これからの精神科臨床を担う人たち，精神療法を志す人たちにとって，土居の著書から学ぶことは実に多いと確信している。

文 献

Balint, M. (1968) Basic Fault-Therapeutic Aspect of Regression. Tavistock Publications, London.

(中井久夫訳（1978）治療論からみた退行―基底欠損の精神分析．金剛出版）
土居健郎（1961）精神療法と精神分析．金子書房．
土居健郎（1965）精神分析と精神病理．医学書院．
土居健郎（1977）方法としての面接―臨床家のために．医学書院．
土居健郎（1994）日常語の精神医学．医学書院．
Freud, S. (1915) Bemerkungen über die Übertragungsliebe.（小此木啓吾訳（1969）感情転移性恋愛について．フロイド選集15．日本教文社）
Kohut, H. (1971) The Analysis of the Self. International Universal Press, New York.（小野信義・笠原嘉監訳（1994）自己の分析．みすず書房）
中野幹三（1996）『壁』と『穴』―ナルシシズム的構造体をめぐって．精神分析研究，40(1)；10-20.（中野幹三（2013）統合失調症の精神分析―心的装置の「無底」と根源的アイデンティティ．金剛出版．に修正して所収）
中野幹三（2011）「甘え」理論を臨床で如何に活用するか．こころの健康，26(1)；31-38.（中野幹三（2013）統合失調症の精神分析―心的装置の「無底」と根源的アイデンティティ．金剛出版．に修正して所収）

Comment

土居健郎の三編について
▶ 土居先生についての中野幹三さんの解説文への感想

Kazuya Yoshimatsu

吉松 和哉*

　年齢は相当異なるが土居先生の弟子で同じく傍で直接教えを受けた者として，中野さんによる三著作の選択とその解説を興味深く読んだ。土居の著作で最も有名なのは「甘えの構造」だが，精神療法の見地で選ぶならこの選択は妥当と納得した。全体を通読し，意欲的で中野さん独自の見解も入り読み応えがあった。中野さんの著書「統合失調症の精神分析」を感銘しつつ読み，両者を並べてこの文章を書いている。中野さんの本の内容にも触れる。

　中野さんの論文に添って記す。先ず『方法としての面接』を取り上げている。ここでは土居の論旨に従って「受診理由」以下，「わかる」ことを巡る展開，「ストリーを読む」や「見立て」の大切さを挙げ，これに同感している。小さい本だが，「面接」の深さを明快に書いた名著として当時から評判を得た。ただ中野さんはこの本の最後の部分「面接とケース・スタディ」の章で異論をとなえる。土居は「わかる」という観点から神経症圏，分裂病圏，躁うつ病圏，パラノイア圏，精神病質圏のケースを分類できると説く。本書の最後には〔付〕「臨床的研究の方法論」が書かれているが，土居はFeinsteinのClinical Judgmentを読まれて共感するところが多く，その中に引用されているVenn図表を参考にして上記の考え方を発想された。当時土居先生の近くにいた者として，先生がこの考え方に達したと喜んでおられたことを思い出す。ここまでは事実である。ところで中野さんは土居には混同があると記し，その混同とは「患者の持つ症状と面接者に対する基本姿勢との混同」だとしているが，それは違う。注にもある通り，この点は『オモテとウラの精神病理』に書いていて，土居は「治療者に対す

＊式場病院
〒272-0827　千葉県市川市国府台6-1-14
Kazuya Yoshimatsu：Shikiba Hospital

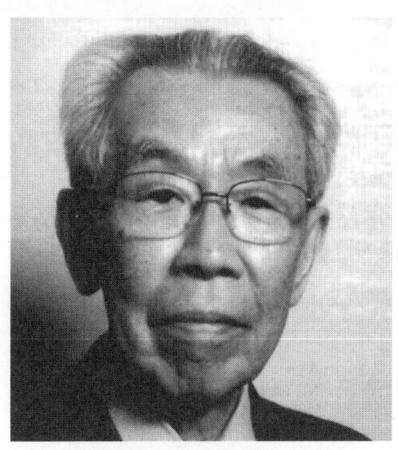

土居健郎先生追悼文集より転載

る姿勢」を指しており症状レベルの問題で論じてはいない。しかし土居の論もここでの中野さんの意見も含め，この分類に関し評者（私）には異論がある。Feinsteinの論じている次元と精神科医が対象にする患者の次元は異なり，土居の分類は単純過ぎると考える。そう容易には対応したVenn図表を書けないのではないか。わかりやすくしたいのはわかるが，精神科の臨床現場で精神科医が体験する難解で複雑な点はそのままに認めた方がよい場合もあるように思う。これは精神療法理論一般にいえることで，臨床場面の患者を理解するためには仮説は必要だが，患者の事実が先にあって仮説はこれをもとに組み立てられたもので，逆の方向に進むのは患者理解の正しい方法とはいえないだろう。臨床経験を積み理論を編み出し大きな成果を収めた場合，このような大胆な類型化への誘惑はあり得ると認めるが，これもあくまでも仮説であり，大胆過ぎて，それまで立てた理論の説得性がここで急に失われる恐れがある。精神分析関係では深い真理を示しているようで興味深いが，それはその時代その個人の体験にもとづく仮説であり，しかも特に精神分析の場合は治療者の人生体験が大きな影響を与えている。中野さんの本で，その臨床経験と深い理論構築には感銘を受けたが，「あとがきにかえて」にあるご自身の人生史を読んで，一層その理論構築に納得がいった。評者も統合失調症とセネストパチーの精神病理とその精神療法を志してきた者なので，中野説には強い説得力があった。

次は『日常語の精神医学』を挙げ，ここには土居の主要論文がほぼ収録されているとし，先ず初期の二論文につきこれを評価する。「精神分裂病の精神力学」において，中野さんはバリント，土居の立場にもとづきご自分が一貫して批判してきた「ナルシシズム」と「自己愛」が違うことを強調する。評者は中野さんの本を読んでいたのでよくわかったが，自説を上記と関連してここで述べ，より説得力を増して欲しかった。次の「疾病概念と精神障害」は評者も参加した「精神医学と疾病概念」のワークショップに発表された内容で，この本は東京大学出版会の刊行だが，近年名著としてみすず書房より再発行された。それは中野さんが書いている通りで，精神医学が遅れていると自己規定し身体医学をモデルにしようとしている姿勢を土居が根本から批判した大切な論文で，評者も全く同感だった。

『精神療法と精神分析』では中野さんは鋭く批評するが，それは特に「秘密」を巡る個所で，土居がフロイトの見解と違うとし，中野さんは土居とは逆の主張をする。だが「秘密」の問題はもっと微妙で，中野説のように断言することには反対であり，土居説ではないが患者が「秘密」を語った場合，アフターケアには慎重さを要し，患者が「秘密」にしてきた心情とその深層心理に十分配慮すべきだろう。

三冊目は『精神分析と精神病理』で，土居の「甘え」概念の定式化に疑問を呈する。その指摘は鋭いが，こつは大事な個所で，「一次愛」と「甘え」と「甘え」には出てこない「死の欲動」の間の精緻な理論的分析と臨床的整理が必要であり，中野さんならそれができるであろう。土居の臨床と理論が画期的なことについては評者も全く同意見である。

Re-Comment

吉松先生へ

中野 幹三

　吉松先生は私の尊敬する大先輩である。この度，特集に組まれた土居健郎の著書三冊に対する私の紹介文について，エッセイをお書き頂き，又，拙著「統合失調症の精神分析」へのご批評も賜り，光栄に思っている。一番嬉しかったのは，十分評価されているとは言い難い土居の「疾病概念と精神障害」という論文への私のコメントについて，「全く同感」との感想を述べてくださったことである。

　ただ少し異議を唱えたい部分がある。吉松先生は，土居の著書「方法としての面接」における「ケースの分類」についての理論を，私が誤解しているように述べておられる。しかし，「土居は患者の面接者に対する態度を，わかるという観点から区別し，それによってケースの分類を行なおうとしている」と私は明確に記述しており，吉松先生の言われる「土居は『治療者に対する姿勢』を指しており症状レベルの問題で論じていはいない」という点は十分に踏まえているつもりである。その上で，土居が，面接者に対する態度と考えたことが，症状レベルに止まってしまっているのではないかとの疑問を持ち，それゆえに「混同」と記したのである。繰り返しになるが，私の臨床経験では，統合失調症者は，面接者のみではなく，他者全般，非生物に対してさえ，知られている，見られていると感じ，その苦しみを治療者に「わかってほしい」と切に求めていると思う。うつ病患者との面接では，死に追いやられる苦悩を治療者に「わかってもらいたい」と必死で願っていることを痛感してきた。もちろん，両者ともに，「わかられたくない」という気持ちも同時にある。結局，吉松先生も土居の分類が「単純すぎる」と異論を述べておられる。私の解説との相違はないと考える。

　更に，吉松先生は，「患者が秘密を語った場合，アフターケアには慎重を要し，患者が秘密にしてきた心情とその深層心理に十分配慮すべきだろう」と書いておられる。この点には，私も全く同感であり，そのことを私は，「治療者は患者の告白をしっかり受け止め，それに基づいた解釈の投与によって，『患者の現実』を再構成していくべきだ」と記した。土居は，秘密を打ち明けられた時の治療者の心構えについて，「患者の反応を非現実なものとして扱うことができねばならぬ」と述べ，「治療者の持っている現実に患者を参加させる」必要があると語っており，その点で吉松先生や私が目指すものとは方向性が異なっていると言わざるをえない。

　紹介文中での私自身の理論の展開が不十分と

のご指摘は甘受したい。字数に限りがあり，本特集では，あくまでも土居理論の紹介，解説が主眼であるのでご容赦願いたい。私の説がまだまだ未熟であることは十分承知しているところであり，吉松先生から御励ましをいただいたことに感謝申し上げたい。

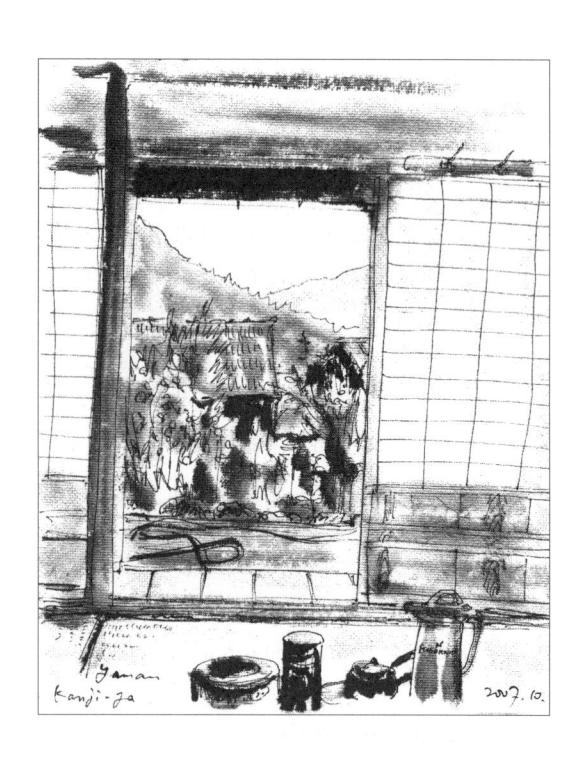

Comment

土居，接触面に生きた人

藤山 直樹*
Naoki Fujiyama

　土居健郎は，彼に触れた多くのこの領域の人間に強い印象を残して死んでいった。彼の治療や分析を受けた人，彼のスーパービジョンを受けた人，彼のケースセミナーに出た人。そうした人のそれぞれに独特の強い感触が残っているに違いない。

　彼のすべての書物よりもおそらくその感触こそが，彼の実質なのだろうと私は思う。そういう意味で彼は芯から臨床家だった。理論家，書き手として優れていたことは間違いないが，それにもまして彼はそうした感触のなかにこそ生きていたと思う。私にとっても彼はそうした感触そのものだった。

　彼のスーパービジョンでは，基本的に面接記録を要求されなかった。患者とのあいだに起きていることを私なりに話しているうちに，突然にあるところで土居がこちらの予想を超えて入ってくる感じがあった。そしてそのあとで，患者に対する私の考えが変わっていること，微妙ではあっても決定的に変わっていることに気づくのだった。土居のセラピーを受けた人も彼がきわめて貫通する力をもつセラピストだったと

＊上智大学総合人間科学部心理学科
〒102-8554　千代田区紀尾井町7-1
Naoki Fujiyama : Department of Psychology, Faculty of Human Sciences, Sophia University

語る。私の感じたのと同じような，一気に核心に迫ってくる感触が確実にあったのだろう。

　彼は接触面における生きた手ごたえのあるセラピストだった。その接触面での現象を彼は「アフェクト」という言葉で表現していた。精神療法とは「アフェクト」の領域で行われるべきものだという意味のことを，スーパービジョンを受けている10年あまりのあいだ，私は何度言われたかわからない。彼は接触面での現象である「アフェクト」に驚くほど開かれており，それを確実に言葉にしていった。決して，こころの奥をあれこれと推し量るのではなく，あくまで接触面で起きているできごとに率直であり真摯であった。そしてそこからの介入が明らかに相手の実質を貫通し，大きな運動をそのこころに引き起こした。

　私の知る土居はそのような臨床家だった。

*　*　*

　そういう私からすれば，中野幹三氏が「致命的な欠陥」があるとして退ける『精神療法と精神分析』(1961)こそが土居の一番魅力的な著作だと感じられる。

　中野氏が引用している「解釈の仕方」という章は私もたいへん注目している章である。ここで，土居はこの本で一番主要な症例として取り上げているAという口愛的なヒステリー女性

が，自らの甘えについての洞察を獲得する局面を描き出している。この症例は，彼の学位論文にも他の論文にも登場する，「甘え」概念懐胎を促した重要な患者である。土居の臨床記述は，この洞察の獲得を解釈への反応として描き出していない。土居はこう書く。

　しかし今度は治療者はじっと辛抱して，何とかして患者がこの依存的な姿勢から脱する法がないものかと，思案にくれたのである。
　このような状態が何カ月か続いた後，患者がある日，「先生に甘えていたが，実はその裏に警戒心が働いていたことがわかった」と述べるに至った。(p.152)

　土居は思案に暮れていたのである。そして何もしなかった。そうしたら患者が変化した。この記述はそう見える。では土居は何もしなかったのだろうか。
　そうではない。ここに「今度は」という記述があることが重要である。それは，その前に患者に振り回されて行動化して治療を打ち切ろうとしたこととの対比を物語っている。彼は解釈を投与しなかったが，考えられるようになったのである。すなわち患者の反応を非現実として扱えるだけの距離をもつようになったのである。そのことが患者のこころのなかに距離を生み，ゆとりを生み，内省できる空間を生んだのである。そこまでの内的な仕事を土居は十分には書き表していないが，その土居のなかで内的に進展した過程がこの素材の中核に存在しているのである。
　土居が「治療がそれ以上進行するためには，どうしても治療者が患者の反応を非現実なものとして扱うことができねばならぬのである」というのはその仕事の機微に触れている。
　残念なことに中野氏はそこのところを誤読している。彼は「抵抗を克服した患者の告白を『非現実のもの』として扱う」ことは精神分析的でないというが，土居は「反応」と言っているであり，告白とは言っていない。反応とは非言語的なもの，土居の言葉でいえば「アフェクト」である。「患者の告白をしっかり受け止めて解釈する」のが精神分析ではない。告白するところ，洞察を吐露するところまで患者が動いていくまでの，間主体的過程こそが精神分析の仕事の大部分である。土居はそのことに気付いていた。

＊＊＊

　中野氏はバリントの「一次愛と甘えが全く同じものである」という命題を堅持するべきだという。私は，それは土居の提起を矮小化していると思う。土居の「甘え」はもっと広い概念である。それは一次愛がバリントの師フェレンツィの，「タラッサ」以来のリビドー論的思索の後継者であるのに対し，「甘え」が日常語であることによっている。
　中野氏が問題にしている『精神分析と精神病理』の依存と「甘え」をめぐる記述で，土居は「甘え」がエスでなく自我のニーズであることを明確に語っている。つまり，ここで彼はバリントのようにリビドー論的に結びつく母子カップルに言及せず，自我ニーズによって静かに結びつく母子カップルという，ウィニコットの理論と同様の理解に達しているのである。
　甘えが愛であり，リビドー的であり，エスのニーズなのか，それとも依存であり，自我のニーズであるのか。その結論を明確に出さなかったことこそ，土居の仕事のもっとも本質的な独自性を形作っていると私は考えている。「甘え」を一次愛と過剰に同一視することは，「甘え」という概念の持つ多産性を封じ込めてしまう。第一そんなことだったら，土居の「甘え」概念は必要ない。一次愛さえあればいいことになる。
　土居はけっして整合的な理論家ではなかった。接触面の臨床家だった。彼の理論にあまりの整合性を求めることは，彼の概念と理論の多産性を封じ込めてしまうだろう。

Re-Comment

骨のある臨床家

中野 幹三

Kanzo Nakano

　本企画の趣旨は，これから精神療法を目指す人たちに向けて，土居の三著作を選び，それを解説することだ。藤山氏は，個人的な土居体験を長々と語る。すべての土居の書物より，その個人的感触が土居の実質だと言う。書物など取るに足りぬと言いたいようだ。土居と直接接触した人間にしか手の届かぬものとして，土居を神格化している。私も土居の薫陶を受けたが，土居の「接触面」というような才の部分の記憶は年と共に薄れ，土居の骨格がありありと感じられるようになった。臨床家としての私の骨は，土居の骨格なくしては在りえない。私は，若い人たちが，土居の著作を何度も読むことを通じて，土居の骨格を探り当て，それを自らのものにされることを強く期待している。土居は骨のある臨床家であった。

　なお，藤山氏は，私が土居の著書を「誤読している」と書いているが，私が引用した部分を再掲する。「患者が打ち明けた秘密が患者にとって価値あるものにせよ屈辱的なものにせよ，いずれの場合でも治療者が患者の心境に同調し，それは無理からぬことであると感じる場合には，そこで治療はストップしてしまう。治療がそれ以上進行するためには，どうしても治療者が患者の反応を非現実なものとして扱うことができねばならぬのである」。「患者が打ち明けた秘密」がこの文章全体の主題になっている。それを土居は，途中で，「患者の反応」という言葉に置き換える。この文脈における「患者の反応」は，「打ち明けた秘密」であり，「告白した言葉」に他ならない。それを藤山氏は，「非言語的なもの」と断じている。ここに，私ではなく藤山氏の誤読がある。今一度私の解説文をよく読んでいただきたい。私は「患者の告白をしっかり受け止めて解釈するのが精神分析」とは言っていない。「治療者は患者の告白をしっかり受け止め，それに基づいた解釈の投与によって，患者の現実を再構成していくべきだ」と記しているだけである。そして洞察を得るまでの抵抗克服の長い道のりを無視するようなことも書いていない。

　また，藤山氏は「土居は『甘え』がエスではなく自我のニーズであることを明確に語っている」と言う。これには異存ないが，そのすぐ後で，「甘えが愛であり，リビドー的であり，エスのニーズなのか，それとも依存であり，自我のニーズであるのか。その結論を明確に出さなかった」とも書いている。この二つの文章は全く正反対のことを述べている。

　最後に藤山氏は，「土居の理論にあまりの整

合性を求めることは，彼の概念と理論の多産性を封じ込めてしまう」と書く。臨床という修羅場で通用するのは，批判に次ぐ批判で鍛え抜かれた刃のような理論でしかない。整合性のない理論を，そのままで放置することは，知の怠慢以外の何物でもない。土居自身，それを望んではいない。最後の臨床の著書「臨床精神医学の方法」の中で次のように書いている。「甘え理論についてもこれを私の専売特許とすることなく，皆さんの間で大いに吟味し批判し使用されることを願ってやまない」。

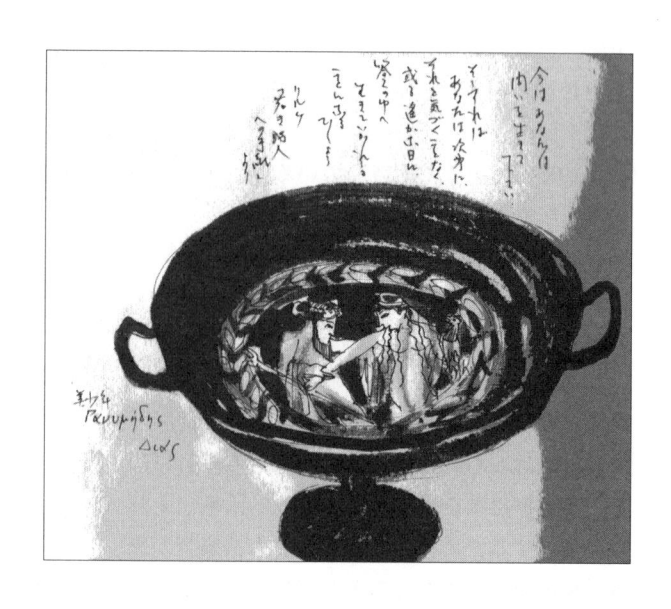

自著三編について

- 『精神療法の第一歩』（診療新社，1981 年；新訂増補版，金剛出版，2007 年）
- 『心身症と心身医学――精神科医の眼』（岩波書店，1986 年；新装版，1999 年）
- 『青年期境界例』（金剛出版，1989 年；改訂増補版，2003 年）

成田善弘（なりた よしひろ，1941 年〜）
精神科医。専門は精神分析学。名古屋市生まれ
 1966 年　名古屋大学医学部卒業
 1967 年　名古屋大学医学部精神医学教室入局
 1970 年　愛知県立城山病院医員
 1971 年　名古屋大学医学部精神医学教室助手
 1978 年　社会保険中京病院精神科部長
 1994 年　椙山女学園大学人間関係学部教授
 2002 年　桜クリニック嘱託（2011 年まで）
 2003 年　大阪市立大学大学院生活科学研究科特任教授（2010 年まで）
 2011 年　成田心理療法研究室

Yoshihiro Narita

成田　善弘＊

自分の書いたものについてあとからあれこれ言うのは気がすすまない。本として世に送り出した以上，それは私の手を離れた一個の作品であって，その評価はすべて読者に委ねられるべきものである。私がそれについてあれこれ言うのは，結局のところ，つけ足したり，説明したり，言い訳したり，自慢したり，宣伝したりになってしまいそうで，いずれにしても未練がましいことである。とはいえ，本特集の読者には私の書いたものなど何もご存知ない方も多いと思うので，かつてこういうものを書きましたと，3 冊紹介することにする。

＊成田心理療法研究室
〒456-0042　名古屋市熱田区須賀町 617
Yoshihiro Narita : Narita Psychotherapy Room

I　『精神療法の第一歩』
（診療新社，1981 年；新訂増補版，金剛出版，2007 年）

これは当時名古屋大学医学部精神医学教室教授であった笠原嘉先生にお声をかけていただい

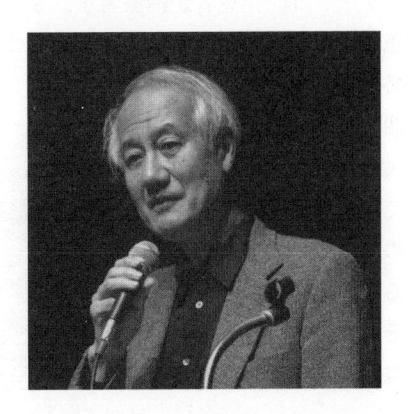

— 105 —

て，40歳を目前にして私がはじめて書いた本である。私は30代の数年間を精神科の助手として大学病院に勤務し，若い精神科医や心理士に精神療法のクルズスを行なったり，ともに患者を担当したりしていた。本書は，彼らからおりおり質問されたことや，私自身疑問に思ったことをメモしておいたものをもとに書き下ろしたものである。

第一章「精神療法とは何か」では，その定義が論じられること自体，精神療法という学問がいまだ創成期にあることを示しているだけでなく，その本質がそこに反映していることを指摘し，おのおの独自の存在である治療者と患者という二人の人間，それをとりまく独自の状況，その中からその人，所にふさわしい独自の精神療法がその都度生まれるのだと述べた。

第二章「治療者の基本的態度」では，治療構造の重要性とそのもつ意味について，受容とはどういうことかについて，面接世界がどのように形成されるかについて述べた。

第三章「面接過程での着眼点」では，病気についての患者の説を明らかにしつつ治療者の説を組み立てることについて述べ，精神療法が「治療者と患者が病気についての説をめぐって合意を求めてする交流の過程」としてとらえられることを指摘した。また治療者と患者の間に何が起こっているかを把握するために，治療的距離，対称的交流と非対称的交流，非言語的コミュニケーション，患者が治療者を，また治療者が患者をどう感じているかなどに着眼することが必要だと論じた。

第四章「初心の治療者の抱くいくつかの疑問をめぐって」では，私が実際に受けた質問のうち比較的一般的と思われる問いをいくつか取り上げ，それに対する私なりの答えを書いた。例えば「患者が精神療法の有効性に疑問を表明する場合」「患者が治療者の個人的なことを聞く場合」「患者からしばしば電話がかかる場合」「治療者が特定の患者との面接を重荷と感じたり，患者に対して陰性感情を抱く場合」などの場合どうしたらよいかということである。なかなかよい答えなど見つからないのだが，そんなときどう考えればよいかを示唆した。

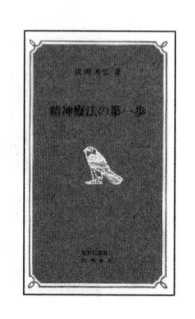

この本は幸いにして版を重ねたが，その後出版社の事情で絶版になった。しかし初版出版後四半世紀以上たった2007年に金剛出版から「新訂増補版」として再版された。この版では補注と付章をつけ加え，補注ではいくつかの項目について現時点での私の考えの一端を述べた。また付章「いまあらためて精神療法とは何かを考える」では，治療者が患者に期待する「自己を知り，自己を律する個人」であれということは，患者にとってばかりでなく治療者にとっても実はきわめてむずかしいことであること，治療過程の中では治療者自身を棚上げにできないこと，精神療法家であるには自己愛の傷つきに耐えてすこしでも自己を知るべく努めなければならないことを述べた。私自身こういうごくあたりまえのことを四半世紀以上たってようやく骨身にしみて感じるようになったからである。そしてもう一つ，近年増えてきた主治医と治療者が別人である場合について，双方が留意すべき点について述べた。

新訂増補版に対する神田橋條治先生の書評（精神療法34（2）；245-246，2008）に，補注や付章について，「現時点での成田さんの到達が総じて常識的で平凡にさえ見えることに気づかれるであろう。……成熟とは平凡風に向かっての歩みであるとの格言が実証されている」とある。これは多分ほめてもらっているのだろうとは思うが，「一生かかってあたりまえのことしか言えないのか」と言われているようでもあり，自分でもしみじみそう思うのでなんだか無念で

もある。

とはいえ，本書は私にとって思い出深い本である。その理由の一つは，自分の書いたものがはじめて本になってうれしかったこと，そしてその本が私の本の中ではもっとも長生きしてくれたことである。もう一つは，本書の文章に若い頃読んだロジャーズや人間学の匂いが感じられることである。私はその後しだいに精神分析への関心を深めてきたのだが，今も人間学には心惹かれるものがあって，本書の匂いがなつかしく思われ，自分の青春を振り返るような感じがする。さらにもう一つの理由に，本書を書いたことで何人かの秀れた先輩とお知り合いになれたことがある。そのお一人故下坂幸三先生は本書出版後まもなく「精神療法」誌にたいへん好意的な書評を書いてくださった。尊敬する先輩からの好意ある書評に私がどれほど勇気づけられたかははかりしれない。神田橋條治先生はこの本を読まれて，当時在籍しておられた九州大学精神科の研究会で話をするようにと私を招いてくださった。私にとってはごく仲間内の会以外で話をするほとんどはじめての機会であった。その後神田橋先生には私どものセミナーに講師に来ていただいたり，互いに著書を贈ったり贈られたりするおつき合いをさせていただいている。そのほかにも本書を新人教育や勉強会のテキストに使っていると言ってくださった精神科医や臨床心理士の方々は何人かある。本書が私の人間関係を広げてくれたのである。

本稿を書くためにあらためて新訂増補版を再読したが，本書の中に私のその後の思索のほとんどが芽を出していることに気づいた。私のその後の仕事はその芽のいくつかを引っ張り出して育もうとする試みであった。また自分で言うのはおかしいが，昔の自分はなかなかみずみずしい文章を書いていたなと思い，そういう文章をもはや書けなくなった自分の老いを実感した。

II 『心身症と心身医学――一精神科医の眼』（岩波書店，1986年；新装版，1999年）

私は37歳から53歳までおよそ16年間，大きな総合病院の中の小さな精神科で働いた。本書はちょうどその期間の中頃，私が40代なかばで書いた本で，総合病院の一勤務医として心身症患者を診療したり，他科患者へのコンサルテーション・リエゾンの仕事をした経験をまとめたものである。「あとがき」に本書を書いた私の意図がよくあらわれているので引用する。

「医学部を卒業して精神科の医師になったばかりの頃には，それまで教育されてきた身体医学モデルを抜け出して精神医学モデルで考えるということがなかなかむずかしかった。それ以来もっぱら精神科の中でだけ仕事をしてきて，さて総合病院で働くようになったら，自分の身体医学的知識や技術があまりにも乏しいことに気づかされ，われながらあきれてしまった。他科の医師や看護師は『あれでも医者か』と，さぞ驚いているであろう。しかしそのうちに，精神科医には身体各科の医師とはまた違った身体への眼があるはずだと思うようになった。身体を精神とは別のものとして客体化するのではなく，身体医学が切り捨ててきた歴史や関係や意味といったいくつかの要因をいま一度身体の中に再統合し，人間の全体性を回復しなくてはなるまいと思うようになった。このことは臨床の場においてどのように可能であろうか。私なりに模索したその中間報告が本書である」

志やよしであるが，その志がどの程度実現しているかは読者の判断をまつしかない。

第一章「総合病院に赴任して」では，私が総合病院で働くようになった印象を，「あわただしい時間」「かげのない空間」「歴史性と個別性の軽視」

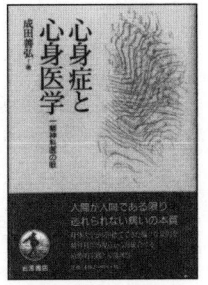

「ふれることの少なさ」「打ち明けることの少なさ」という五つの点から述べた。

第二章「心身症の隠喩」では，心身症が人間が動物の身体を持ちながらそれに不釣り合いな心を持つに到ったがゆえに，運命として引き受けなければならないものであること，心身症患者が身体医学の王国にも精神医学の王国にも受け入れられず辺縁をさまよってきたこと，また彼らの多くが病の慢性性ゆえに希望を失い無力感に陥っていることを述べた。また，病める身体部位が彼らの身体像からしだいに押し出されて外部対象化しているのではないかという考えを述べ，さらに「ふれる」ことをめぐって考察した。

この病院で私は透析患者や腎移植を受けたレシピエントに数多く面接した。レシピエントはそれまで他者のもの，つまり異物であった移植腎を自己の身体に受け入れると同時に，他者のものであった移植腎を自己の身体像に統合しなければならない。その過程で彼らは移植部位にふれている。つまり「ふれる」とは対象のいくばくかの未知を埋め，対象を馴れ親しんだものにしようとする試みであることを述べた。

第三章「心身症の臨床」では，一例をとりあげて治療経過を検討し，さらにアレキシサイミアについて，心身症と境界例の異同について述べ，心身症患者にはかなりのパーソナリティの問題があることも珍しくないことを指摘した。

第四章「心身症の精神療法」では，病歴をとるにあたってメディカル・ヒストリーを聞きつつエモーショナル・ヒストリーをも聞きとること，精神療法の導入にあたって疾病モデルを提示すること，人生の出来事や生活の状況，感情，症状の三つをつき合わせて検討すること，患者が心の奥にもっている「狂気恐怖」に留意すること，治療者に生じがちな無力感などについて検討した。また患者の身体をふれるように見，ふれるように語ることによって，身体がその秘密を打ち明けてくれることを述べた。

第五章「総合病院のなかの精神科」では，精神科がどのように見られているかについて，私がとくに赴任初期に出会った精神科に対する誤解，特別視，恐れ，偏見などについてふれ，それらに人間の内なるかげの部分，非合理的な部分への恐れが反映しているであろうことを述べた。

さらにコンサルテーション・リエゾンの経験，とくに腎透析と腎移植患者とのかかわりについてさまざまな経験を報告した。私の働いていた病院は腎透析と腎移植については地域の先駆的病院だったので，多くの腎疾患者に出会うことができた。とくに腎移植については移植チームの一員として加わり，移植チームの医師，看護師と定期的にカンファランスをもち，移植手術を受けたレシピエントに定期的に回診した。構造化されたリエゾンを行なうことができたわけで，当時としては，そしておそらく現在でも，それほど多くない試みであったと思う。私はとくに，もともと他者のものであった移植された腎臓が患者の身体像に統合されていく過程に関心をもって患者の話を聞き，移植を受けた患者の移植腎に対する態度，ふるまいが，心身症患者の病める身体部位に対する態度と似ていることを指摘した。13年後に新装版を出してもらったが，内容にはとくに変わりはない。

本書を書いたおかげで春木繁一先生とお知り合いになれたことも，私にとってありがたいことであった。春木先生は御自身腎透析を受けておられるが，わが国にサイコネフロロジーという学問を導入し，透析患者の精神医学の研究と実践に専心しておられる。おそらく本書を読まれた春木先生からお声をかけていただいて，サイコネフロロジー研究会立ち上げのときから数年間毎回参加して，精神科医として意見を述べた。春木先生と接することで，病が人を創造的にすることを学んだ。

III 『青年期境界例』
(金剛出版, 1989 年；改訂増補版, 2003 年)

　私が精神科医になった 1960 年代中頃には, 境界例という概念がわが国の精神医学の中でようやく取り上げられるようになりつつあったが, まだ十分な市民権を得てはいなかった。私が精神療法を志していたゆえか, あるいは私の心性が境界例の心性に親和性があったゆえか, 精神科医になって 2, 3 年目から境界例と呼ばれるような患者を何人も担当していた。患者と自分との間にいつのまにかできあがってしまう濃密で波乱に富んだ関係の中で, さまざまな感情に揺さぶられながら手探りで治療に取り組んでいた。精神科医になって 20 年余が過ぎて 40 代も終わり近くになったときに, 境界例とかかわってきたそれまでの経験の中で自分なりに気づいたり考えたりしてきたことを書きとめておきたいという思いから本書を書いた。

　第一章「境界例の現在」では, 当時の境界例概念を紹介, 説明し, ついで境界例の増加と社会文化状況との関連にふれ, さらに精神療法家と境界例の心性に似かよった点があることを指摘した。

　第二章「症例の検討」では若い男性例の治療経過を報告した。この本を書く数年前に, 私は笠原嘉教授と共訳でマスターソンの『青年期境界例の治療』(金剛出版, 1979 年)を翻訳したが, それがきっかけでマスターソンが来日し, 京都でセミナーが行なわれた。この症例はそのとき私が提示した例である。私は, マスターソンが患者を一貫して自立しうる人間とみなし, そうでないところを患者に直視させようとすることに強い印象を受け, その治療姿勢から大きな影響を受けた。この章にはマスターソンのコメントとそれに対する私の反応を記述したので, 面白く読んでいただけるのではないかと思う。

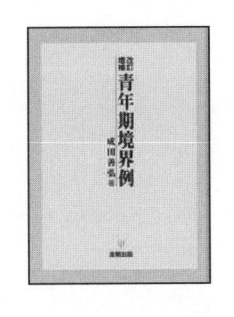

　第三章「構造的, 力動的特徴」では, 境界例の病理の特徴として「『裏返し』の病理」「行動化型の病理」「『他者変容型』の病理」「内界の外界への滲出」「体験の全体性の未完成」「体験の融合性の過剰」「二者関係の肥大」の七つをとり出し, それぞれについて考察した。

　第四章「患者からの贈り物」では, 医師・患者関係の中での患者からの贈り物のもつ意味について文献をレヴューし, ついで私の経験した例を取り上げて, 贈り物が患者の無意識的空想の実演であることを論じた。

　私は贈り物については若い頃からずっと関心を持ち続けていた。患者から贈り物を贈られたとき, それがどういう意味をもつか, 受け取ってよいものかどうかをいつも考えさせられてきたからである。この本を書く数年前に, 日本精神分析学会で「患者からの贈り物」という発表をし, それを論文にして学会誌に投稿したが, 査読者から「治療者が贈り物を受け取ることで自己愛的満足を得ている可能性があるから, それについて考察し書き直せ」とのコメントが返ってきて, 受理されなかった。当を得た指摘とは思ったが, 大いに自己愛が傷ついたので再投稿しなかった。しかしその論文に何とか陽の目を見させてやりたいと思い, 多少手を入れて本書におさめた。私はその後も贈り物に関心を持ち続け, この本を書いてから 4 年後に「神話や昔話にみる贈り物」「フロイトと贈り物」「臓器移植と贈り物」などといった章を加えて『贈り物の心理学』(名古屋大学出版会, 2003 年)という本を書いた。最初の論文が没になったおかげで, このテーマをその後も暖め続けることができたので, 今となっては没になったことを感謝している。

　第五章「精神療法覚え書き」では, 私が患者とかかわりつつどのような点に留意しているかを, 私自身の気持ちも含めて率直に書いた。出

会いの様相，行動化への対応，患者に感情を言語化してもらうための工夫，さらに，患者の感情と治療者の感情が面接の中でどう動いていくか，それを治療的にどう生かすことができるかについて論じた。すなわち患者と治療者双方の「心の井戸」を無意識のレベルまで深く探ってゆくことが，実は治療者の「心の井戸」を深く探っていくことにつながる。すると両者の井戸に通底する感情に到達する，つまり「その場の雰囲気さん」という人が面接場面にいるとすると，その心の底に到達する。それを言葉にすることができると治療が進展する。こういうことを「代理内省」とか「融和型逆転移」と「補足型逆転移」といった既存の概念と比較しつつ論じた。最近精神分析の中で論じられるようになった「間主観性」とか「第三主体」とか言われることを，私なりの言葉で述べていたのだと今は思っている。

　本書は私の書いたもののうちでは比較的よく読まれたようで版を重ね，2003年には改訂増補版を出してもらった。この版では，初版以後注目されるようになった境界例研究を展望し，境界例の理解の仕方としてカーンバーグ，マスターソンなどの葛藤理論，アドラーの欠損理論，ハーマンの外傷理論などがあるが，これらがスペクトラムをなしていることを指摘し，治療者は自身がこのスペクトラムのどのあたりにいるかを考えることが，自身の治療理論，態度を検討する上で重要であることを指摘した。他のところは旧版のままである。

　本稿を書くにあたって何年ぶりかで本書を読み返してみたが，私がこの後境界例の治療に関して繰り返し論じることになるテーマのいくつか，すなわち「共感とはどういうことか」「行動化をどうコントロールするか」「転移・逆転移関係」「患者を自立した個とみなすこと」などがすでに本書で論じられている。本書は私の境界例研究の出発点になった，私にとって記念すべき本ではある。しかしそれ以後どれほど進歩したかを自問すると必ずしも自信はない。結局本書を越えられなかったような気もする。

　ときどきこの本を読んだ患者が私に受診してくる。そういう患者の一人から，数回面接したとき「先生は本に書いてあるほどやさしくないですね」と言われた。私が失ったものがあるのだろう。

　自分の書いたもので若い人たちに読んでもらいたいという本を3冊取り上げたが，そのいずれもが40代に，つまり20年から30年前に書いたものであるのは私にとって残念なことである。本来なら，一番最近書いた本をこそ読んでもらいたいと思えなければならないであろう。本稿を書くのは，自分に進歩がないことを突きつけられる辛い経験でもあった。しかし若い頃に書いた本だから，若い人たちに共感をもって読んでもらえるのではないか，また若い心を取り戻したいと思っている中年期，老年期の人にも読んでもらえるのではないかという希望も抱いた。

Comment

成田善弘の三編について

溝口 純二＊

Junji Mizoguchi

　私は成田善弘先生のご著書から多くを学ばさせていただいてきた。今回，このような機会を与えられてとても嬉しい。まず最初に，先生がご自分でどのご本を選ばれるか，その予想が楽しかった。選ばれた3冊はおおむね予想したものであった。それだけこの3冊は，その位置づけや価値が定着したものなのである。すでに古典と言えるものとなっている。ただ予想が外れたのは，強迫症に関するご本（たとえば，『強迫症の臨床研究』）を挙げておられないことである。強迫症の精神病理としての「自己完結型」と「巻き込み型」強迫の分類は，先生のお名前とともによく知られているからである。もっともこれはないものねだりというものだろう。

I 『新訂増補　精神療法の第一歩』
（金剛出版，2007年）

　このご本では，付章として書かれている「いまあらためて精神療法とは何かを考える」の中の，「精神療法の基本は患者に自己を律する自立した個人であることを一貫して期待すること」という文章が印象的である。このご本の通

奏低音であり，それはまた先生ご自身の姿勢のようにも感じられた。同じ章にある「治療者自身を棚上げにした解釈は，患者を断罪することになってしまう」という文章には，先生の臨床場面を想像させられ，同時に先生は逆転移の問題に尖鋭的な方だったなあ，と連想が広がった。実際，逆転移については，本書の中に「患者に対して陰性感情を抱く場合」として書かれてもいる。さらに言えば，他の2冊にも逆転移のことが印象深く取り上げられている。

II 『心身症と心身医学』
（岩波書店，1986年）

　このご本の核になるのは「ふれる」ことである。隠喩として，一般の「器質疾患患者よりも心身症者の方が身体にふれることが多いのではないだろうか」，それは「外部対象化しようとする身体（部位）に，あの『私の』という親密な感覚を回復しようとする」ためではないか，と述べられている。そして，心身症者の身体像は触覚的であり，「自己を一個の対象として対象視する以前の，母親との自他未分化なふれあいのなかにその萌芽をもつであろう」と述べられている。このことは，「心身症者との治療者・患者関係は母子関係の性質を帯びる」とい

＊東京国際大学人間社会学部
〒350-1102　埼玉県川越市的場2509
Junji Mizoguchi : Tokyo International University

う文章とも響きあっている。精神療法の実際では，治療面接のはじめの部分で患者にふれることもあると述べられている。そして，「このとき治療者側の逆転移が克服されていないと～」と述べられているように，逆転移に注意を喚起されている。この問題は，少し前にも「治療者の不安」として述べられている。この後から数ページ続く『「ふれる」ことについて』の文章は，非常に濃密なもので，まるで文章そのものが触れてくるような，文章に触れられているかのような，未分化な感覚を私は味わった。そのせいか，私は「ふれる」ことがこのご本の核だと感じる。

III 『改訂増補 青年期境界例』
  （金剛出版，2004年）

　境界例という言葉は，以前盛んに見たり聞いたりした。私が先生のお名前を知ったのも，先生の訳されたマスターソンの本からだった。その中の「見捨てられ抑うつ」という用語は非常にもてはやされ，一人歩きしてしまっていた。少しでも「見捨てられ抑うつ」があると，それだけで「境界例」と診断されることも多かったし，実際，そうした経緯で診断されたクライエントの面接を依頼されることもよくあった。先生はそうした風潮を苦々しく感じられていただろう。それはともかく，このご本ではマスターソンのスーパーヴィジョンを受けられたという第2章の症例の検討が印象深い。マスターソンの境界例概念については第1章で紹介されているが，症例報告にはマスターソンのコメントも含まれている。そしてまとめとして「一般的印象の諸相」が述べられている。その中で，「一般に境界例に対する精神療法において治療者が患者に陰性感情をもつことは思いのほか少ない。彼らにはどこか無垢が感じられるからである」と書かれているのが，興味深かった。ただこれは治療者が逆転移を起こさないということではないだろう。「融和型逆転移と補足型逆転移」について他の箇所で細やかに論じておられるからである。もちろん逆転移は陰性感情だけではないので，ここで先生は境界例との精神療法において，治療者が感じる感覚，感情の性質を論じておられ，それらをいかに言語化するかに腐心しておられる。その導き手となっているのが，患者に対する治療者の対応には四通りあるというレベンソンである。彼の言う四番目の対応は治療者の「I feel～」という発言だが，これは広く逆転移の活用と呼ばれていることだろう。先生のご本から，未分化と母子関係，そこからの自律，その試みとしての身体化や境界例，そしてそれらを感知するものとしての逆転移，という道筋がイメージされたが，これは私の連想であり，先生の解釈をお聞きできればと思う。

Comment

成田善弘の三編について

妙木 浩之*

　成田先生は私たちが精神療法を学ぶ時の導きの糸であり，臨床場面で航路がわからなくなって嵐のなかに投げ出されているときの灯台のような存在であり続けてきたと思う。自身によって選ばれた三つの著作は，私たちがセラピストになってから何度も読んだもので，懐かしさとともに身が引き締められる思いをする。ただ一つ残念なことは，最初の一冊は先生が40歳という若さで書かれたことで，私も含めて駆け出しの精神療法家が30代にこうした本を仕上げるほど自分のやっていることを全体的に理解しているという自信からはほど遠い，嫉妬よりも羨望，というよりも自身を振り返って失望すら感じるということだ。だがなぜこうした作業が成田先生はできた，あるいはできるのか，今回自薦の言葉からわかったことがあるので，これについて一言述べたい。

　精神療法はどのようなものか，私もそうだが，それを全く分からない時に病院やクリニックにとりあえず勤めてしまった医者や心理士が多い。そんなときに『精神療法の第一歩』（診療新社，1981年；増補版，金剛出版，2007年）はとても役に立つ。具体的に精神療法がどのようなもので，それをどのように組み立てていくのか，治療構造やその影響がとても平易に描かれている。これは，私が単科の精神病院で臨床を始めた時，先輩が最初に勧めてくれた本の一冊だった記憶がある。土居先生が日常語的と呼び，コフートが経験に近いと呼んだように，日本語臨床を専門のひとつにして気が付いたが，この平易な語彙で複雑な実践を描くことが最も難しい。専門ができ精神療法の思索が進んでくると，経験とともに，日常語で語ることはますます難しくなる。だから今でもときどきこの本を開く。成田先生の自薦の理由にさまざまな人たちとのネットワークができたきっかけであったというが，これもそうだが，そもそもこの本の成立が若い人たちとの対話であることはそれなりに重要で，さまざまな視点をもつ他者との内的対話が，自問自答として自分のなかでできるようになるのが精神療法の第一歩だろう。そうした内的な対話が，私たちは成田先生の著作とできるのだ。最近の精神療法がエビデンスや仮説検証のためにマニュアルを使うことは，この自問自答の機会を奪っている気がする。先生の著作は，そうした内的対話の果実なのだ。ちなみに『贈り物の心理学』（名古屋大学出版会，2003年）

＊東京国際大学人間社会学部
　〒350-1198　埼玉県川越市的場2509
　Hiroyuki Myouki：Tokyo International University

という著作があるが，これはもともと何十年も前に日本精神分析学会での小此木先生との対話から生まれたもので，対話を語りに結実させる点で成田先生は傑出している。

　先生がその後の精神療法論で何度か論じたことのなかで，私がもっとも好きな言葉は，「精神療法の二重性」で，私たちの仕事が職業的，意識的であると同時に，生身の無意識がさらされる世界でもあるという指摘である。私たちは知らないうちに自分自身の生身と職業的な専門性の間に葛藤を起こす。それがこの仕事の困難さの背景のひとつにある。だから自問自答しながら進むしかないのだろう。臨床場面とその場の特性とが，その人なりの臨床のなかで生じる自問自答を決めるし，そこでの体験が基盤となって臨床家は作られていくのが自然なことで，それらを横断するような学閥，学派的な理論，あるいはマニュアルやエビデンスよりも，体験から日常語で構成される語りが説得力をもつ。先生が自分自身の場から語る言葉が私たちにとって力を持つのは，内的な葛藤を対話へと昇華する作業が根本的な二重性によって困難だからなのだ。その意味で先生が，自分が総合病院での長い臨床体験から二冊目の自薦である『心身症と心身医学』（岩波書店）を挙げたことはなるほどと思うし，だからこそ『青年期境界例』（金剛出版）は，私たちが出会うもっとも困難な人たちとの臨床の道筋に光を照らす本であり続けてきたのだ（私的には『強迫性障害』もそうなのだが）。

　自分自身の場と臨床とに立脚した内的対話は，その後の『精神療法の技法論』（金剛出版，1999年），『精神療法家の仕事』（金剛出版，2003年），『セラピストのための面接技法』（金剛出版，2003年）『治療関係と面接』（金剛出版，2005年）『精神療法面接の多面性』（金剛出版，2010年）と追って行けば，良くわかる。そして私たちは，実践場面での困難を自問自答する助けとして，先生の内的な対話と対話していく恩恵を得ている。改めて，感謝したい。

Re-Comment

成田 善弘

Yoshihiro Narita

　示唆に富んだコメントをお寄せくださった両先生に感謝する。

　溝口先生は私が逆転移に関心をもってきたことをとり挙げられた。たしかに私は，治療過程で治療者に生じる感情を無理に抑さえ込むのではなく，なるべく正直な自分として患者の前にいたいと思ってきた。しかし正直であることはなかなかむずかしい。ましてそれを治療的に生かすことは一層困難である。そのあたりのことに私なりに苦心してきたことを先生が汲みとってくださったのだと思う。先生は，「一般に境界例に対する精神療法において治療者が患者に陰性感情をもつことは思いのほか少ない。彼らにはどこか無垢が感じられるからである」という私の文章をとり挙げて，「興味深かった」と言っておられる。私も今読んで，こんなことを書いていたのかと思った。実際は，私の陰性感情は決して少なくなかったし，その処理に苦労もした。ただ当時，境界例といえば困った人だと思われがちで，私も漠然とそういう先入観をもって患者に接していたらしい。その先入観が，患者に会っているうちに多少は修正され，彼らの無垢が見えてきたということなのだろう。

　先生はさいごに，私の本から「未分化と母子関係，そこからの自律，その試みとしての身体化や境界例，そしてそれらを感知するものとしての逆転移という道筋がイメージされた」と述べておられる。私は目の前の患者をどう理解しどう対応するかを考えるのに精一杯で，自分の仕事がある道筋をもって発展してきたなどとは考えたことがなかったが，先生の御指摘を読んで，そう言えばそうであったかもしれないと感じた。「ふれる」ということも母子の身体的ふれあいから言葉でふれることへ，そして心の琴線にふれることへと移ってゆく。そしてときには侵犯することにもなる。「道筋」を考えているうちに，私自身の母親との関係とその変遷をふり返ることにもなった。

　妙木先生は私が40歳で書いた最初の本について，私が自分のやっていることを全体的に理解し，それを自分自身の立場から平易な言葉で語っていると評価してくださった。たしかに私はよくも悪くも自分の言葉で語ってきた。それは一つには，若い頃の私の身近に精神分析を体系的に教えてくれる人がいなかったからだと思う。それが私にとって幸福だったのだろう。若いときに権威ある人物から体系的教育を受けていれば，自分の経験を自分の言葉で語れるようになるのにずっと時間がかかったであろう。ただし幸福の裏側には，ごく基本的な理論や概念

を知らなくて恥ずかしい思いをするといった不幸もあるが，差し引きすれば幸福の方が多かったように思う。

　先生は「さまざまな視点を持つ他者との内的対話が，自問自答として自分の中でできるようになるのが精神療法の第一歩だろう」と言われる。私は日常生活での対話が苦手で，友人，知人といても話がはずまないのだが，その分内的に対話しようと努めてきたのだろう。若い頃からよくひとり言を言うのも，内的対話の一部がつい口に出てしまうのだと思う。私は患者にも，治療者である私の言葉が外から聞こえるのではなく，患者自身の内側から聞こえるようになってほしい，そして患者が自問自答するようになってほしいと思っている。

　精神療法という仕事が自分自身の生身と職業的専門性との間に葛藤を起こすという御指摘はそのとおりで，逆転移というものもその葛藤から生じるものである。私はその葛藤を内的対話として自問自答することを続けてきたと思う。

　両先生が強迫性障害についての私の仕事にふれてくださったのはありがたい。もう一冊入れてよければ『強迫性障害—病態と治療』（医学書院，2002年）を入れたいと思っていたから。

自著三編について

- 『動作療法──まったく新しい心理治療の理論と方法』（誠信書房，2000年）
- 『動作のこころ』（誠信書房，2007年）
- 『からだとこころ（日本の心理臨床3）』（誠信書房，2009年）

成瀬悟策（なるせ　ごさく，1924年～）
医学博士・臨床心理士。岐阜県生まれ
　1950年　東京文理科大学卒業
東京文理科大学助手を経て，九州大学教育学部助教授，同教授。現在九州大学名誉教授
　2001年　勲二等瑞宝章叙勲

Gosaku Naruse

成瀬　悟策*

はじめに

　筆者は大學卒業の年（1950）以来催眠療法，精神分析，サイコドラマ，行動療法，自律訓練，イメージ療法，自己コントロール法と，心理療法一本に絞ってほぼ10年間隔ぐらいで，さらなる納得を求めて治療理論，技法，治療過程，効果などについて現場で実際に検証してきた。1965年頃から平行して取り組んだ脳性マヒ児者の動作訓練の経験が私に全く新しい心理治療の視点を拓くことになった。即ちこころとからだが一体となって活動する動作という現象の体験が，人のこころの在り方に驚くほど大きな影響を与えるということに気付かされたからである。

　うつや不安，強迫神経症，半側無視，身体表現性障害などのクライエントに試して予想外の効果が得られた。仲間を得て，それぞれに試してみたが，いずれも同様の成果と意見だった。これをしばらく胸の内に温めていたが，そのうち自然に発酵したのは，それをこれまでにない独自の心理療法として提案したいという願いであった。流石に憚られたが，この年齢になって言いたいことも言えないようでは情けないと，2000年，思い切って「動作療法」として世に問うことにした。

　提唱したまではよかったが，立ち上げたばかりで，理論も技法も，治療の過程にも，未熟なままだったから，これまで三冊の著書を刊行して説明を志したが，なかなか意を尽くせないまの恨みに終わっている。

　今回，本誌企画のお誘いを疎かにはできないので，この三冊のうえに，その後の知見の進歩をも加えながら，動作療法の現状を以下に要約させてもらう。

*九州大学名誉教授
〒811-0322　福岡市東区大岳1-14-14
Gosaku Naruse : Professor Emeritus of Kyushu University

I 『動作療法――まったく新しい心理治療の理論と方法』
（誠信書房，2000年）

　当時は動作療法というものの旗揚げにあたって，その考え方の概要だけで精一杯だった。ここではそれに若干の解説を追加する。

　私の心理療法もこれまでは内外一般の手法に従い，こころのレベルだけで治療するものだったが，動作療法ではそれをからだと併せた心身一体の活動の中で治療するというものに大変化した。ひと頃流行った心身相関医学論とは違い，動作療法では心身が実際に一体的に働いてはじめて治療効果が顕著になるという事実の発見に基礎を置く。こころとからだはそれぞれ独自のシステムを持ちながら，両者一体となって動作を構成。この動作の在り方と変化がこころとからだの両面へ直接・間接に強い影響を及ぼす。これが動作を手段とする動作療法の基本原理である。そのための方法論や治療過程などは従来の心理療法とははっきりと別物である。

　治療に当たり，終始問題になるのは動作する過程での内的な体験，即ち動作体験である。従来心理療法は体験の内容を主として扱ったが，ここではそんな内容よりも，その体験の仕方・様式がどうであるか，その仕方の変化こそが重要で，治療過程において適切な治療体験がいかに得られるかが問題になる。クライエントは悩み苦しみながら，いざそれから脱出するとなると，現状に固執し，変化を怖れて抵抗する傾向があり，自由・自然な面接ではそこからの変化・脱出が期待でき難いので，課題努力法が用いられる。診たい，変化したい動作の部位・部分の目標を課題として努力する結果を元の課題と比較すれば，当人がいかにどのような努力をしたかが，当人にも援助者にも把握でき易いのが特徴。それらは，自然治癒力に頼るのでなく，からだの持つ生命力，即ち主体による自己治療の活動としてはじめて成り立つものと考える。従って，この自己治療の過程をいかに適切に援助・促進できるかが，援助者にとっての課題となる。

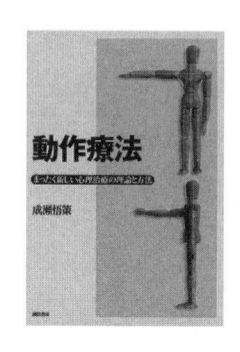

II 『動作のこころ』
（誠信書房，2007年）

　本書はこころの不適応，動作の不調がどのような経緯でからだにどのように現れるかを中心に検討するのが趣旨。その後の知見をも追加して解説する。

　人は生きている限り生きようとする。動かなければ生きられないし，動くことによってはじめてこころが培われ，育つ。人生最初のこころの活動はこの世への適応としての産声から摂食，排泄，寝返り，這い々々，四つん這い等から立位，歩行などと，新生児期以来の無意識，半意識に並みの意識を加えて，からだと物理世界へ対応できる動作の基礎ができ上がるまでを"動作のこころ"とすれば，その後はこれを基礎として清明な意識と明晰な知能の発達で合理性，論理性，ことばと自己意識によって，他者関係・社会・文化の世界への対応のこころが育ってくる。これを"自己のこころ"と特徴付ければ，動作と自己の両こころは本来相互調和的に活動して，いわゆる心身は安定・発展する。どんな些細なことでも自己のこころが働けばそれに相応しい仕方で動作のこころも微妙に緊張したり動いたりするように活動する。そんな生活の一場面が終われば，そうした動作の緊張や動きは即座に解消して，自己を含む主体のこころは基本的な安定状態に戻る。

　だが現実には自己のこ

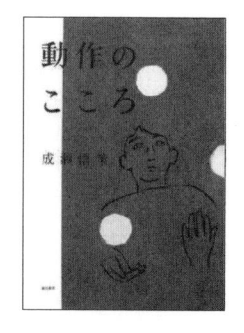

ころが前面，動作のそれが背景で，自己中心的になり，動作を無視，ないし無理強いのため，動作のこころは不安定，不調に陥りやすい。生活上のストレスを諸に受ける自己のこころは，動作に不当な緊張を強要して何とか耐性を維持するが，逆に動作は不調で，こころは休まりようがない。強烈なストレスに遭えば自己のこころはパニックになるのを避けて，動作へ直に流すので，こころはさらに混乱する。こうして不安定・不調・混乱する動作のこころは，場面が終わっても解消せず，からだの何処かに緊張として残留し，次々の繰り返しで蓄積，習慣化し，さらには常態化し，慢性化さえもして動作を不調にする。こうしてからだに残留する緊張はこころを休ませず，それが反転して自己のこころを偏らせ，過敏，焦り，拘り，促され，怖れ，怒りなど不当な緊張感を産み，それが日常生活への対応を不適応的にしてゆく。こうして自己のこころの不適応と動作のこころの不調との間の悪循環はさまざまな心身の不全や障害を生じ，増長させてゆく。

Ⅲ 『からだとこころ（日本の心理臨床3）』（誠信書房，2009年）

本書は，無意識的で不調になった動作の過程を初歩からやり直すような活動を通して動作体験に調和が戻り，或いは新しくなるに連れて，不適応だったこころが治療体験を得て，安定，創造的になってくるプロセスを扱ったが，さらに若干の解説を追加する。

これまでの筆者らの経験によると，こころに不適応があれば，必ず動作に不自由・不調（緊張・動き・姿勢）があるし，動作の不調が軽減・解消するに連れて心身は安定し，適切で創造的になることが分かってきた。

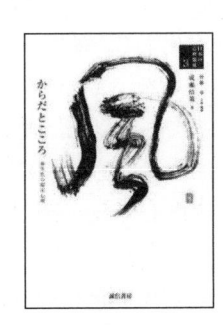

はじめに，不適応に悩むクライエントをよく診て，からだのどの部位・部分にどんな動作の不調があるかをまず確かめる。幾つもの不調があり，それらは相互に連携しているので，そのうち主要な不調を撰んで，いわばその活性化を図るための努力をする。

成人の面接は原則50分，始め5〜10分は近況・現況を話題，最後の5〜10分は本日のまとめと宿題，その間は課題動作に専念。

動作は課題通りやり遂げることでなく，できるいっぱいまでの努力と体験変化が目的。課題努力の途中でも，よくなればそこで終結。

Ⅳ 課題努力の動作体験

1．動作のプロセスを具体的に分析すると，「動かそう」とする主動（自己）のこころと，「動く」という自動（動作）のこころとの微妙な調整で成り立っている。心身の不全や障害に悩む人は，どうしても我を張り，意識中心に「動かそう」と焦り，主動に趣り過ぎ，現実に「動いている」自動のこころに気付きにくく，かえって自動の動きを抑え，誤らせ，動きにくくさせ，それを習慣化，常態化，慢性化させさえもする。

2．動作の練習では，この主動したい気持ちと，自動で動いているからだの感じとを区別し，特に後者の動く感じを分かる，意識化が重要。それには主動の気持ちを控えて我を離れなければならないが，これが大変難しい。

3．不調ながらそれなりに安定していた自動をこころの表面へと意識化し，主動を意識の裏方へ廻そうとしても，現状に固執し，変化を懼れる退嬰的なこころは抵抗し易い。この抵抗を乗り越えるためには有効な課題努力法と援助者の適切な援助が不可欠になる。

4．主動裏方・自動表面で課題動作が自由・

快調に進み始めれば，動作のこころを慈しみ・育てる気持ちでそれに自らのこころを乗せ，弛緩と余裕のこころを育てる努力をする。

5．快適な動作の進行が途中で窮屈になり，あるいはコースを逸れ，突っ張り感が出たりする。そこで無理せず，弛めたり，元へ戻してやり直したり，修正したりしながら，課題の動きが無理なくできるよう丁寧に進める。

6．コース途中で痛みが出るのは普通のこと。そこで諦めたり逃げたりせず，無理に頑張って猪突もせず，そこで停止して，「アア痛いなア」と素直に受け入れながら，痛みをこころで受けず，自分のからだの感じへお任せして楽な気持ちでいると，数秒内に痛みは消えて，本当に楽になる。このお任せの気持ちが無意識対応による弛緩で消したのである。

7．さらに課題を進めて，突っ張り感や逸れるコースを処理し，あるいは痛みや難所を自ら求め，それらをさらに乗り越えてゆくうちに，課題への対応にも慣れ，難所越えの要領も分かるに連れて，そうした課題にも余裕を持って実現できる予感ができてくるので，いよいよ課題達成への意欲が湧き，そのための胆を括った努力になってくる。同時に，動作課題への認知や感じ方，対応の仕方もそれまでの受動的な態度からガラリと変わり，主動的・能動的になって，かなりきつい緊張や動きでも，楽に粘れてやり通しやすくなる。

8．それまで我を静め，裏方で穏やかに控えていた主動のこころに出番が廻り，やや逃げ腰だった自動のこころを助けるように，自らを調整しながら，課題実現へ向けて両者一体的にうまく協調できるようになってくる。

9．こうして一つの課題にこころを込めてその達成までを成し遂げてみると，課題についても，動作する努力に対しても，それまでとは感じ方が大きく変化し，余裕を持って対応でき，達成までを無理なく，動作のこころに任せ乍ら自由な動きになり始める。難所を含む新たな課題をさらに2〜3題加えて，それらをも同様に達成できるように進めていく。

10．こうしてもっぱら課題にこころを込めて動作に専念する過程で，動作に馴染み，再び楽で，意識しないでも自動的にからだが動き始める。この無意識化に連れ，こころは余裕を得て動作から離れ，さらに新しい体験を経験し始める。これが自分のからだだという自体感から，イメージとしての自分の自体像，自分が茲に生きて存在しているという存在感，今ここに我ありという現実感，これが俺自身だという自己感，俺も結構なかなかやれるという自信・自己効力感などが変化し，改めて芽吹き，新たに育ち始める。

11．上述の課題努力中の動作体験の変化過程を進めている途中のある時期の何処かで，クライエントは自分がよくなったことに気付き，もはや自分で道を切り開いてゆけることを予感・確信できるようになってくる。治療援助者も動作体験の変化をみながら，終結の時期を探っていく。クライエント・援助者の見解が一致すればそこで終結。

V 動作法でよくなるとき

自省的ながらそれなりに仕事もでき，いかに自ら頼むことがあろうとも，生活におけるストレスへ常に適時・適切に対応できるわけではない。心理的なストレスは当人自身が作るものだとしても，その時の在り方で拘りもさまざまに変化する。僅かな失敗でも拘りはじめれば肥大化する。気位が許さなければ際限もなく深刻。人である以上，誰でも変わらない。そんな気持ちが瞬間的に，あるいは繰り返しこころに浮かぶとしても，多忙に紛れて，間もなく立ち消えになるのが普通である。

それが消えずに居残り，その気持ちが肥大化

すれば寝ても覚めても気になり，拘り，怒り，怖れて日常生活に差し支えるまでにもなる。自省的な自己のこころで作られた拘りが，動作のこころにおける無意識化した緊張感の高まりと一体化して，異常なまでの思い込みにもなりかねない。さらに変性意識化が加わればその無意識は解離して一層高まろう。

　即ち切っ掛けになる内容があって，それは変わらないが，それを感じる緊張感は無意識的で，不当に高まる懼れがある。そこでまずその動作のこころが意識化できるように援助する。それが進むと，緊張や動きを思い通り自由に動作化できるようになる。そうなったら真の自由なこころになるため，その動作を改めて無意識化していけるように援助する。

　なお動作療法は自己治療法だが，現状に固執するクライエントが自ら変革するのは非常に困難だから，援助関係は必須条件ではないながら，極めて重要な促進，補助条件である。援助者は相手の微妙な心身の全変動パターンと同形の内動を自体に摂取した共動作により，相手との共体験を得て，共感を体感的に実感。これが微妙なパターン変動となり，相手へ信頼的内動−共動作−共体験−共感として伝導し，信頼的お任せが生まれ，ここに相互共感的援助関係が成り立つ。この関係の中で，自動感と主動感の実感体験のみに専念する努力で，これまでにない動作体験の変化が起こる。この動作への専念でようやく主動と自動が相互調和的に賦活，本来の余裕ある心身安定の動作体験を得て，自由・創造的なこころを新たに展開する基礎ができることになる。

Comment

成瀬悟策の三編について

Mitsuyo Tsuru　　　　　　　　　　　　　　　　　　　　　　　鶴　光代*

　成瀬悟策先生の著書三冊は，発展し続けている動作療法の全貌をよく現している。しかしながら，そのご本人は，この三冊の内容は，「意を尽くせないまま」で終わっているとして，「動作療法」と題する本論では，この三冊の次なる「意」が主となっている。全く，成瀬先生らしいスタイルである。

　年に，少なくとも5〜6回は行われている成瀬先生を総合指導者とする臨床動作法研修会は，講義と実技実習からなっているが，毎回，講義の内容が変わり，技法は更新される。講義では，ひとにとっての動作の意味とひとは動作法でなぜよくなるのかについて，新たな考えが提案される。最新の理論は，本論にある"動作のこころ"と"自己のこころ"を中心に進化中である。実技実習では，まずは，成瀬先生が研修者をモデルに実演され，新たに工夫された技法が披露される。肩挙げという同じ動作課題であっても，援助の手を当てる位置，そこでの援助の仕方が変わるのである。クライエントにとってより有効な動作体験となる援助へと更新される。2013年後半のトレンドは，「骨を持つ」，「曲げるのではなく，曲がる」，「重力に合わせる」である。

　成瀬先生は，理論的なことに関しては，"こう考えるがどうだろうか"と提案の形をとられるが，技法については，"こう変えました"といわれることが多い。筆者は，変わる前の方法でも，クライエントへの援助として充分に成果を上げてきたので，あえて，最新のものへの"更新"と呼んでいるが，先生は気に入らないかもしれない。前のことにとらわれないということは難しい。

　こうした成瀬先生の進展は，それまでとは違う何かを意識的に探そうと思考する活動によるものというより，それぞれの対象者に動作法を行うときに，援助の手が勝手に動いてしまうその動作活動を通して，自ずと出てくる新たな工夫，発想によっているのではないかと思われる。それは，まさに，意識的活動としての自己のこ

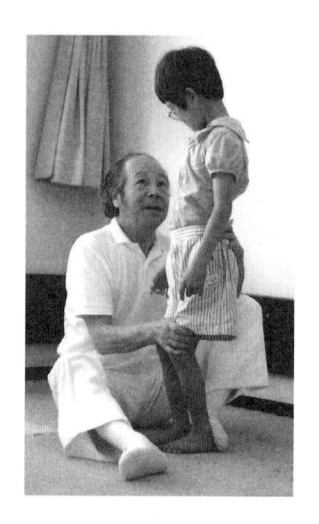

---

*東京福祉大学心理学部
〒170-8426　東京都豊島区池袋 4-23-1
Mitsuyo Tsuru：Tokyo University and Graduate School of Social Welfare, School of Psychology

ころではなく，無意識的活動である動作のこころのなせる技ではなかろうか。

さて，本論では，『動作療法』(2000)の出版をもって「動作療法」を旗揚げしたとあるが，実際は，『障害児臨床シンポジアムⅠ 動作療法』が，1986年に，成瀬先生企画で出版されている。1963年に，脳性マヒ者のからだの動かしにくさを催眠法によって改善する研究が始まり，催眠を用いない援助法としての動作法が確かなものになり，そして，その動作法が神経症や精神病に悩むクライエントへの心理療法として有効であることの検証がある程度積み重なったときの「シンポジアム動作療法」であった。

成瀬先生にとっては，この時から『動作療法』出版までの十数年は，動作療法として本当に成立するのかをいろいろな手段で検証する時期であったのであろう。当時，ご自分はいろいろなクライエントに動作療法を行ってはいるが，精神科という臨床の場で動作法をしてはいないので，その生の事例を知りたいと，動作療法を実践している精神科臨床心理士数名とクローズドな会を始めたのである。知らないことは教わるという率直な研究姿勢を目の前にしたものであった。

『動作療法』(2000)には，「全く新しい心理治療の理論と方法」というサブタイトルが付けられている。それは，心理療法で改善困難であったひとが動作療法でよくなったという事例の集積によっていた。2007年の『動作のこころ』の出版に際して，表題を，「動作とこころ」にするか「動作のこころ」にするかの話があったとき，「動作のこころ」に真っ先に賛成した。"動作を生起させるこころ"が，人の生き方を変えるという革新的な展開を見事に言い表していた。

2014年の半ばには，満90歳となられる成瀬先生が，意を尽くしたいとして書かれた本論は，まさに勢いがあり，最新の動作療法がギュッと凝縮された感がある。しかし，意を尽くせたとは到底思えていないお姿も浮かぶ。この企画を機に，次なる著作が生み出されるのではないかと期待が膨らむ。

Re-Comment

成瀬 悟策

　本誌今回の優れた企画には非常に大きな期待を寄せていただけに，そのリコメントの冒頭で「ガッカリしました」と申し上げる破目になったのは残念である。企画では第一著者への批判者と協賛者のお二人のエッセイが予定されていたのに，鶴さん単独のものだけしか私の手元へは届かなかった。私どもの動作療法は今なお発達途上で未熟，誤りや偏りに我ながら気づかずにいることをここで指摘，批判されることを最も期待していたのに，その機会が失われてしまった。今ひとりのエッセイは鶴さんのものだが，彼女は私たちの研究の最初からの最重要メンバーで，いつもベストの厳しい批判や適切な助言でやっとここまでたどり着けたというまさしく共同開発者である。そんな彼女から，今更より一層進んだ重要な批判やコメントができるとは最初から期待できるはずがない。マアこんなことかなとそのエッセイを受けとめながら，考えた。

　私が臨床心理学に足を踏み入れたころの仲間たちは佐治守夫，村瀬孝雄，水島恵一，河合隼雄などの諸氏をはじめ，厳しい批判の論客がいっぱいながら，お互いに親しく研鑽しあったものである。

　ここで思い出すのは，かつての「日本臨床心理学会」の機関誌編集会でのことである。現今のような，簡単，お座なりな紹介と褒め言葉で持ち上げるだけの書評でなく，アメリカンサイコロジスト誌のように，数ページを費やして，ジックリ，充分に議論を尽くし，執筆者と批判者の考えが充分に分かるような批判文を書評とし，当人の業績として評価できるようなものを掲載しようと私が提案した。その最初が村瀬さんの，シュルツ・成瀬共著による「自己催眠」に対する批判論文であった。それに対して，京都大学の某先生が村瀬論文批判に数ページの批判をされた。それに村瀬さんの反論，またそれに某先生の批判という具合に二往復の数ページごとのやり取りの末，そっちのけにされていた私が数ページを載せて，終わりになった。その先生には全く面識なく，今ではお名前も失念した方であった。その後，学会が消え，雑誌も続かず仕舞いになってしまった。

　聞けば今回の企画で，批判者になるのを多くの方が辞退されたとのこと。これでは真正輸入品ばかりが横行して，我が国オリジナルを外国友人に説明できるような，この分野の発展した将来像は描きにくくなる。

　こうして「ガッカリ」した機会に，半世紀以上も昔の古びた問題だが，ここで再び改めて同

じことを提案したい。というのは，批判論文についての状況は現在も相変わらずなので，新しくここに提案する価値は当時と変わらないからである。本誌編集委員の皆さん方はどんなふうにお考えであろうか。結果は爾後における本誌の内容で読ませていただけるものと楽しみにしているところである。

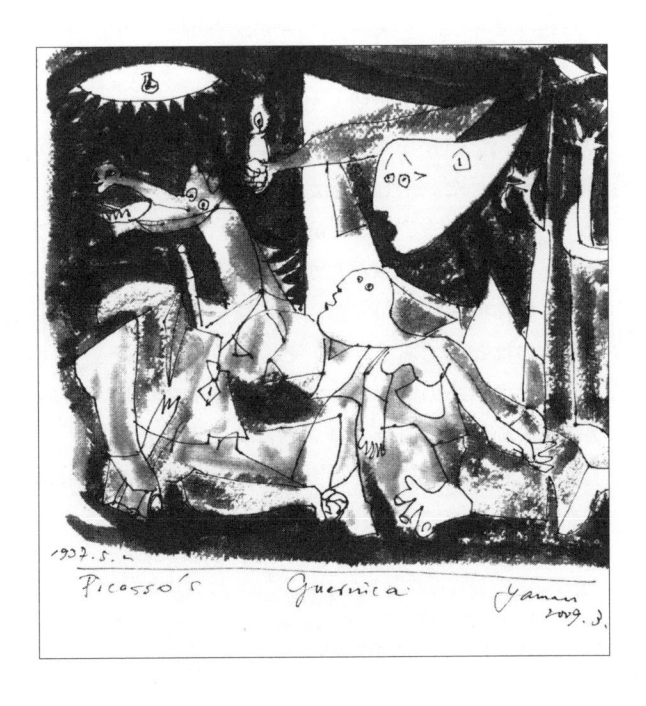

動作療法をめぐる対話・番外編

▶はじめに――「番外編」誕生のいきさつ

原田　誠一*

Seiichi Harada

　本項で，諸兄姉に「動作療法をめぐる対話・番外編」をご覧いただきたいと思います。バトンリレー形式で綴る連作の先鋒を務めるこの「はじめに」では，今回「番外編」が生まれることになったいきさつを簡単に紹介させていただく。

　成瀬悟策先生から鶴光代先生へのリコメントが，金剛出版を経て増刊号編者である原田に送られてきたのが本年3月18日。その冒頭に記された「ガッカリしました」という成瀬先生からのメッセージを拝読して忸怩たる思いを抱くとともに，成瀬先生が望んでおられる"批判を含む議論"を僅かなりとも実現できないものか考え始めました。そして浮かんだアイディアが，「すでに刊行されている『精神療法』誌の最新号（本年度1号）にわたしが寄せた書評を基にして，動作療法について議論する案にお誘いしてみるのはどうであろうか」という内容でした。と言うのは，その書評の中で大場信恵先生の論文「臨床動作法における見立てと介入をつなぐ工夫」に対する自分なりのコメントをかなり詳しく開陳したので，それを素材にしたディスカッションが幾許かでも可能かもしれないと感じたのですね。

　急遽このプランを編集部に伝えたところ，間髪を入れず賛同のお返事。そこで早速，翌19日に成瀬先生と大場先生宛のメッセージを金剛出版編集部に託したのです。その結果，幸いにして成瀬先生から対話に応じる旨のお返事をいただくことができました。一方，大場先生は対話への参加を一旦固辞なさったが，後日翻意して対話に参加していただける運びになりました。こうして，成瀬悟策先生・大場信恵先生・原田参加による「動作療法をめぐる対話・番外編」が誕生した次第です。

　この「番外編」は，「①はじめに→②書評全文→③大場先生『臨床動作法で大事なプロセス――原田誠一先生の書評に答える』→④成瀬先生『原田さんへのお返し』→⑤原田『成瀬さんへのお返し』→⑥成瀬先生『原田さんへのお返し・Ⅱ』」の6部構成になっている。

　私見では，読者諸賢が成瀬先生・大場先生の緻密で説得力ある論考と接することで，動作療法に関する理解を深める絶好の機会になるに違いない，と考えています。

　それでは，どうぞ「動作療法をめぐる対話・番外編」をごゆるりとお楽しみ下さい。

---

*原田メンタルクリニック・東京認知行動療法研究所
〒102-0072　東京都千代田区飯田橋1-5-8　アクサンビル4階
Seiichi Harada：Harada Mental Clinic

書評『心理療法の見立てと介入をつなぐ工夫』
（乾吉佑編，金剛出版，2013年）

Seiichi Harada

原田 誠一

　多くの精神療法関連の新刊書が日々世に問われており，活況と混沌の様相を呈している昨今である。200頁に満たない小ぶりの本書は，書名に「見立て」（土居）という語が入っていることからも伺えるように，例えば海外の最新動向を教えてくれる便利な啓蒙書の類ではない。清楚でコンパクトなこの冊子は，あるいは本誌諸兄姉の目に留まり親しく頁をめくっていただく機会がそう多くないかもしれません。

　しかるに評者の判断では，本書は精神療法に関心を持つすべての人が手に取って，じっくり付き合ってみる価値のある独創的な快著です。世で行われている星づけ評価（5段階評価）を試みると，以下のようになるでしょうか。

- お役立ち度　★★★★★
- 刺激度　★★★★★
- お楽しみ度　★★★★★

　以下，これら「役立つ」「刺激的」「楽しい」を3つのキーワードにして，この素敵な本を紹介させていただこう。

　先ずは，「役立つ」点から。本書は，①心理療法の代表的な11流派の論客が，②「見立て」と（見立てに基づく）「介入」の考え方と実際の概要を紹介し，③さらに症例提示を行い，具体例を通して読者の理解を深めてくれるというユニークな構成をとっている。ブリーフセラピー（1章）からエモーション・フォーカスト・セラピー（11章）まで，いずれの流派の論者も情理を尽くした議論を自分の言葉で丁寧に展開しており，その様は壮観であり圧巻である。加えて提示される症例が実にその流派に合ったどんぴしゃりの内容ばかりで，それぞれの学派の長所を如実に示してくれている。

　こうした本書を通読することで，精神療法の代表的な11流派を効率的に手際よく勉強できるという大きな利点があり，これが「役立つ」点につながります。

　2番目は，「刺激的」な特長。本書との対話を通して，読者は「代表的な心理療法の各派」と「自分の臨床流儀」を具体的に比較・検討することになり，これが例えば双方の相補的な関係について考える機会につながって「刺激的」な体験となるだろう。このぶっきらぼうで舌足らずな表現のみでは意味するところが十分伝わらないでしょうから，一例をあげて内実を説明し

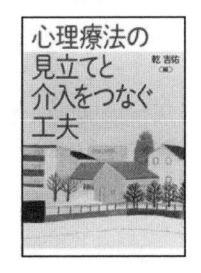

てみよう。

　第5章「臨床動作法における見立てと介入をつなぐ工夫」で，大場信恵先生は動作法を通して改善した自己臭恐怖症の症例を供覧している。クライエントは「おなら」を気に病む女子高校生で，臨床動作法の導入初期には肩〜背中〜四肢〜腹部に過度の緊張がみられ，「腹部の力は抜くことができない」状態であった。

　それが40回に満たないセッションを通して，「①からだの感じがわからない，動かないからだとの直面→②からだへの気づき，動くという実感の体験→③からだを通しての自己への気づき，リラックスの体験→④課題遂行を通しての自己理解，自己イメージの修正」というプロセスが進行して完治に至った。

　動作法の面目躍如たる見事な症例報告の考察で，大場先生は次のように奏功機序について記している。

　「……臨床動作法のからだの様子からは，からだ全体に力を入れて本当の自分が外に漏れないように生きてきたのではないかと推察された。『臭いのことがあるから外に出ることができない』と言っていたA子が，臨床動作法を通して自分のからだに向き合い，からだをあるがままに受け入れ，それを変えていこうとする体験が，自己への気づきを促し，自己と向き合い，ありのままの自己を受け入れることにより，これまでの女優イメージに捉われない無理のない新たな自己像を獲得していくことに繋がっていったのではないかと推察される」。

　この明晰な考察への異論は全くないのですが，日頃の評者自身の臨床経験をふまえて，次のような議論も付け加えてみたい誘惑を覚えました。

　「自己臭恐怖症を初めとする確信型対人恐怖の診療で大切なのは，"対人恐怖"自体へのアプローチに加えて，患者自身が行っている"自分が悩んでいる不安への，習慣的で能動的な対処行動"（＝強迫行為）への接近の仕方ですね。

　本症例のような自己臭恐怖患者の多くは，"おならが出ないように肛門括約筋を締める"強迫行為を年がら年中やっており，それが臭いへのこだわりを強化し，また腹部の違和感〜全身の不自然な筋緊張〜さまざまな体調不良につながっている。明確な記載がないので確言はできないが，この病態が本症例でもみられたと推定するのは，そう無謀ではないだろう。

　それが臨床動作法による的確な介入を通じて，全身各所を動かして体験を明確化すると共に，治療者と一緒に腹部などの『力を抜く』練習を行ったことが曝露反応妨害法的な効果も示して，"強迫行為の漸減〜消失"と"自己臭症の改善"につながった面はないであろうか。

　ちなみにここでは，治療者が至近距離にいることが"曝露"に，その状態で『肛門括約筋〜腹部〜からだ全体』に余計な力を入れずリラックスした状態を保つことが"反応妨害"に当たるでしょうね。なお動作法では，治療者がクライエントのすぐ後ろに密着する機会が多いようですが，"おなら"を気にする自己臭恐怖症患者にとってこの状況は最も苦手なものの一つですので，結果的に治療の場自体が大変良い曝露刺激になったのではないでしょうか。

　加えて本症例は，"腰がすっぽり隠れるくらいの長めの上着を着ている"という不安対処行動（＝強迫行為）も行っており，自分ならこの点へのアプローチも早くから試みそうだ」。

　さらに臨床動作法の全くの門外漢である評者は，「確かに動作法を実際に行う際には，必ずしも上記の内容を言語化して本人に説明する必要はないだろう。ただし"考察"では，こうした観点もふまえて議論を広げ深めてみる価値がありはしないだろうか。このようなところに流派を超えた交流の有用性・必要性の一例があるかもしれないと感じるが，動作法学派の皆さま

はどのように考えるだろう」という，一方的でとりとめのない素人の感想を抱きました。

　最後は，「お楽しみ」について。評者は，本書を読み進めながら「共感を覚えた部分＝青のラインマーカー」「違和感を覚えた部分＝黄のラインマーカー」で線を引いていきました。その結果，「青」が圧倒的に多くなったのですが，「黄」が記されたところも少々あったのですね。そして改めて「黄」の部分を読み返してみて，いろいろと連想を楽しみました。

　例えば，「黄」の箇所を通してあぶり出されてくる"ある人が特定の流派を選択する理由"や，"もっぱらある流派に属することの利点と問題点"などの無責任な想像に身を任せた夢想の時間は結構興味深いものでしたので，気の向いた際にお試しあれ。

　以上述べてきたように，本書は「役立つ」「刺激的」「楽しい」特長を併せ持つ独創的な好著であり，我が国の心理療法界の成長と成熟を如実に示す快著である。読者諸兄姉におかれましては，是非本書を手に取り頁をめくって下さりますことを。

　最後に，本書に力作論文を寄せた11名の著者の皆さまと，ナイスなこの冊子を企画・刊行した慧眼と実行力の持ち主である編者の乾吉佑先生，故・宮田恵一先生に敬意と感謝とお祝いを申し上げます。

臨床動作法で大事なプロセス

原田誠一先生の書評に答える

Nobue Oba

大場 信惠*

　本誌200号（金剛出版）に原田誠一先生が，『心理療法の見立てと介入をつなぐ工夫』（乾吉佑編，金剛出版，2013）についての書評をお寄せ下さり，その中で私が書いた第5章「臨床動作法における見立てと介入をつなぐ工夫」に掲載した臨床動作法を用いた自己臭の事例について，大変貴重なコメントをいただきました。そこで，編集部から，今回「原田先生の書評に答える」という形で書いてほしいという依頼がありましたので，先の論文の補足として書かせていただきます。

　私自身は，今は，大学に身を置いていますが，長年，臨床心理士として主に精神科病院で，臨床活動を行ってきました。カウンセリングの場面では，言語面接や遊戯療法，箱庭療法，イメージ療法なども用いてきました。しかし，言語面接や他の技法では治療が難しい患者さんに臨床動作法を用いると症状が改善したり，治癒するケースを数多く経験して参りました。自己臭恐怖症のクライエントにも主に臨床動作法を用いました。

　今回掲載した事例は，「おならがでるので，学校に行けない」と訴えて来院した女子高校生です。このケースでは，37回の面接のうち，臨床動作法を36回行いました。臨床動作法導入初期では，肩，背中，四肢，腹部に過度の緊張がみられ，側臥位姿勢をとってもらうと，腰を丸くして膝を曲げ腹部を引っ込めた姿勢で横になりました。このことから，自分のからだから嫌な臭いが外に漏れ出ないように，全身にしっかりと力を入れ，さらに，腹部をかばうような姿勢をとることにより外界から自分を守っているのではないかと見立てたわけです。またこの時，からだに力が入っていることを指摘しても，その感じが本人には全くわからない状態でした。

　原田先生からのご質問は，「……治療者と一緒に腹部などの『力を抜く』練習を行ったことが曝露反応妨害法的な効果も示して，"強迫行為の漸減～消失"と"自己臭症の改善"につながった面はないであろうか」というものです。

　このご指摘に対して，私は，「力を抜く」という行為自体が重要なことではなくて，「力が抜けて動かせるようになる」ことが課題で，その課題達成までのプロセスが重要だと考えます。そのプロセスのなかで，まず始めは，「力が抜

---

*九州大学大学院人間環境学研究院実践臨床心理学専攻
〒812-8581　福岡市東区箱崎 6-19-1
Nobue Oba : Department of Clinical Psychology Practice Faculty of Human-Environment Studies Kyushu University

けないからだ」を感じてもらいます。自己臭恐怖症のクライエント（以下，Cl）は，自分のからだから臭いが出ているかどうかの判断は，他人の言動やしぐさによる他者依存的なもので，自分のからだに確信がありません（「自分の肛門から今おならがでた，という感じはわからないが他人が臭いと言っているから出ているんです」と言います。）初めは，治療者（以下，Th）が〈力がはいっていますねー，なかなか抜けませんねー〉と言ってもきょとんとしています。それがセッションを重ねると，〈力が入っていますねー，肩が動きませんねー〉と言うと，「はい」と，自分のからだが動かないことがわかってきます。"自分のからだとの直面"です。ガチガチに力を入れて生きてきた自分のからだと向き合うことになります。

次に，Thは動かないからだの感じを共有し，〈何故動かないんでしょう？　〉と問いもせず，動かないことを責めもせず，〈早く動くようにしていきましょう〉とも言わず動かないからだを受け入れるのです。ただ，〈力が入っていますねー。動きませんねー〉とからだの状態をニュートラルに言葉で伝え，心の中では，「こんなにからだの感じが感じ取れないほど，からだに力を入れて頑張ってきたんだなー」と，動作の仕方からその人のこれまでの生きざまに想いを寄せます。力が抜けなくてもからだが動かなくても受け入れられる体験はClにとってかなり安心できる体験ではないかと思います。実際には，Clは数回のセッションで，「なんか，Thの前だけは，（臭いは）出ないみたいです」と言うことが多いです。

このようにして動かないところで，じっと待っていると，ふっと力が抜けて動く瞬間がでてきます。こちらは，Clのからだに触れているので力が抜けた感じがわかるのですが，初めのうちはClに〈今，力が抜けましたね〉と言っても，自分では実感がない様子です。それが段々と〈今，力が抜けましたねー，少し動きましたねー〉と言うとうなずき，自分のからだを確かに自分で動かしているという実感を持つようになります。

繰り返しますが，臨床動作法では，「力を抜いてリラックスすること」よりも，これまでの力を抜こうとしても動かなかったからだが，「力が抜けて動くようになる」という課題に対してどのように取り組むかという，本人らしい取り組み方を工夫する体験が大事です。このようにして，程よく力が抜けて自分のからだを意図通りに無理なく動かせるようになっていきます。この体験によって自分のからだは，自分でコントロール可能であるという実感を持つのではないかと思います。結局のところ，臨床動作法では，症状そのものに直接アプローチするのではなく，その人の無理な生き方に焦点を当てているように思います。

原田さんへのお返し

Gosaku Naruse

成瀬 悟策

　原田さんの前置きの通り，大場信惠さんの自己臭論文に対する書評を材料にして対話しないかとのお誘いに乗ることにしました。

　この大場ケースは私たちが脳性麻痺児者の肢体不自由改善の動作訓練法が一段落。イメージ療法の開発中だった約30年以前，心のレベルだけでなく，身体と一体の活動として診る心理療法が成り立たないものかを検討し始めた最初期の貴重な成功例の一つで，それらに"我が意を得て"「動作療法」を積極的に進め始めた当時を思い出します。

　生活上に不適応のある人は必ず身体（動作）に不調があり，その不調が自分で解消できるようになるに連れて人は適応的になってくるという私達の経験が動作療法の拠り所です。

　そんな不調を自分で解消できる動作の仕方を課題として，クライエントは治療者の協力，援助を得て自己努力の課程を進めます。その途中で，原田さんのお説通り，"強迫行為の漸減〜消失，不当な緊張感と一体化して偏った認知イメージ，理解・感じ方も消えて，安定して創造的な生き方"に変わってきます。

　必ずしも"言語化して本人に説明する必要はないだろう"という原田さんのお説通り，動作療法では言語化を重視しませんが，無視するのでもありません。

　悩みや迷いで不安定になっている混乱の心が意識的，知的・合理的に"分かり，理解できることを心理治療の原点"とする立場もありますが，"言葉や頭で分かっても，だからできる訳でもない"ので，私はあまり重要とは思っていませんが，それでも動作療法ではそれなりの効果を挙げられるからです。

　治療過程で言語化しないにしても，考察での議論は必要というお説に賛同して，言語化を言語化してみます。一般の心理療法は言語面接を手段とするし，動作療法は動作面接を用います。言語は意味を付与された記号体系ですから，話者の体験を変換した言語の意味を詮索して，それを変換した意味の言語を聞き手が体験的に変換して理解するという何重にも輻輳した過程を経ます。動作面接ではそうした変換なしで，直かに動作者の体験を伝達，聞き手もそれを直かに体験して感受します。言語面接と言いながら，それは言葉という動作を通した面接ですから，口ほどにものを言う動作と言語と言うより複雑で変形した伝達・表現となるので，言語・意味の明晰な割には効果の期待は薄くなってしまいます。

　私は以前から治療関係が必須条件でなく，促

進条件に過ぎないとしていますが，原田さんもおおよそ似たお立場のように受け取りました。言葉面接に較べて，動作面接では相手の単なる言葉だけでなく，身体の実体感を通して相互に心と心を通じ合わせるというきわめて濃密な治療関係であるにしても，相変わらず促進条件であることは変わりません。

緊張は「力を抜く」練習で「暴露反応妨害法」的な効果が云々，という見方とは違い，"緊張でしか対応できない未熟な生き方を，緊張せずに過ごせる心に育てる"のが動作療法ですが，一般には，単に"緊張を弛め，力を抜き，動かさせる方法"と，専門家にさえも考えられています。お言葉通り自分で作った緊張ですから，自分で力を抜けばいいのですが，実際にはそれほど簡単・容易なことではありません。というのは，生活上のある体験などが切っ掛けでできた緊張を残留，蓄積，習慣化し，果ては慢性化して，無意識化し，意識からは解離して，活性を喪っているので，意識的な単なる努力だけでは直接的に自分で弛めたり，動かしたりできにくいからです。

課題動作の課程ではさまざまな抵抗に出会いますが，道中で最大のヤマ場は痛みが出るときです。逃げる訳にもいかず，頑張ればいっそう痛みが増すばかりで進退きわまります。そのとき，自己による主動を抑え，「我を捨て」て，自体を信じ，動作の自動に任せ切る心になれると，急速に痛みが消えて，楽になるという面白い体験ができはじめます。この状況を筋電図と併せてみると，心身変化の相関の状況が如実に捉えられます。それを見ながら思い当たるのは，拘り捉われる森田神経質に対する森田療法での「あるがまま」の心境ですが，動作療法との関係や異同の検討は今後の課題として残しておきましょう。

成瀬さんへのお返し

Seiichi Harada

原田　誠一

　この度，過日わたしが記した拙い書評をもとに対話を試みるという突飛な申し出に対して，ご快諾下さりましたご厚誼に心より御礼申し上げます。鶴光代先生へのリコメントを拝見して当方の不行き届きを恥じるとともに，「少しでも，何か手だてを打てないだろうか？」と考えて咄嗟に思いついた窮余の一策でした。こうして対話の機会を持たせていただけましたことを，大層嬉しくありがたく感じ入っております。

　この文章を書き始めるにあたって，先ずは冒頭の表題をいかに記したものやら，いささか迷い考えあぐねました。私信を通して，「討論では立場が平等だから『先生』は抜きにすべき」「平等でやるときは『先生』のような敬語は使うべきではない」という筋の通った気骨あるご見解と接して，自分なりに主旨を理解いたしました。しかしです，はるか以前にシュルツ先生との共著『自己催眠』（誠信書房）を拝読して以来，著作・論文を通して長年にわたって学ばせて参りました経緯もあり，先例に倣って「成瀬さんへのお返し」と記すには相当の躊躇がございました。

　これは結構なストレス状況で，わたしの主動（自己）のこころが緊張し，こだわり，困惑した，と申し上げてもよろしいでしょうか。そうした中，討論に関する真摯なお考えを再読・三読して，徐々に「成瀬さんへの信頼的お任せ」の気持ちが芽生えてきました。この「我を離れなければならない」という「難しい」状況を経て，意を決してPCのキーボードを打ち始めて「成瀬さんへのお返し」と入力（動作）。するとこれが「難所越え」となったのでしょうか，あとは主動（自己）のこころと自動（動作）のこころが協働してスムーズに書き進める「胆を括った努力」ができるようになったようです。

　この一連の経験について，今回図らずも成瀬さんから「課題努力法」を与えていただいたような塩梅だなあと感じると共に，「……数秒内に痛みは消えて，本当に楽になる。このお任せの気持ちが無意識対応による弛緩で消したのである」という記載を連想したりしました。加えて，成瀬さんのメッセージをふまえてこの「お返し」を書くという動作を通して，成瀬さんに「不調のない，自由・柔軟で，タテ真っ直ぐな体軸を確立」していただいたような心持ちもしています。あるいは，こうした素人の不正確な比喩的表現は，誤解に基づく不適切な計らいかと危惧しましたが，わたしの偽らざる実感なのであえて記させていただいている次第です。

　従来からわたしは，「我が国オリジナル」な

「まったく新しい心理治療」である動作療法に関心を寄せ、極めて不十分ながら少しずつ勉強して参りました。特に、昨年出版された『目で見る動作法—初級編』（金剛出版）を通して、実際のプロセスの一端を具体的に学ぶ僥倖を得ました。時折DVDの映像を見ながら、そして画面を通して聞こえてくる裂帛の気合いに満ちた成瀬さんの謦咳に励まされつつ、自分自身でも実践して楽しんでおります。こうした経験から、『目で見る動作法—初級編』を何人かの患者さんに推薦して試してもらい、よい手応えを感じています。

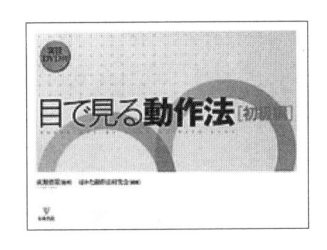

今回の成瀬さんからの「お返し」を拝読する中で、多くの箇所で首肯したり教えていただいたり、はてまた見解が結構一致しているなと嬉しく感じたりしました。こうした具体例を、以下いくつか記してみます。

先ずは、簡にして要を得た動作療法に関する次の紹介文に、改めて教えられ納得もしました。

「生活上に不適応のある人は必ず身体（動作）に不調があり、その不調が自分で解消できるようになるに連れて人は適応的になってくるという私達の経験が動作療法の拠り所です」

さらに、書評でわたしが記した「動作法を実際に行う際には、必ずしも上記の内容（＝認知行動療法的な病態理解と治療方針）を言語化して本人に説明する必要はないだろう」、「ただし"考察"では、こうした観点もふまえて議論を広げ深めてみる価値はありはしないだろうか」という内容を、成瀬さんが正確に理解し同意して下さっている点についてありがたく感じました。

加えて、「言葉や頭で分かっても、だからできる訳でもない」や「治療関係が必須条件でなく、促進条件に過ぎない」という指摘についても、異論はございません。この部分を拝読した際に、わたしの中にさまざまな連想が浮かんできました。それは例えば前者においては、「それは全くその通りで、例えば認知療法だけでは不十分な症例がたくさん存在します。そしてその場合には、行動療法の出番となることが多い」。後者からの連想は、「動作療法や認知行動療法という概念がなかった時代にも、実質的に同じような方法を半ば無自覚に実行して、自ら回復していった人は数知れないだろう。このこと一つをもってしても、治療関係が促進条件に過ぎない事情は自明ではあるまいか」といった内容です。

そもそも書評に明記しましたように、「（動作療法に基づく）明晰な考察への異論は全く」ありませんので、今回のやり取りが食い違いの少ない対話になっているのは、自然なことなのかもしれません。

こうした中、成瀬さんの記載に関して若干のリコメントを申し上げたい気持ちを自覚したのは、以下の部分です。

「緊張は『力を抜く』練習で『曝露反応妨害法』的な効果が云々、という見方とは違い、緊張でしか対応できない未熟な生き方を、緊張せずに過ごせる心に育てるのが動作療法ですが、……（後略）」

わたしの一方的な印象では、書評の表現が舌足らずで不十分なものであったことが原因となり、若干の齟齬が生じているかもしれないという感がございます。そこで、書評を通してわたしが申し上げたかった内容を、改めて箇条書きの形で以下に記させていただきます。書評でツッコミを入れさせていただいた素人なりの思惑、外野席からのエールをうまく成瀬さんにお伝えできれば幸いです。

• おならを気にする自己臭症患者の主動（自己）のこころが、習慣的に行っていた可能性の

ある特定の不安対処行動（＝肛門括約筋を締める，腹部に不自然な筋緊張を生じさせるなど）によって，患者の自動（動作）のこころが不安定・不調となり，悪循環に陥っていた面があるかもしれない。

・その病態が動作療法を通して見事に改善したのだが，認知行動療法の立場から経過を眺めてみると，次のような副次的な奏功機序も想定しうるかもしれない。

・動作療法における「治療者が至近距離にいる」，しかも「治療者がクライエントのすぐ後ろに密着する機会」が多々ある治療構造は，おならを気にする自己臭症患者にとって大変苦手な状況への曝露と言える面があるだろう。

・そして，「その状態（＝曝露状況）で『肛門括約筋〜腹部〜からだ全体』に余計な力を入れずリラックスした状態を保つことが，反応妨害に当たる」とみなすことが可能かもしれない。

・しかるに，この見解はあくまで一連の治療経過を認知行動療法の視点から眺めた際に派生しうる"副次的なもう一つの解釈，付加的な見解"であり，動作療法に基づく正統的な見方を否定する意図は毛頭ない。

・正統的な見方に加えて，この"副次的なもう一つの解釈，付加的な見解"が仮に成立しうるとしてみよう。すると動作療法を通して，曝露反応妨害法も大層自然でスムーズな形で，しかも極めて効果的に同時に実施されたことになる。これは，それなりに新味のある見解ではあるまいか。

・この症例でみられたような，患者の主動（自己）のこころが自らに強いている特定の動作（＝例えば，不安対処行動となっている習慣的で頻繁にみられる強迫行為）が病態で果たす役割の理解をふまえることで，動作療法の実施法や作用機序に関する考察が僅かなりとも広がりを増して，更なる展開を期待することができないだろうか。

以上，成瀬さんからいただいた「お返し」を拝読したわたしの率直な感想を記させていただきました。あるいは，成瀬さんが期待していたような批判を含む生産的な議論の体をなしていないのではないかという危惧があり，わたしの主動（自己）のこころはかなりの不安を体験しているようです。しかしながら，ここでわたしが頼りにできそうなのは，今回成瀬さんに「不調のない，自由・柔軟で，タテ真っ直ぐな体軸を確立」していただいた基盤です。この「タテ真っ直ぐな体軸」を，これからも大切に慈しみながら歩んでいきたいと思っております。

最後に，対話に応じて下さりました成瀬さんに再度御礼申し上げます。どうも，ありがとうございました。

原田さんへのお返し・Ⅱ

Gosaku Naruse

成瀬 悟策

　表題「お返し」を書くにあたって"お任せ"，"我を捨てる"，"主動（自己）のこころ"，"自動（動作）のこころ"，"難所越え"，"肚を括る"など，私たちの主要な概念を軽口話のあちこちに散りばめながら動作療法を極めて的確にご理解いただいたことを，先ず厚くお礼申し上げます。私事ですが，その昔々ごく若造のころ私とシュルツの共著『自己催眠』以来最近まで長年に亘り関心をお持ちいただいているとのこと，恥ずかしく汗顔の到りながら，改めて感謝致しております。

　そんな中でご検討いただいた"動作療法"には「異存は全く」ないとのこと，また最近の拙編"目で見る動作法"で試してよい「手応えを感じて」いるとの由，俎上に載せられている私としましては正直"ホッ"としながら重ねて感謝しています。

　原田さんから曝露反応妨害法を動作療法へ採り入れればより新味のある療法として「更なる展開が期待」できようとの，貴重なご助言を頂きながら，私の不明な誤解からそのままにしていたのに，重ねてのご助言に恐縮の他ありません。折角のご助言をどう生かせるかが今後の課題ですが，只今念頭では，「体験」の扱いをどう始めようかということです。

　強迫のような体験を私は以前から内容と様式（仕方，感じ方）に分けて考えます。不安，恐怖，体臭，失禁，多汗，劣等，不適格など，こころによって意識された内容，それがどう気になり，拘り，持続するか，いかに強く体感的に実感するか，虚感的かなど，身体の緊張や動きの感じ方を様式（仕方）とします。そのうち体験の仕方は心理的な緊張感・動き感と，身体の緊張や動きの仕方と内容の意味によって変化します。丁度どもりの真似をしていたら本物の"どもり"とか"どもり恐怖"になったなどといいますが，すでに存在していた緊張感へ"内容"が掛け合わさってできた強迫になる体験は，内容×様式という図式になります。この体験の内容は変わらないとしても，緊張感の在り方によって左右されますから，主として内容を扱う一般の心理療法とは違って，動作療法では内容に関係なく，もっぱら体験の仕方，すなわち緊張感や動き感という動作活動から来るものと考えます。

　従って，意識的な治療法では，身体から生じる緊張感や動き感へいかに対応するかが問題になります。適応上の問題を持つクライエントはさまざまな動作の不調を示しますから，その不調が解消するよう直接的に動作の仕方を変える

努力をすればよいのですが，それがとても難しい。というのは，動作そのものが出生時以来無意識的だったものをやっと意識化してきたのですが，クライエントの場合はさらに不調が無意識化して意識から解離しているので，自分では先ずそれに気づかないし，不調を変えようとしても，どうやって動作へ働きかけてよいのかが分からないのですから。

　動作療法では，幸いこの無意識的な不調を意識的な努力だけでなく，身体を緊張・弛緩させながら緊張感・動き感を動作のこころで半意識的に操作，制御しやすい条件にあるので，これを活用して，内容でなく，もっぱらその仕方を治療的に変えようとします。その結果よくなったクライエントは「気にならなくなりました」，「拘らなくなった」などというようになって，苦しかったその内容はいつの間にか解消しているというのが普通です。

　こうして動作法では内容の意味や由来を詮索しませんが，原田さんは曝露法，曝露反応妨害法などに見られるように，内容の曝露を重視されているので，動作法でも内容を今一度考慮し直したらどうかというご助言かと受け止めて，それを動作法でいかに採り入れるかをこれから検討してみます。ご助言ありがとうございました。

　そんな動作法では結局何をやっているのかといえば，無意識化した不調を「意識化」して思い通り自由で柔軟な動作へと自分を変えてゆくという自己治療の課程ということになるでしょう。行動主義を標榜する立場からは，"こころ"どころか意識化とか無意識化などという概念を使うことには抵抗があるかもしれませんが，折角原田さんからお認めいただきながら，ここへ来て見解の相違が出るのではないでしょうか。ご承知のように，私は学生時代以来，催眠に凝って，意識・無意識など変性意識の問題を特に心理療法では無視できないものと考えているからです。

　この期に及んでこんな問題を提起したのでは，企画・編集でもお困りでしょうから，今回はここまでで打ち止めとして，こんな問題をある時期に改めて検討・討論してみたいものと願っています。いずれにせよ，拙い私共の動作療法にお相手いただきました原田さんには心からのお礼を申し上げます。ありがとうございました。

自著三編について

- 『薬物精神療法』（医学書院，1967年）
- 『身体的自我の構造』（九州神経精神医学，1984年）
- 『森田療法は消滅するか』（九州神経精神医学，1985年）

西園昌久（にしぞの まさひさ，1928年〜）
精神科医。福岡県生まれ。
1953年　九州大学医学部卒業
1971年　九州大学医学部助教授
1973年　福岡大学医学部教授
1993年〜2001年　WHO協力センター（福岡大学）所長
1999年　心理社会的精神医学研究所開設

Masahisa Nishizono

西園　昌久*

I　『薬物精神療法』
（医学書院，1967年）

　私は，古澤平作先生による精神分析の訓練を受けて福岡に戻り，九州大学精神科に入り精神分析治療に励んだ。当時の我が国の精神分析に携わる人びとの神経症の治療理念は，S.フロイトの教え通り，エディプスコンプレックスの洞察による解消だった。しかし，私の治療症例では，まず，母親との葛藤の分析状況での再構成と解決が重要であることの発見だった。それは，「精神分析操作中の口愛期退行現象」と題して，発表した。エディプス葛藤の治療の中での登場と治療的解決は母子関係の解決の後になされるべきであるという認識を得た。それは，その後，出会うことになる対象関係論との共通認識だったであろう。そして，私が精神科医としてスタートした時期は，インシュリンショック療法，持続睡眠療法，電撃療法などのいわゆる古典的身体療法がなお存在し，そこへ，数々の向精神薬が開発され持ちこまれた時代だった。大学に籍を置くということは，難治な症例をより短期

＊心理社会的精神医学研究所
〒812-0011　福岡県福岡市博多区博多駅前3-16-13-1　由布ビル6・7F
Masahisa Nishizono：Institute for Psychosocial Psychiatry and Psychoanalysis

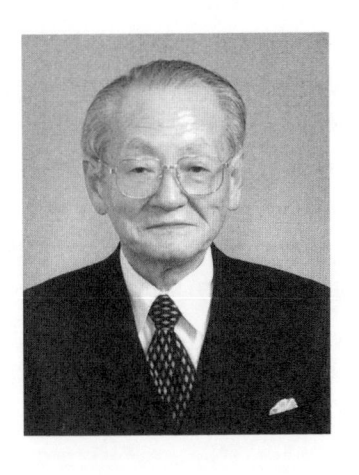

間に，よりよく治すことの使命を果たすことが，潜在的に求められると考えられる。私にとって云えば，精神分析の理念と技法を新しい薬物療法にどう活かすかという課題である。精神分析が単なる神経症治療の一技法を超えて，人間心理の学問体系であるならば，身体療法の過程にも精神分析的理解が存在しうるであろうと考え，とくに，インシュリン療法に立ち合い，その間の患者の意識変化と心理的退行，看護師の関わりを考察した。また，臨床的には新薬の治験に関わり，レボメプロマジンが，抗精神病作用以外に，抗不安作用とともに対人接触を改善する作用のあることを発見していた。そこに，カナダ，モントリオールのH. Azimaら（1957）の「クロールプロマジンを使っての依存的薬物療法」の報告に接した。私は早速に追試し，工夫を重ね，「レボメプロマジン使用のもとでの薬物精神療法」を開発し，ふつうの精神分析療法や精神療法では難治だったり，長期を要する患者たちに有用であることを明らかにした。この治療法を依存的薬物精神療法と名づけたが，①患者によって必要とするレボメプロマジンの量に個人差があること，すなわちパーソナリティの生物学的要因のちがい。②治療者の精神分析的関与は中立的態度の中での解釈では不適切で，「現に，今まさに体験するものとして」言語的に関わるもので，今日風にはビオンの「夢想」にちかい介入が適切で，さらに，③看護師の保護的役割をあげることができよう。それも担当する医師治療者に対する看護師の信頼感の相違が，看護師の患者への関わりに影響することが認められた。このことは，育児における母子関係も，純粋に母親と乳幼児との二者の間のものでなく，母親の夫（子どもにとって父親）への内心の思いに影響されているだろうことが推察された。

レボメプロマジンを使用した「依存的薬物精神療法」でも難治な症例があった。それらに，当時は合法で，国の内外で試みに行われていたLSD-25を使っての精神療法研究も本書に報告している。これらの試行でパーソナリティの生物学的基盤のちがいのあることを確かめ得た。LSDはその後，法的に使用が禁止された。また，短期間とはいえレボメプロマジンの大量を使用することは，患者の負担が大きいので今日では行われない。しかし，パーソナリティの基盤に生物学的ちがいがあって，外部の刺激によって変化しやすいものと変化しがたいものとがあり，その後の神経科学－精神薬理学の進歩を考え，適切な薬の選択の上で，精神療法と統合することはよりよい効果をもたらすと考えられる。

なお，本書には，薬物精神療法の前提知識として，また，薬物精神療法を必要としない，ふつうの精神療法とは何かについても，当時の私の考えを記載した。すなわち，「精神療法とは何か」をまず，明らかにした。私は，「精神療法とは治療者患者関係の操作によって患者の情動障害を治療する医学的方法である」と記載している。今日から考えれば，「操作」「医学的」という言葉は必ずしも適切とは云えないであろう。当時，精神科の中で重症な病態の治療法開発に専念していたのでそのような状況を反映したのであろう。また，本書には，支持療法，森田療法，精神分析，ネオ・フロイディアン，力動的精神療法の比較を試みている。さらに，各論として，神経症，離人症，境界例，統合失調症，うつ病についての精神療法を記載した。

II 『身体的自我の構造』
（九州神経精神医学，1984年）

ごく短い論文であるが，それまでの精神分析療法，その他の精神療法の経験から人にとって，「皮膚と筋肉」を介しての対象との関係の重要性を認識した。母親が乳児を抱擁する場合，可能なかぎり，自らの皮膚を介して巻き込むように乳児と一体化を実現しようとする。母親自身

も自らが抱擁している乳児に抱擁されているかのようにである。こうした母親－乳児関係を通じて，子どもの心には安心感，信頼感といった心性が育つであろう。ところが，皮膚を介して接しあうことは自分と別の存在がいることに気づくことにもなる。後に，このような母親との皮膚体験を介して発達する自我をフランスのD. Anzieu（1985）が皮膚自我あるいは膚接性自我と名づけたことを知った。ところが，乳児が成長し「イナイイナイ，イタ（ばあ）」遊びや物を握っては捨て握っては捨てて，周りの人を支配してよろこぶほどに筋肉が発達すると母親が抱っこするだけでは満足しなくなる。そこで父親が相手して抱っこするのであるが，母親が乳児と皮膚を接しあって丸まって一体化するのとちがい，父親は自らの手や腕の筋肉を使って子どもの全身を支える。その場合，子は，多くは背筋をのばし，正面を直視する。その後，子どもの成長に従って，父親との遊びに発達する。筋肉を使っての遊びは，よろこび，勇気，挑戦，はじめと終わりの時間感覚，始めがあれば終わりがある体験からの因果律の感覚が発達する。子どものやりすぎは父親によって規制される。それがエディプス不安と重なり合う。こうした筋肉の発達にともなう心の成長を私は筋肉性自我と名づけた。牛島（1982）は，前青年期の安定を求める心と退行との狭間に生じた無力感を「前青年期ドルドラム」と名づけ，その状況から脱出するには「創造された理想的な父親像」によってなされ，前エディプス的父親と呼んだと記載している。牛島のいう「前青年期ドルドラム」からの脱出は筋肉性自我の成長いかんにかかっていると考えられる。ちなみに，画家や彫刻家たちが，「母と子」「父と子」をどのように描いているか，機会があるたびに国の内外の美術館を見て歩いたことがあった。「母と子」の絵は，ルーヴル美術館のピカソの絵に代表されるように比較的容易に見出すことができる。

そして，そこへ描かれているのは，母子の抱擁像である。他方，父子像を見出すことは困難であった。辛うじて見出したものには，先に記載したように父親が自らの手や腕で，子どもの体を支え，子どもは背筋を伸ばして外界を直視することでは共通するものがあった。

こうした「身体的自我」の概念は先にも記したD. Anzieuの皮膚性自我あるいは膚接性自我の概念にならったものであるが，私の「筋肉性自我」についての精神療法の素材は，「精神分析療法における父親－歴史と考察．季刊精神療法10(2)；109-119，1984」ならびに，「精神療法過程にみられる現代の父親．精神療法21(5)；415-422，1995」で報告したものに基づく。

Ⅲ　『森田療法は消滅するか』
（九州神経精神医学，1985年）

この論文の題名は，森田療法家の皆さんには衝撃的であったらしく，発表して30年近く経った現在でも，「あの論文に刺激を受けた」といって下さる方があるのである。その話をお聞きするたびに恐縮するのであるが，私は，決して「アンチ森田療法家ではない」。そもそも，私が精神科医として出発し，研修をうけた九州大学精神科は当時，慈恵医大以外の大学では唯一の森田療法を実施していたところであった。同療法を担当しておられた池田数好先生（のちに，同大学教育学部教授，同大学学長）は森田療法の原法に忠実であった。先生は私が精神医学の手ほどきを受けた直接の上司でもあった。その池田先生は，公務が忙しくなり，治療現場を離れざるを得ないことが多くなってきた。その時の留守居をおおせつかった。精神分析を研鑽していた私は，それは横に置いて森田療法の原則を守ることにきびしい池田先生の治療を邪魔しないよう努めた。そうした経験から森田療法への関心は深められたと思われる。後に，森田療法学会で特別講演の機会を与えられ，「精

神分析家から見た森田療法の真髄」と題してお話ししたが，その中で，私が理解した森田療法の特徴を次のように報告した。①治療の枠，あるいは治療構造が明確；森田療法原法では，絶対臥褥にはじまり，軽作業，中等度作業，日常生活へ至る過程で，患者のなすべきことがきわめて明確である。患者は，するかしないかが問われて，どう感ずるかは問題にされない。この治療に納得して治療に入った患者にとっては勝手のわるいものではなく安心さえおこすものであろう。現代精神分析風に云えば，「抱きかかえること」であり，そこには母性性由来の信頼と安心とが生じやすいと思われる。②体験中心；私が観察した限りでは，森田療法が効果をあげる時には患者はきまって，「作業へ没頭」する。池田先生は，軽作業期の作業として，組織病理研究室で使用する「スライドグラス・カバーグラス磨き」を指示しておられたが，長年関わってきた女性実験助手が，グラスの磨き具合を見て，「この方は治られますね」と予測するほどだった。この「作業への没頭」は，本人の至誠感覚－自我理想が満たされるもので，私のいう「筋肉自我」と関わるものであろう。それだけに，この段階での森田療法家の介入が治療進度の鍵となろう。③説得－治療者の言語的介入；治療者によって，「あるがまま」の重要性とその内容とが教えられる。それは，現実肯定ないしは受容の大事さを中心としたものである。つまり，全能感満足を求めての対象支配の愚かさと不完全さを認める勇気が教えられる。ある意味で「虚無の自覚」である。その時点で，宗教哲学でいう「逆光からの照射」（中村，1998）が生じ，個人を超え，自然との合体で個の確立がはかられる。④現実肯定・受容中心の治療原則なので治療の中で患者の過去，すなわち生活史は問題にしない。

さて，こうした森田療法の治療者・患者関係とはどんなものであろうか。森田正馬は患者と薪を拾い，風呂を湧かし，背中を流しあったという。精神分析家のあるべき姿として当時，いわれた中立的態度とは対極にある。

精神分析家として私は，これまで，S. フロイトのチェッコ・プリシボールの生家，ウィーンの住居兼診療所跡，そして，ロンドンの今では博物館になっている旧居を機会あるごとに訪ねたことがある。同じように，森田療法を創始した森田正馬の高知の生家を訪ねる機会が，これまで3度あった。現在では地区の教育委員会の管理下で不登校の子どもたちの学習の場になっている。森田が帰郷するたびに，郷里の小学校の生徒全員に，ノートや鉛筆などを土産に贈ったという話は以前に聴いたことがあった。実際に旧家を訪ねた時，森田と郷土の人びととの関わりに詳しい町役場の方が説明してくれたことがあった。その話によると，支那事変が起きて，村の青年が兵隊として召集されると，森田は縁故の有無を超えて，生命保険に加入することをすすめ，保険料を負担したというのである。真偽のほどは判らないが，郷土の人にはそのように語りつがれている。こうした，他者の存在についての責任性が森田療法の創始，あるいは治療技法の基盤をなしているように理解されるのである。

第二次世界大戦の敗戦後，我が国の社会や家族のあり方など価値観は変化した。そして神経症の多発が論じられた。そうした状況で，森田療法家の間で，森田療法の対象である神経症の純型が少なくなって，入院による定型的な治療が困難になったと云われはじめた。森田療法の理論からすれば，森田療法の対象になるのはいわゆる「ヒポコンドリー性基調」から出発した神経症であり，治療にさいしても「生の欲望」に裏打ちされた向上欲があって，治療者の指示に積極的かつ肯定的に同化していく神経症者である。そうした対象が減少し，例えば，対人恐怖（今日でいう社交性不安）にしても，恥の心

理で理解されるよりも,むしろ,おそれの心理で理解され,引きこもった生活をするものが一般的となり,攻撃あるいは被害的態度を示すものが少なくないということである。当然のことながら治療にあたっても,治療者の指示やすすめに,素直には従えず,疑問や批判など否定的感情をもって応じるのである。こうした状況を反映して,当時の実態調査で森田療法の入院施設で10施設のうち,5施設までが入院治療の中止,あるいは施設そのものがなくなったと報告されている。森田療法原法が困難になった理由はその治療の適応になる患者の側の変化ばかりでなく,治療者側のあり方の時代的変化も考えねばならないと指摘した。森田療法が編みだされる当初,森田は自宅で患者と起居を共にし,落葉を拾い,飯を焚き,一緒に風呂に入って背中を流しながら,人生の労苦やそれに対する対処の仕方を語りあったという。今日,そのような関わりを患者も治療者も望まない。そこに,森田療法原法が困難になった理由がある。そうした認識で著したのがこの論文である。幸い,森田療法は時代の変化に即応して,再生し,国際的にも普及しているという。現代社会における父親のあり方がそこに見られるであろうと期待している。

文献

Anzieu D (1974) Le moi-peau. Psychismes.（福田素子訳（1993）皮膚－自我.言叢社）

中村雄二郎（1998）日本文化における悪と罪.新潮社.

西園昌久（1958）精神分析操作中の口愛期退行現象.精神分析研究,5(2).

西園昌久（1967）薬物精神療法,医学書院.

西園昌久（1984）身体的自我の構造.九州神経精神医学 30(2);200-202.

西園昌久（1985）森田療法は消滅するか.九州神経精神医学 31(2);127-131.

牛島定信（1991）青年期精神療法の治癒機転.（馬場謙一編）青年期の精神療法.金剛出版.

西園昌久の三編について
▶先見の明

前田 重治*

Shigeharu Maeda

　西園さん（エッセイなので呼びすてにもできないし，「先生」では遠くなりすぎる）とは，むかし精神科では同僚であったが，古澤平作門下の精神分析ではわたしの先輩格になる。薬物療法も得意であり，国際的にも視野がひろく，社会精神医学や医学教育などにも熱心で，見識のある論文や著書も多い。それでこのたびは，本人の手でどれが選ばれるのかという興味があった。そしてこの三篇である。なるほどな，と思った。それぞれについて，じゅうぶんに解説されているので，あまり言うこともない。

I 『薬物精神療法』
（西園昌久著，医学書院，1967年）

　初期の代表作である。彼は精神分析の体験によって，早くから口愛期退行に注目していた。そこで30代の半ばには，アジマらの研究に刺激されて，向精神薬による「依存的薬物精神療法」の研究にとりくんでいた。それは従来の精神分析治療の限界を超えようという意欲的な仕事だった。そのさい看護師の協力が欠かせない。そこで身も心も退行して依存してくる患者に対して，どのように接するといいのかを彼女らに熱心に教育していたのを覚えている。「自然な態度で接するように」と書かれているが，そのあたりのことをもう少し具体的に聞いてみたい。

　ともかくわたしは，難物の患者たちに乳幼児期の依存性が復活し，それが実現化してくる姿におどろかされた。そしてその新しい治療に踏みこむ彼の勇気と信念にも感心した。精神分析において，今日では母子関係の重要性をとりあげるのは常識となっているが，その母親の背後にいる父親の意義へと，早々に着目しているのは先見の明があったといえよう。

　この薬物大量投与という手のかかる治療法は，臨床的には広まらなかったが，退行現象をリアルに再現して，パーソナリティの発達での養育者の在り方を実証したものとして，画期的な研究だった。

　そのほかにも本書には，精神療法や精神分析についての調査研究のデータが豊富に挙げられている。それらは今日でも有意義な資料として貴重な価値がある。

II 『身体的自我の構造』
（九州神経精神医学，1984年）

　以前に福岡の精神分析セミナーで，彼が「母

---

*九州大学
〒812-8581　福岡県福岡市東区箱崎6-19-1
Shigeharu Maeda：Kyushu University

と子」「父と子」の絵や彫刻のスライドを示しながら，楽しそうに説明していた場面が思い出される。

そこで精神に対する身体性が重視され，「皮膚と母性」との関係の上に，「父性と筋肉性自我」が提唱されているのが興味ぶかい。さらに自我発達において，そうした筋肉を介した父親との直接的な関係が，その後の象徴としての畏怖すべき父親像へと結びついてゆくという。そこでの「自己と身体性」の展開について，（簡単には述べにくいものだろうが）もう少し敷衍してもらえると有り難い。

Ⅲ 『森田療法は消滅するか』
（九州神経精神医学，1985年）

まわりが精神分析に凝っていた時代，彼から森田療法をやっていると聞いたことがある。「森田の患者は，スーパーエゴが強いんだな」とか言っていた。池田数好先生の留守番役だったとはいえ，ただでは起きない研究熱心な彼である。

この精神分析をふまえた森田療法の解釈は，なかなかユニークである。「森田神経質は，自我理想の病気である」という考えには，わたしも賛成である。

この論文のあとに「精神分析家から見た森田療法の神髄」（森田療法学会雑誌，10：25-52, 1999）という大きな論文が出されているが，これはかつての池田数好先生の論文とならぶ名論文であろう。そこでも父性性がとりあげられていて，作業療法での筋肉自我論まで出てくるのが面白い。

＊＊＊

西園さんは，若いころからつねに身体性という医学的現実をふまえて，精神分析を精神医学に結びつける努力をしていた。わたしがこの三篇でなっとくしたのは，そこに彼の持説が一貫していて，さらに精緻化されているものだったからである。

長いつきあいから，彼自身も，親分肌の父親的気骨をもった芯の強さとともに，若い人への面倒見のいい優しさの持ち主であることも見てきた。かつてある研究会の帰りの車のなかで，土居健郎先生が想いのこもった表情で「西園くんは，本当に臨床家だな」と感嘆されていたのを憶い出す。わたしも「そう思います」と答えたものだった。

Re-Comment

西園　昌久

Masahisa Nishizono

　前田さんは九州大学精神科では私より1年先輩である。私が入局したとき，催眠に凝っておられた。やがて古澤平作先生のもとで学んでこられ7，8年，机を並べた仲である。今では「芸と精神分析」で人びとを魅了している方である。その前田さんから私に，2つの注文がでた。すなわち，「薬物精神療法」における看護師の態度，私が当時，看護師らに勧めていた「自然な態度で接するように」についてと，「身体的自我論」の中の筋肉性自我と父親像の関連についてである。

　まず，薬物精神療法における看護師の役割と態度についてであるが，今日では私の開発した「依存的薬物精神療法」は行われないが，現在，推奨される「チーム医療」の成立の条件としての看護師の役割に活かせると考えている。私が精神科医になった頃の精神科看護師の役割は，「事故防止」と「担当医の指示の実行」の2つで，殆ど，患者との人格的関わりはなかった。あることから，私は当時，主として統合失調症の治療として行われていたインシュリン・ショック療法の経過を観察し，「口愛期退行」を想定し，看護師にその解説をするとともに，看護に彼女らの潜在的に保持しているであろう「母性性」がきわめて重要であることを伝えた。それ以来，看護師たちの業務態度は，それぞれ主体性を持ち，前田さんの質問の「自然な態度で接するように」なり，「依存的薬物精神療法」でその真価を発揮した。それには，担当医との信頼関係のありようが大きく関係するのを体験した。精神科チーム医療の本質にも関わることであろう。以来，看護師に対する精神療法教育は重要と考え実践してきた。

　次は，私の云う「身体的自我」の中の「筋肉性自我」についての質問である。「イナイイナイ，イタ（ばあ）」をしはじめる頃は，子どもは筋肉活動がさかんになる。時に，母親に代わって父親が登場する。父親の子どもの抱き方は母親が子どもと皮膚を接して一体化するのとちがって，手や腕を使って子どもの全身を支える。子どもも背筋を伸ばして正面を見据える。やがて，父親は子どもを「タカイタカイ」をしたり，ゲームを教えたりする。主として筋肉を使っての父‐子の関わりである。それは，駆けっこ，相撲，キャッチボールなどへと発展する。子どもにはそのような父親とのゲームを通じて，歓喜，挑戦，決断などの心理的体験が重ねられる。また，筋肉を使ってのゲームには始めと終わりがある。成功と不成功の区別がある。そこに，子どもに知性の発達をうながす体験がある。よ

ろこびと支配欲の満足を求めるあまり，子どもの行動が父親がもてあますほどになれば，父親は規制する。父親による禁止である。エディプス願望への子どもの内的禁止に重複する。乳幼児期にこのような父親との共有体験が乏しい子どもは，父親像がきびしく，エディプス葛藤がより深刻になると考えられる。

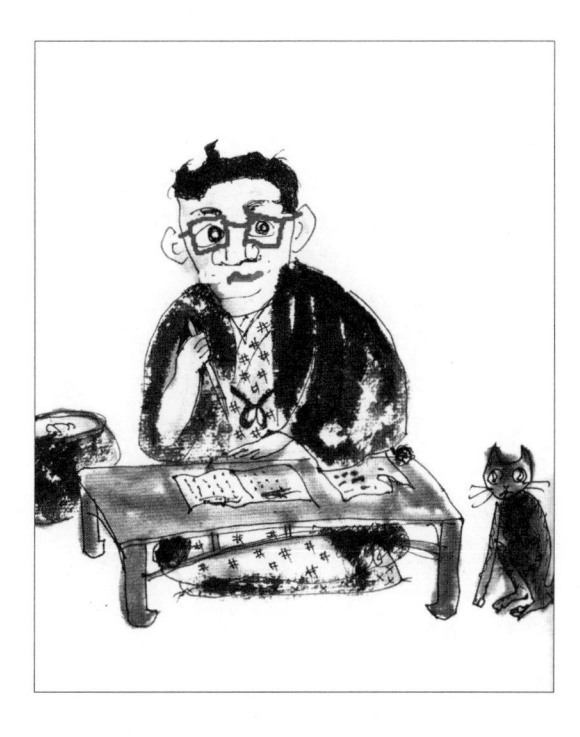

自著三編について

- 『新訂増補，子どもと大人のこころの架け橋』（金剛出版，2010年）
- 『統合的心理療法の考え方』（金剛出版，2006年）
- 『聴覚障害者への統合的アプローチ――コミュニケーションの糸口を求めて』（日本評論社，2005年）

村瀬嘉代子（むらせ かよこ，1935年～）
臨床心理士。博士（文学）。日本臨床心理士会会長
1959年　奈良女子大学文学部教育学科心理学専攻卒業
1959年～1965年　家庭裁判所調査官（補）
1962年～1963年　カリフォルニア大学大学院バークレイ校留学
1993年　大正大学人間学部並びに大学院人間福祉学科臨床心理学専攻教授
2007年　日本臨床心理士会会長
2008年～　北翔大学客員教授。大正大学名誉教授・客員教授

Kayoko Murase

村瀬 嘉代子*

はじめに

　この企画について私を対象者の一人とお考え戴いたことは，光栄ではあるが，僭越だとお断りした。再度ご意向を伺い，おそるおそる考え直すことになったのだが，自薦三編も実は選んで戴いた，つまりは他薦という次第である。躊躇う理由の第一は，与えられた場と状況で，課せられた課題にその都度，精一杯に普通のことを普通に行ってきた地味な営為であること。そして，内心何時も，心理療法という営み自体，おそろしい，おこがましいことである，とおののきつつ仕事をしてきたというのが実情だからである。こう気持ちを抱きつつ，選んで戴いた三編について今，思うところを述べよう。

I 『新訂増補，子どもと大人のこころの架け橋』（金剛出版，2010年）
II 『統合的心理療法の考え方』（金剛出版，2006年）

　自らの生き方をこうなりたい，したいと，主体的に考えて選ぶことなく私は今日に到っている。比喩的にいうと，目の前に球が飛来するの

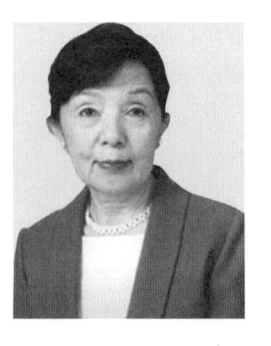

---

*北翔大学大学院
〒069-8511　北海道江別市文京台23
Kyoko Murase : Graduate School, Hokusho University

で，おそるおそるバットを差し出す，何とかミートした？　いや反省点さまざま……，予期しないのに次にまた違う球が別の方向から投げられてくる，バットを差し出す……，という道を歩んできた。途中，家庭の事情でバットを置いたのにも等しい状態もあった。こういう受け身的生き方の中で，どのように仕事に向かい，心理的支援を行ってきたか，その過程で心理臨床とはアプリオリに理論や技法があって，それに該当する事実を現実から切り取って当てはめ考え，実践するのではなく，まずクライエントの必要性に応えるべく，帰納的に理論や技法を適応するものであると考えてきた。現実は既成の理論や技法を超えることがしばしばであり，ささやかではあるが，状況に即応して新たな方法を創案したりもした。自分の責任性を考えながら，全体状況を俯瞰する視点と目前の課題に緻密に焦点を合わせるという両視点をもって，特定の理論にとらわれることなく個別に即して関わることがクライエントの必要性に最も即応することであろう。心理療法の統合についてのこれまでの議論や研究は，異なる理論や技法をどう合わせ用いるかということが主題とされて来た観が強い。しかし，心理臨床の実践を通して，同じ理論や技法であっても，それを用いるセラピストの特質が大切な要因であることに思い至った。これは心理療法の構成要因がクライエント，用いられる理論や技法，セラピストであることを考えればあまりにも当然でむしろ，セラピストがどういう特質を備えていることが望ましいか，心理療法の統合とはセラピストがどのように統合のとれた存在であるかということが実は主要な検討課題であろう。そして，心理療法とは余りにも自明のことであるが，目前のクライエント，問題を含む状況がどのような支援を必要としているかと考えるべきであって，理論や技法を用い，その意味や有効性を検証するために人の生きがたさがあるのではないということをしっかり認識していたいと切実に考えてきた。

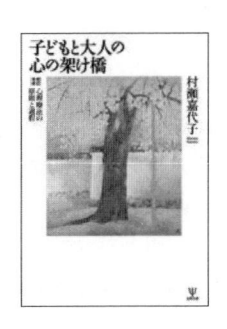

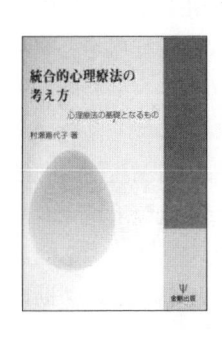

セラピストに望まれる要因とはどのようなものであるのか，セラピストの統合のとれたあり方が心理療法の統合の中心課題であることを，さまざまに異なる領域での実践と思索を通して述べようとしているのが，『新訂増補，子どもと大人の心の架け橋』『統合的心理療法の考え方』の内容である。

セラピストとして成長していくには何が役立つのか，それには幅広い領域のさまざまに異なる，専門家の方々はもちろんだが，必ずしも専門家でない人々との出会いも極めて貴重である。換言すれば吉川英治曰くの「われ以外皆わが師」を痛感しているが，さまざまな人やこととの出会いをもとにどのようにそれが私の臨床の営みに影響を与えてくれたかについては，Ⅰに収録した「最終講義」とⅡの「まえがき」で述べている。

Ⅰに収録されている「子どもの精神療法における治療的な展開——その目標と展開」は児童精神科の基本的な課題について率直に討論しよう，と精神科医の小倉清先生，山崎晃資先生など児童精神医の方々が中心となって，1978年から5年間，年1回合宿して開催された研究会で報告した内容を纏めたものである。与えられた標題が，そもそも難しく研究会で報告するのもやっとの思いであったが，文章化するのは本当に難しかった。特定の精神療法ではなく，精神療法に通底する基本を捉えながら，どのよ

うな子どもの精神障害や行動上の問題に対しても適用できる，しかも心理的支援たり得る基本を踏まえながら個別に即して効果のある精神療法とはどのようなものかを具体性を持って述べることが課題であったが，精神療法の過程を始まりから終結まで，その過程の諸相を捉えつつ，留意点を普遍性を持って描き出すことに努めた。補足が要るような，しかしそれを始めると際限がないような，迷いつつ書き上げた。当時は子どもが幼く，義母が自宅療養中で，編集者の山崎先生に降ろして下さいとお願いすると「監督の指示無しにピッチャーはマウンドを降りてはいけない！」と。義母の寝室前の廊下に小机を置いて，「看病しながらこんなことを考えている空気は病人の養生には良くない，申し訳ない……」という自責が執筆中付きまとい，一方，職業人としては半端だとこれまた自信なく沈んでいた。意外にも評価を戴き，「これは大人の精神療法にも通じる内容」「年月を経ても新しく本質的」と評され，不思議な心持ちである。

同じくIに収録されている「子育ての喜びに気付くまで」を書いた1970年〜80年代の自閉症の子どもの症状や問題とされる行動は，概して昨今のそれらより重篤で激しかった。そして今日のようにショートステイサービスなどという制度もなく，療育の機会も少なかった。いわゆる重篤な発達障害児は，多くの場合，特殊学級や情緒障害児学級（今日の特別支援学級）から帰宅すると，定型発達をしている子ども達のように友達とのさまざまな遊びやスポーツやいろいろなお稽古，学習塾などというような生活の拡がりは乏しく，保護者（主として母親）は子どもへの関わりに追われている，という状況であった。ふと，多くのお母さん達が当時流行のセミロングヘヤーではなく，ヘップバーンカットというかショートヘヤーにされていることに気付いた。おそるおそるたずねてみると，手代わりを頼むこともできず，美容院へ行くことはもちろん，買い物をゆっくりする暇も見出しにくいから手のかからない髪型にしていると伺った。護られた時間と空間の中での関係性をもとに展開される心理的な治癒と成長の支援，と心理療法を自己規定して捉えるばかりでなく，重篤なクライエントに対しては個別に即して，全体状況を的確にアセスメントし，必要性に応じて柔軟にクライエントや環境を少しでも生きやすさを増すものにするべく多面的な支援を工夫することが必要なのだ，障害は消褪することがなくとも，生きやすさを増す，という視点で心理（精神）的支援をすることが肝要なのだと気付いた。但し，自分が責任を負えるという要因を忘れずに……。

この頃，プレイセラピイは自閉症児には効果がない，行動療法こそ科学的で有効であるという主張をはじめとして，治療技法の有効性について模索する議論が盛んであった。だが，ひと言でプレイセラピイと称しても，クライエントに身を添わせる心持ちで想像してみると，セラピスト個人の特性によって，プレイセラピイという技法も随分と異なって受け取られるであろうと容易に考えられる。技法の特質ばかりではなく，技法を扱うセラピスト個人の特質もセラピイの効果に影響を及ぼしているのである。そして，発達障害児にとっては，セラピイの中での経験を自分の生活のさまざまな局面に汎化応用していくとことは難しい。週1回のセッションの経験が他の6日間と23時間余の生活と連動して，セッション内の経験が日常生活の行動の中に適応的行動として根付き応用されていくような配慮が必要だと私は考えるに到った。治療者的家庭教師と仮称したが，学生がクライエントの家を訪ねて，クライエントに遊びや何気ない日常生活の一端を共にすることを通して，情緒的に心地よさや安心感を贈り，かつさりげなく，より適応的な行動様式を当の発達障害児が会得するのを助ける，療育的効果を期待す

るという方法を発案した。今日のメンタルフレンドの先駆けである。さらに，子どもが在宅時には子どもから眼が離せない，中には冠婚葬祭以外は迷惑になることを案じて，友人や親戚との交流も最低限に，家族外との行き来を控えているという保護者の状態に，この治療者的家庭教師の訪問が外の空気をそっと運ぶことになり，僅かな時間でもお母さん達が自分の時間を持てたらということも意図した。これらの学生の専攻はさまざまであったが，この後，発達障害のある子どもの診療に積極的な歯科医，福祉医療行政に意欲的に取り組む官僚になった人，情緒障害児施設長として，その領域でリーダーとなった人もある。いや，別に専門領域にその経験を反映させずとも，それぞれの大学生達が卒業などでこの治療者的家庭教師の関わりを終えるとき「無事の人として育ってきた自分が生きづらさを余儀なくされて生きている人達について，少しだが知り分かち合えたこの経験を通して感じ考えたことを，これからの人生で意味を持たせていきたい」と異口同音に語られるのを感慨深く私は聴いた。

　今日ではスクールカウンセラー事業も広く知られることとなり，アウトリーチの必要性など，当然のこととして語られるようになった。当時は心理療法は先方が出向いてこられるのが当然と考えられていたが，同じクライエントでも状況により態度が違うであろう，その違いを考え，総合的に理解することが必要であろうと考え，周囲の軽い驚きに理解を求める説明などしながら，学校や家庭訪問を必要と考えられる場合には行うことを始めた。実際，現場を知る，共にする体験に根ざした発想や創意工夫が臨床で有効であることを実感した。

　Ⅱに収録した「子どもの父母・家族像と精神保健──一般児童の10年間の推移並びにさまざまな臨床群の家族像との比較検討」

　いわゆる臨床と研究は別のもの，量的研究と質的研究は異なるものとして対比的に考えられてきた傾向がなきにしもあらずであったが，現実の臨床場面で有意味な，あるいは次の方略を考えるのに参考になり役立つ研究の特質は，研究手続きが整い，形式要件を満たしているばかりでなく，資料や統計の背後に現実に生きている人の息づかいや表情，つまり生き方の実態が精彩をもって想像されるものであると考えていた。

　1987年に開催された日本法社会学会シンポジウム「近代家族の行方」にシンポジストとして，臨床心理学専攻の立場から発言したが，先進的民法学者や人口統計学者，フェミニズムを標榜される社会学者の語られる近未来の家族像は理念から概念的に形成されているという感を否みがたく，それは未来の家族像を描出するものと言われても，私が臨床経験を通して出会い考えてきたこの世の現実の悲喜こもごも入り交じるこころの世界とは隔たりが大きいように思われた。ふと，こういう議論をしているのは既に自分の人生の今後をおよそ予見しているような成人の立場での議論であるが，次の時代を担う成長していく子ども達は家族について，どう考え何を望んでいるのか，また，子ども達各自が持つ家族イメージがその子どもの適応状態や未来へ向って成長することへの期待や希望のあり方と，どのような関連があるのか，それをなるべく自然な生活状況に近い場面で子ども達一人一人から虚心に聴きたい，と思い立って調査研究を施行した。この調査研究に対し，保育園，小学校，中学，高校の先生方が関心を深くお寄せ下さり，研究に破格のご協力を下さったことには深く感謝している。実は秘かに望みつつ中学生にインタビュー調査することを躊躇っていると，発達障害を持つ子どもさんやその他諸々ご相談を受けていた小学校の校長先生方が「こういう研究は年齢など踏まえた比較検討をされたいとお考えではありませんか？」と小・

中合同の校長会で調査依頼の紹介をして下さった。また，この同じ地域の子ども達の10年間の推移の中で変わるものと変わらないものがあること，さらには変えてはならないであろうことがどういうものかが明らかになったこと，大人が評論的立場で捉える面ばかりではなく，聴き入る姿勢を持つ大人に出会うと殆どの子どもは30分余の短い時間なのに，率直に相当ありのままに語りはじめ，真剣に生きていくことや成長することについて考えていることに気付かされて心打たれた。当然のこととも言えるがインタビュー調査とひと言で言われるが，調査者の聴く姿勢，いやトータルな姿勢を対照群，臨床群いずれも子ども達は的確に感じ取り，受け手に応じて真摯に応えようとすること，そして一見，そうとは見えにくい子どもであっても，真剣に聴き入って貰う経験を欲しているのだ，ということを延べ460人余の子ども達の語りを聴いて再認した。

面接をすでに終えた子どもが，「あれから考え続けたら，少し考えが変わった。それを話したい」「この面接を受けてから僕は考え深くなったようなきがする」「何か，すっきりした，こういう面接調査は新学年の始めに毎年あると良い，来年は来ないのか」などなど，研究のありかたについて多くを考えさせられた。土居健郎の「臨床とは研究である」という言葉がすっと腑に落ちる思いがした。

Ⅲ 『聴覚障害者への統合的アプローチ　　　　──コミュニケーションの糸口を求めて』（日本評論社，2005年）

1995年，聴覚障害に加えて精神疾患，発達障害，視覚障害などを併せ持つ人々に思いもかけずかかわることになった。手話や指文字，ノートテークなどコミュニケーションをとる方法は種々あると思われているが，現実は容易ならざる課題が多い。何故かくも苛酷に苦しみの坩堝のような生を歩まねばならないかと，言葉を失う重複聴覚障害者の施設から心理的支援を求められ，戸惑いつつ僅かな手懸かりからコミュニケーションの緒を見出そうとする営みを模索した。人は人と繋がることによって，自分の存在を肯定し，生きる希望を取り戻し得るという，平凡な日常に埋没している者には自明のことが，実は人とつながる緒に重篤な障害を持つ人々にとって，いかに基本的に切実な欲求であるかを強く再認した。そして，こういう重篤な生き難さを抱く人々の施設職員の疲弊感，ややもすれば沈鬱になりがちな施設全体の空気にささやかでも生を享受できるようなトーンを生じていくことがどうすれば可能になるのか……。夢中で模索した実践の一端を報告したのが本書である。

当時，重複聴覚障害者への心理支援の文献は内外を渉猟しても殆ど無かった。でも，同じ人として生まれて自然に笑う，楽しいと思う，自分も分かる，できるのだ，自分は自分で良いのだ……，そういう思いを少しでも経験してほしい……。自分は大それたようなことを考えている，無理という内心の戸惑いの声を聴きながらも，状況をよく観察し，気付いたことを手懸かりに自分の使える技を責任性を自覚しつつ，一方では柔軟で妙な野心などとは無縁な透明な気持ちで接すると，コミュニケーションの緒は開けることを多く経験した。瞬発性とでもいうのであろうか，些細なことをも見落とさず気付くこと，それについて会得している理論や知見を総動員して想像し，考えること，換言すれば多次元的に全体的にクライエントについて理解というかアセスメントすること，そしてそういう状況にあるセラピストとしての自分自身は目的に照らして，どれくらいぶれずに考え

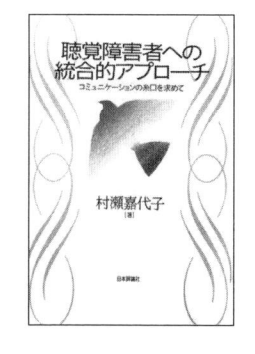

行動しようとしているのか，自分自身に対する内的過程をも含む総合的アセスメントを同時並行的に行うこと，この重層的な作業を瞬時に行うとき，そこにvisceral（内臓感覚的，あえて言い換えれば直感的）な感覚でコミュニケーションの緒が生じる，と言うことに気付いた。このクライエントに出会う姿勢は重複聴覚障害者に対するばかりでなく，実は重篤な難しい状態のクライエントに出会い，そこにコミュケーションが生じるための要因だと経験的に昨今では考えている。

思いおこすと半世紀以上も前，家庭裁判所調査官として非行少年に出会うようになった。自分の実力の無さにおののき焦り，精神分析を原書で輪読しつつ学ぶ会，投影法を用いて非行再犯予測をする研究会，はたまたクライエント中心療法に則る面接法の研究会などに出席した。どの研究会においても，そこで出会う理論や技法に感嘆させられた。だが現実の問題は次元を異にするさまざまな要因が複合輻輳して生じているのであり，どれか一つの理論で分かると言う思いにはなれなかった。今日当然のようにいわれる生物・心理・社会モデルの必要性を実感していたのだ。

多くの尊敬する先生や同僚から学ばせて戴いた恩恵は計り知れないと改めて深い感謝がわいてくる。同時に，常に目前の事実をまず観察して，それから理論や技法の適用を検討し，時に既成のものでは分からないときには考え抜くことの必要性をしっかり教えてくれたのはクライエントと呼ばれる人々であった。

日暮れてなお，道遠しの感に包まれている私にとって，自分のこれまでを振り返ると，解けていない課題ばかりが思い浮かぶ。解題を書くなどという作業は難しかった。ただ，今日に到るまで，私と共に若い多くの方々が学びの過程を共にして下さり，「そうなのかしら，なるほど」と気づき考えさせられる刺激を戴けるのには感謝している。例えば，新保幸洋氏（2012）は緻密な分析考察をもとに，私の著作について，私が提唱する「統合的アプローチ」の特質を解説しながら明確な解題をされている。関心をお持ちの方にはそちらをお読み下さるよう控えめにお奨めしたい。

文　献

村瀬嘉代子（新保幸洋編）（2012）統合的心理療法の事例研究．金剛出版．

村瀬嘉代子の三編について

森岡 正芳*

Masayoshi Morioka

　村瀬嘉代子先生が自著解題をなさる。そこにエッセイを求められた。しかも単なる賛辞には終わらないようにという注文がついている。ご自身の臨床実践と生活，生き方が一致することを何よりも大切にされている先生のことである。その言葉に付け加える言葉など無用で，おこがましい。お引き受けはしたものの，後からたじろぐ思いが募り，文字通りの玉稿を，書斎デスクのわきにうずたかく積みあがった書物の一番てっぺんにおいたまま，そっとしておいた。

　今一読。小声でそっと話される。いつも変わらぬ先生（以下村瀬とさせていただく）の声がそのまま聞こえるようである。言文一致。透明な水鏡。優しく語りかけながら，おっしゃることの中身を実行するとなるとこれは並大抵のことではない。クライエントと呼ばれる当事者たちと，対人援助者であるセラピストは，ともに生活者である。ここを外してはどのような高度なセラピーも，セラピストの側の一方的なとらえに終わり，当事者の生活に根差した支えにならない。村瀬のこのように根強い，信念のようなものはどこから来るのであろうか。

　クライエントに接するセラピストの姿勢こそ村瀬の問いの対象である。「セラピストが統合のとれた存在である」ということ。この点を村瀬は強調する。人と接しその生活と人生に思いやり，ためらいやまごつきを感じつつも，今私ができることをさがすこと。自分が今体験していることを自分に隠さず感受しつつ，動くこと。当面の課題と，成長可能性の長期にわたる時間軸を複数設定しつつ，具体的でクライエントの生活の現実に即した支援を行うこと。統合とはまずこのように理解される。

　村瀬は，人が人に関わっていくときに必要なごくふつうの自然なことと微笑まれるが，実はこれが難しい。この態度は当事者，生活者に接しつつ，教わり，反省しつつ醸成されていくものだ。セラピストの側では統合を自覚していても，現場では見通し悪く偶発的な事柄が，飛び交うことも少なくない。そういう意味で統合は断片性や脆さと裏表の関係にあるのではないか。

　村瀬の「統合」をとらえるヒントは，何よりも豊富な事例の記述を見ることだ。『聴覚障害者への統合的アプローチ』を開いてみよう。知的障害，視覚障害あるいは統合失調症などの障害の重複と，生活の困難を同時にかかえている方々が登場する。コミュニケーションの糸口す

*神戸大学大学院人間発達環境学研究科
　〒657-8501　兵庫県神戸市灘区鶴甲3-11
　Masayoshi Morioka：Graduate School of Human Development and Environment

らなく，社会の片隅に追いやられ，無理解と孤立の生活を余儀なくされている。村瀬は冷静に，かつ周到に準備し，今この場で活かせるものを把握し，その場で工夫する。

　たとえば中国残留孤児の両親のもとに生まれ，家族とともに13歳の時に日本に帰住した女性は，聴覚障害に加えてさまざまな精神症状をもっている。職員と母親につきそわれ村瀬の前に現れる。女性は目を閉じ，身を固くし，通訳者の手話も見ようとしない。ただ，赤ちゃんや小動物には目を向けることがあるという職員の言葉から手がかりを得て，村瀬は次回の面接に自宅の愛猫を連れてくる。母娘は表情が変わり，「マオー」と声を発し夢中に猫をなでる。「観察事実にもとづいて，そのときその状態に即応したコミュニケーションチャンネルを探す」実践がここにある。求めれば呼応する相手がいるという経験が，ぎりぎりのところでクライエントの生きていく支えとなる。

　統合という言葉は，ネットワークが張り巡らされ，全体がくまなくコントロールされているという連想を生む。この言葉に少々違和感がある。村瀬の実践は，ゆるやかなつらなりのなかで，まとまりがある。コントロールは働くがコントロールを支持する側も，しなやかなまとまりの中で可変的である。生命的である。

　生きていることの現在進行形の中で，たえず手作りで発想する。必要に応じて，そこにあるありあわせのものによって工夫する。村瀬の三編からも心理療法とはこのような手仕事そのものであることを教わる。先生からは，「それぞれその人らしく」でよいのですよと答えが返ってくるような気もするが。

Comment

村瀬嘉代子の三編について

江口 重幸*

　村瀬嘉代子（以下敬称略）の自薦（他薦）三編へのコメントということである。評者は、まずその著作群の中から一冊を手に取って読まれるなら、自薦論文を含む、新保幸洋編・村瀬嘉代子著『統合的心理療法の事例研究』（金剛出版、2012年）を一番に推す。本書は村瀬の代表論文13編に加え、著者自身が書いた短い解題が付き、さらにその「統合的心理療法」をめぐる編者新保の（渾身のと形容してもよい）解説と、主要著作の（これまた文字通り委曲を尽くした）時代背景の年表が付いた、いわばベストアルバムだからである。その上で読者の関心の広がりに従って各著作に当たられるのが王道であろう。

　さらにこれはあくまで評者の個人的見解だが、村瀬の一連の著作を、「統合的心理療法」という確立した方法を簡単に得るためのハウツーもののように、つまりそうすることで著者村瀬の心理療法のスタイルやエッセンスを技法として吸収できると思って読むとしたら、お門違いもはなはだしい気がする。それは土居健郎の『方法としての面接』を、面接の方法を書いたものとして求めるのと似ている。村瀬の心理臨床は、逆説的だが、そのように技法をコピーしたり、どこかの部分を切り取って使用してみたりすることがそもそもできないということを強烈に自覚した者のみに次第に開かれていく方法だからである。

　評者ははなから村瀬の臨床のエッセンスはコピー不能なものだと思っていた。評者の村瀬心理臨床との出会いは、かつての職場の同僚だった臨床心理士（故）佐保紀子の紹介による。当時佐保らは都立病院や施設で働く心理職の事例研究会を続けていて、そのスーパーヴァイズに村瀬が携わっていた。『心理臨床の実践』（誠信書房1990年）という一冊として刊行されたその報告集を、評者はその同僚からいただいたのである。地味な装丁の本を開くと、事例検討の後に村瀬のエッセイが掲載されていて、そこには以下のような内容が記されていた。心理臨床の原則を体得したら、どのような環境に置かれようとも（そこには「心理療法」とは程遠い場面であろうともというニュアンスが含まれているが）、技巧や技術の駆使ということではなく、「気負いやてらいなく」その環境に根付き、「余人をもって替え難い存在になること」が心理職の課題なのである、と（p.150-151）。当時この

* 東京武蔵野病院
〒173-0037 東京都板橋区小茂根 4-11-11
Shigeyuki Eguchi : Tokyo Musashino Hospital

（苛烈と感じた）一文を，雷に打たれたような思いでくり返し読んだ記憶がある。これでは教育やスーパーヴァイズにならないではないかと思われるかもしれないが，この壁＝課題を何とか越えようとする時に，（その過程を経ることで初めて）こちら側にゆっくり沁み出して，内部から育ってくる何かが確かにある気がする。

評者のイメージで言えば，村瀬の「統合的心理療法」には，上記の例のように，未踏の荒野を難所を選ぶようにして突っ切っていく，強靭な姿勢が垣間見える。司法を含むさまざまな領域との連携や越境，重複聴覚障害者へのアプローチ等はこの面目躍如たる部分である。それは初期の論文に時々登場する"Wagnis"という語にも通じる部分だろう。それでいながらあくまで温かく率直な（村瀬孝雄先生の言葉を借りれば"sunao"ということになる）核心が貫かれていることを，評者はその都度発見し，少しあとでいつも自分の襟を正すことになるのだった。

2008年春に大学を退官される少し前，「ひとりのおばあちゃんとして，これからフィールドワークのようなことをはじめるんですよ」と，本当に嬉しそうに語られたのを思い出す。「いやそんなフィールドワークなんて」とか，「ひとりのおばあちゃんじゃないでしょう」とかの言葉が，まるでボッティチェリの描く変身するフローラの口元からこぼれ出る若葉のごとく，評者の口から溢れそうになって，それを飲み込むのであった。ふり返れば直接お話をうかがう時はずっとこういう経験の連続だったのを思い出したからだ。先生はにっこり微笑みながら，不退転の足取りでまっすぐに進んでいく人なのである。

ここで示された論文を手始めに，一連の著作群を，想像力の翼を広げながらゆっくりと読むことを薦める。それらは各自の心理臨床の原動力にもなりうるし，時間を経てもなお熾火のような余熱効果をあたえて日常臨床を厳しくも温かいものにしてくれるからである。

Re-Comment

Kayoko Murase

村瀬 嘉代子

　両先生（以下，江口，森岡とさせて戴く）のコメントを拝読して，私が臨床実践の中から，おこがましさを覚えつつも，おそるおそるそうとしか表現せざるを得なかった「統合的アプローチ」の本質と特徴について，お二方が明確に述べられているのに感服した。そして，私自身が統合的心理療法というとき，ある逡巡に似た気持ちが念頭に去来するのが吹っ切れた感もある。両先生に深く感謝したい。

　「統合は断片性や脆さと裏表の関係にあるのではないか」という森岡の指摘はまさしくその通りである。セラピストは自分自身を良い意味で護れなくては，クライエントを護れないし，責任を果たすことも危うくなる。そういう危険を防ぐために定型の約束事や技法が編み出され，実際，多くの場合，現実で役立っている。

　一方，臨床で出会う現実は一つひとつが異なっている上に，既成の理論や技法を超えているということも少なくない。生物・心理・社会的に極めて重篤な状態にあるクライエントには既成の方法ばかりで対応することでは不十分で，その状況に即した方略とそれを方法として展開する創造性をもつ技がどうしても必要である。この個別に即応して，何とか少しでもクライエントの生きがたさを和らげるには，とか，いろいろな意味で負担少なく状況の改善に役立つには，ということを切実に考えると，けっして体系化された理論や技法を批判するというのではないが，それらを参考にしつつ，アプローチの緒や方法に新たな考えや工夫が必要になる。これは臨床の原則や基本を踏まえてはいるが，一回性の性質を帯びている。体系化したセットとしてそれを会得すれば，統合的アプローチが可能になるというわけではない。この事情を江口はコメントの中で，いみじくも「村瀬の一連の著作を『統合的心理療法』という確立した方法を簡単に得るためのハウツーもののように読むとしたらお門違いである。（中略）村瀬の心理臨床は，逆説的だが，そのように技法をコピーしたり，どこかの部分を切り取って使用してみたりすることがそもそもできないということを強烈に自覚した者のみに次第に開かれていく方法だからである」と述べている。

　病や行動上の問題は類型化されるとしても，それを人がどう体験するか，それに伴う生きがたさは類似はしていても同一ではない。当然のことながら，クライエントが必要としていることに添って考えれば，いわゆる統合的アプローチに行き着くと思われる。断片性や脆さはつきまとう，それを回避し，適切に支援過程を進め

るための要因とは，セラピストが自分の時・所・位を的確に自覚し，クライエントやその環境を的確にアセスメントした上で，することが望ましく成算があること，できないこと，してはならないことを正確に判断する力，さらに，狭義の専門性に加えて廣くジェネラルアーツに開かれていること，セラピスト自身の内面に生起することを正直に捉えてバランス感覚の維持に努めることであろう。こう記すと統合的心理療法を実践していくことは確かにスリリングではあるが，地味な普通の営みである。（そもそも人が生きていくことにはスリルは不可避であろう。）ただ，普通の営みではあるが，統合的心理療法には到達終着点があるわけではない。セラピストは今日の自分をわずかでも明日超えられるであろうかと密かに自問し続けることが求められている。この道は森岡のいう「それぞれその人らしく」ということであろう。

　解題でも触れたが，「我以外我が師」と言う言葉は行き暮れた思いになるとき，示唆と希望を私に与えてくれる。どのようなことでも，それについて考えると気づきがあるのだ。私よりはるかにお若くていらっしゃるが，両先生を密かに師と思う所以を記し，私のこれまでの営みの意味を深くご理解下さり，さらに示唆を与えて下さったことへのお礼に代えることをお許し戴きたい。

　25年くらい前であろうか，江口の論文「滋賀県湖東一山村における狐憑きの生成と変容」（『国立民族学博物館研究報告』12（4）；1113-1179, 1987.）を読み，根気強いフィールドワーク，多面的で掘り下げた考察に感動し，今は亡き村瀬孝雄に見せると一読するや一言「お近くだ，電話して……」。先生はすぐおいで下さり，初対面だが，豊かなお話を伺わせて下さった。その後，なんと贅沢なことに，博士課程の私のゼミに幾度かご出講戴いた。先生のお書きになるものやお話はいつもそうではあるが，中でも，強いインパクを与えられた授業がある。手押し車に一冊で重量が15キロの萬年甫（マンネン・ハジメ）著『猫脳ゴルジ染色図譜』（英文解説付き）岩波書店．1988.（170枚を超える図譜）を積んでご自身で押して来校され，萬年博士とその業績，それを支えた奥様について，話して下さった。抱いた問題意識に向かって純粋に誠実に向き合って生きることの意味を深く再認させられた鮮烈な講義であった。

　森岡先生は，時々そういう出会いに私はこれまで恵まれてきたのであるが，大学院生でいらした頃，学会でお声かけ下さり，その後折々御著書を戴いたり，ご厚誼を戴くこととなった。ところで，私の博士課程のゼミ生は相当過酷な実践の場に勤務している人が多かった。そうだ，学位審査資格があっても，私も多忙を理由になどしないで，一緒に学位論文を書いてみようと思い立った。躊躇いつつ先生に電話すると賛成され，即座にいくつかのテーマをご示唆下さった。そのひとつが「統合的心理療法」である。その日の午後，私の著作を引用しながら論文の構造についてのご示唆を「もともと読んでいたが，図書館へすぐ行って，著書を全部手にしてきた……」と付記して，FAX して下さった。先生は私の学位論文の主査を務めて下さった。御専門が理工系の母校の学長は「こういう臨床心理学は貴重です。廣く一般の人々に識ってほしいと思いました」と破顔一笑された。

　図らずも，ひそかに師と仰ぐ方々がコメントをして下さる役をお引き受け下さり，私の行う心理療法の本質を見事に言葉にし，さらには臨床実践に際しての課題を明示して下さったことに深謝したい。

森田正馬の三編

- 『神経質ノ本態及ビ療法』（呉教授在職二十五年祝賀会，1928年）
- 『現代に生きる森田正馬のことば』（生活発見会編，白揚社，1998年）
- 『生の欲望』（水谷啓二編，白揚社，2007年）

森田正馬（もりた しょうま（まさたけ），1874〜1938）
精神科神経科医。（森田）神経質に対する精神療法である森田療法を創始した
1874年　高知県野生まれ
高知県立第一中学，第五高等学校，東京帝国大学医科大学を卒業。東京帝国大学では呉秀三門下。巣鴨病院に勤務。東京慈恵会医科大学教授を務める。自らも神経質に悩んだ経験を持つ。精神分析学には批判的であり，東北帝国大学教授丸井清泰と論争を行った。心理学，法学，経済学についても精通していたといわれる

Nariakira Moriyama

森山　成枞*

　本書でとり上げられるわが国を代表する18人の精神療法家のうち，頭抜けて古い先達が森田正馬である。開国間もない明治7年に生まれ，明治35年に東京帝国大学を卒業して精神科に入局している。その彼がいまだに私たち精神科医の軌範たりうるのは，実践した臨床と遺した著作に，生々しい現代性があるからに違いない。本稿では，正馬の現代性・今日性に焦点を当てて紹介する。

I　『神経質ノ本態及ビ療法』
（呉教授在職二十五年祝賀会，1928年）

　正馬が創出した森田療法の実際と，その根底にある理論を過不足なく記述した博士論文である。大正11年（1922），48歳のときに書かれ，呉秀三教授在職二十五年の祝賀論文として提出された。

　それまで神経衰弱症の名で漠然ととらえられていた病態を，神経質として新たな視点から以下四型に分類した。第一が狭義の神経質で，普通神経質とも称される。身体の不調を拡大して自覚，苦悩する型で，今日の疾病分類からすれば，ほぼ心気障害と重なる。第二は，動悸やめまい，脱力などに突然襲われる発作性神経症で，今日のパニック障害に相当する。第三のヒポコンドリーは，後になって，普通神経質と大差ないと正馬は再考して消去された。第四型は強迫観念症である。ここには，赤面恐怖や，対人恐怖などの今日で言う社会不安障害や，不潔恐怖，高所恐怖などの恐怖障害が内包される。さらには，頭の中で数を唱えたり，済んだ行動に間違いがなかったかを確かめ，今後の動きをあらかじめ点検しないと行動に移せない強迫観念が含

*通谷メンタルクリニック
〒809-0022　中間市鍋山町1-8
Nariakira Moriyama : Toritani Mental Clinic

まれている。

正馬は強迫性障害の中の強迫行為を，精神の葛藤がない意志薄弱性の素質に起因していると見て，神経質から除外した。創案した自らの療法では奏功しない，苦い経験に基づいたのかもしれない。

現代にも相通じる神経症分類とともに，理論的な根拠として正馬が抽出したのが，患者のもつ「ヒポコンドリー性基調」と，「精神交互作用」，そして「思想の矛盾」である。生来的に自己内省が強く，身体的不調や病的感覚，精神上の不安に絶えず注意を向ける気質が「ヒポコンドリー性基調」である。この性向の裏には，健常な身体で人一倍より良く生きたいという向上心，「生の欲望」が存在する。こうした人は，自分の心身の不快・変調に注意をことさら注ぎやすい。そして注意を集中させればさせるほど，不快不調感は増強する。この悪循環を正馬は「精神交互作用」と呼んだ。「生の欲望」が症状増強の右輪だとすれば，左輪が「思想の矛盾」である。患者はありもしない理想の健康状態を高く掲げてしがみつき，自らのみじめな病的な現実を嘆き，二つの乖離の谷間で苦悶する。

この病態説明は極めて簡単明瞭，常識的であり，鬼面人を嚇すような点は微塵もない。しかも機序を説明するのに使われている用語には，注意・感覚，記憶・記銘・感情・意識・刺激・覚醒・刺激閾・感覚閾・意識閾など，現代の神経心理学ではなじみの言葉が頻出する。ここにも正馬の先見性が見てとれる。

治療法に先立って，正馬独自の見解になる「感情の法則」が開陳される。いかなる感情もいったん頂点に昇りつめると，あとは放置するにつれて収束に向かう。逆に，そこに注意を集中させたり，同じ刺激が反復，継続されると増強する。従って，感情に基づく生き方は，神経質状態を悪化させるだけであり，放置に限ると正馬は強調する。

最後に，正馬自身は体験療法と称し，後生が森田療法と命名した入院治療の詳細が述べられる。第1期の臥褥から始まり，日記指導も併用されて，軽作業期，重作業期を経て，第4の実際生活期で終了する。一連の治療で，患者は感情に重きを置く「気分本位」の生活を打破し，行動を重視する「目的本位」の生き方を体得する。

この学位論文がようやく仏訳（Morita, 1997）されたのは1997年であり，世界精神医学会の会長も務めたピエール・ピショーが長大な序文を寄せた。その末尾で，正馬の理論と療法が「極めて独創的で普遍的な価値をもち，今日の精神医学と精神療法の理論と実践に寄与するところ大である」と称賛している。

なおこの学位論文をもとに，一般読者向けに補筆されたのが『神経質の本態と療法』（森田，2004，白揚社）である。

II 『現代に生きる森田正馬のことば』
（生活発見会編，白揚社，1998年）

正馬のほとんどの著作を網羅した『森田正馬全集』全七巻（森田，2007）を通読するのは，多大な努力を要する。著作集の中から，重要な項目を選択して，関連する正馬自身の記述を列挙したのが上述の書である。森田神経質の自助グループである生活の発見会の編で，全集の索引の杜撰さを補って余りある。全二巻には，それぞれ五つの章に沿って，正馬の珠玉の言葉がまとめられている。

第I巻の冒頭の「悩みには意味がある」の章では，神経質の苦悩の裏にひそむ前向きの力が明らかにされる。向上心，完全欲，生の欲望と死の恐怖，拮抗作用などがそれである。第2章の「迷いからの脱出」では，病態の底にある性格傾向と，ものの見方の癖を取り上

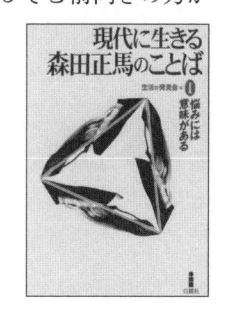

げ，注意の集中，取り越し苦労，気分本位，優越感と劣等感，逃げ腰，強情他について正馬が説明する。神経質の心のからくりを明らかにする「もつれた糸をときほぐす」の章には，思想の矛盾，悪智，精神交互作用，はからい，かくあるべしなどの重要項目が並ぶ。感情に関する「心は流れる」の章では，感情の法則，とらわれ，純な心などが扱われる。「実際に当たる」の章では，恐怖突入，見つめよ，早く手を出す，休息は仕事の中止に非ず仕事の転換にあり，境遇に身をおく，背水の陣，絶体絶命，ハラハラドキドキなど，多方面からの考察が加えられる。

第Ⅱ巻の第1章「今，ここ，このままで」は，全体を通しての白眉である。森田療法の核心は，〈症状はあるがままに放擲し，目の前の急がれる仕事に手を出す〉に他ならない。あるがまま，そのままでよい，事実唯真，なりきる，捨て身，前を謀らず・後を慮らず，不安常住，不安定即安定，事実に服従する，などの言葉から，正馬の治療的思想の全貌が浮かび上がる。第2章の「性格を生かし，新しい自分で生きる」は，いうなれば，神経質礼賛でもある。神経質者はややもすると自己否定と自己嫌悪に陥りやすい。性格を変えようとして格闘し，果たさず，いよいよ落胆する。正馬は，神経質の性格は秀れた資質なので変える必要はない，そのままでよいと言い，神経質者のよって立つ基盤を保証する。治らずにして治った，外証背かざれば内証熟す，生きつくす，善悪不離・苦楽共存などがそれである。外相を整えていれば，内相も整う。嘘でも健康人の真似をしていれば，健康になるのだと，正馬は力説する。第3章は，対人関係についての知恵に関連した「人を気軽に便利に幸せにするためには」であり，第4章の「ほんとうの自分を知る」での自覚に関する論考に続く。最後は，正馬の人生観が示された「人生は調和である」の第5章であり，煩悩即解脱や無所住心が語られる。

正馬の思考法の一大特徴は〈即〉である。通常の対立概念を，即で結びつけて新たな理解の次元へと導く。例えば，雑念を振り払おうとして苦悩する患者に，雑念即無想だと説き，雑念はあってもよい，そのままにしておけば無想の境地になると説く。耳鳴りも同様で，消そうとすると増幅する。打ち捨てておけば気にならない。すなわち耳鳴り即無声になる。理想郷ばかり希求して悩み続ける患者にとって，〈即〉はまさしく目からウロコに違いない。

禅の用語である「無所住心」は，意識と注意を一点に集中させない，いわば四方に心の散った状態をさす。正馬はこれを「ハラハラドキドキ」だとして，推賞した。「ハラハラドキドキ」など，万人が嫌がるはずなのに，その不安定さがよいのだと言う。まさに不安定即安定である。

こうやって，正馬の言葉の集まりを辿ってみると，森田療法が決して入院治療に限らない事実に気づかされる。現在，森田療法は外来治療が主流になっており，患者の病態説明や生活指導に，これらの言葉は欠かせない。その意味で，この二巻は日常の臨床を実践するに当たって，指針や啓示を無尽蔵に提供してくれる。

Ⅲ 『生の欲望』
（水谷啓二編，白揚社，2007年）

本書は，正馬から入院治療を受け，後に「生活の発見」誌を創刊した水谷啓二の編になる。正馬の没後18年に刊行された。水谷は共同通信社の論説委員を務めただけあって，実に分かりやすくまとめられている。

第1部の「生活と向上のための人間学」では，人間の心理の諸相や，金・物・時間・労力の活用法，生活とリズム，子供の心理としつけ方，上手な自己表現が語られる。

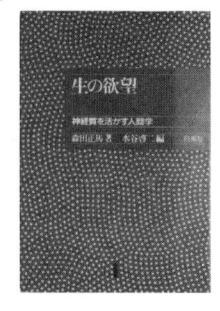

正馬が，いかに人間の心理全般に興味を持っていたかが，文章の端々からうかがわれる。例えば，〈こっけいの心理〉の項では，それが"心のつよい緊張が急に弛緩する"ときに起こると見る。正馬が突然大きなオナラをし，妻が自分が呼ばれたと感違いして「はい」と答えたというくだりは，読んでいて頬がゆるむ。

正馬の業績が精神療法にとどまらない事実に気づかされるのは，第3章の「朝寝のなおし方と能率向上の秘訣」だろう。睡眠には疲労が必要と言い，忙しい境遇に身を置くように勧める。かつ以下のような記述を前にすると，正馬こそわが国の睡眠学の先駆者ではないかと思える。

「睡眠の模型的な形について言うならば，青年期では眠りに入って初めの2時間ないし3時間が熟睡の時間であり，とくに初めの1時間ないし1時間半が，もっとも深い睡眠に入るときである。泥棒はこの時間を知っているのである。

初めから2，3時間過ぎたのちには，眠りは浅くなり，ウトウトとして夢を見るのはそのときである。次に，朝起床する前の1時間ないし1時間半がふたたび深い眠りに入るときで，全体の就寝時間がおよそ，7，8時間である。これによると，疲労回復の早い青年の睡眠時間は四時間でも足りるわけである」。第6章の「子供の心理としつけ方」も，秀れた児童心理学であり，児童教育学にもなっている。正馬の関心の広さに圧倒される。

その感慨は，第2部の「人の心を正しく理解する」で，一層深まる。しかも現代の臨床家にとって，耳が痛い警告や助言がこれでもかと言わんばかりに詰まっている。その一端を例示する。

病気と薬

「病といえば薬」と思うのは，昔からの習慣にとらわれた誤った考えである。病気の治療にあたって，多くの場合，薬はただの補助となるだけである。病気の種類によっては，服薬を必要としない場合や，服薬がかえって有害な場合はひじょうに多い。（中略）多くの患者がやたらに無用の薬をのまされているという事実は，心ある人ならよく知っていなければならないことである。こんな関係から生ずる損害は，みんな患者の身にふりかかってくるのであり，ほんとうにあわれなことである。

医者は商人の真似をするな

医者も病気を治そうとして「角をためて牛を殺す」結果になったり，あるいは「人参を飲ませて，首をくくらせ」たりするようなことがある。病気を治すことだけにとらわれて，病人その人を忘れるとそんなことになりやすい。（中略）いままでの経験では，一日に新しい患者を7人も診れば相当の労働である。ちかごろ14人診る機会があったが，朝の9時から夕方の6時ごろまでかかり，その間昼の休みさえとることができなかった。（中略）専門とはいいながら世間の多くの医者が半日に50人とか100人とかの患者を診るということを聞くと，それがはたしてほんとうの診察といえるかどうか疑問に思うのである。

医者は「とらわれ」から脱せよ

このごろの医学者は，病人を見るとかならずその病症の原因をつきとめようとし，また一方では無理にもその症状を治そうとし，そのどちらも病人が生きた人間であることを忘れ，かえってその病人を不幸な目に会わせることが多い。

学術論文の目的

確実な方法による研究を行った結果，「この山には金の鉱脈は存在しない」という否定的な結論に達した場合，それは「金の鉱脈を発見した」という結論とその価値において劣らないことさえあるのである。

また〈生活の改善〉の項で，正馬が「年賀状については，私は私の存在と私の仕事を知らせ

るために，この機会をもっとも活用する」と述べ，次のように記す。「今年の年賀状は受けたものが640通で，こちらから出したのが363通であった」。今日，300を超える年賀状を手書きしている精神科医がいったい何人いるだろう。大半が，正馬ほどには多忙でないにもかかわらずである。

　正馬の遺した記述の数々は，病者に対する精神療法のみならず，「いかに生くべきか」を万人に示す道標であり，人類の英知の世界遺産とも言える（帚木，2013）。

文　献

帚木蓬生（2013）生きる力―森田正馬の15の提言．朝日新聞社．

森田正馬（1928）神経質ノ本態及ビ療法．呉教授在職二十五年記念文集，第二巻．

Morita S (1997) Shinkeishitsu. Institute Synthé labo, Paris. (traduit par M. Onish, N, Moriyama et al).

森田正馬（2004）神経質の本態と療法．白揚社．

森田正馬（2007）森田正馬全集．白揚社．

森田正馬（2007）生の欲望．白揚社．

生活発見会編（1998）現代に生きる森田正馬のことば（Ⅰ・Ⅱ）．白揚社．

Comment

森田正馬の三編について

▶「言葉」は誰に向けられているか

中村　敬*

Kei Nakamura

拝啓　森山成棳先生

　ご無沙汰しております。先生がお元気で診療に当たられていることは九州の知人から伝え聞いておりましたが，最近はご活躍の一端をメディアからも知ることができ，嬉しく存じておりました。

　このたび，森田正馬の代表的著作に関する先生の紹介文を拝読する機会を得ましたので，感想めいた一文をしたためました。先生に宛てた手紙をこのような形で公開することをご寛恕いただければ幸いです。

　先生は森田とその療法の現代性・今日性に焦点を当て，森田の代表的な論文である『神経質ノ本態及び療法』に加えて，生活の発見会編『現代に生きる森田正馬のことば』，水谷啓二編『生の欲望』の三編を選ばれました。それぞれの著作についての先生の解説は，どれを取っても簡潔にして要を得たものですので，屋上屋を重ねる類の補足は避けることにいたします。三編中，森田療法の精髄を記した学位論文である『神経質ノ本態及び療法』か，これを基に一般

＊東京慈恵会医科大学附属第三病院
〒201-8601　東京都狛江市和泉本町 4-11-1
Kei Nakamura：The Jikei University Daisan Hospital

向けに補筆された著書『神経質の本態と療法』のいずれかを代表作に挙げることは，誰も異論のないところだと思います。他の二編も森田療法を知る上では出色の著作ですが，いわゆる森田三部作ではなくこれら二編を選ばれたことにはやはり意外の感がありました。けれども改めて考えてみますと，そのような選択にこそ森田に対する先生独自の眼差しがあるように思われます。

　先生が精神科医としての顔の他に，高名な作家としてのもう一つの顔をお持ちであることは，多くの読者が承知していることと推察します。2013 年にペンネームで上梓されたご著書『生きる力　森田正馬の 15 の提言』は，先生の森田に対する眼差しを理解する上で格好の手がかりになりました。このご著書で先生は森田の言葉を，現代の読者の琴線に触れるような生き生きとした言葉で蘇らせています。なかでも第 1 章は，森田の言う「一瞬一生で，現在を生きる」姿勢が，香月泰男画伯の作品と人生を通して見事に描かれており，この画家を知らない私にも，まざまざとその迫力が伝わってきました。このご著書を森田を学ぶ「四編目の著作」に置いて，先の三編に寄せられた解説を読み返しますと，森田の「珠玉の言葉」を集めた『現代に

生きる森田正馬のことば』と『生の欲望』を代表作に加えられた所以がよく分かるように思います。それは「正馬の残した記述の数々は，病者に対する精神療法のみならず，『いかに生くべきか』を万人に示す道標であり，人類の英知の世界遺産とも言える」という結語に凝縮されているようです。こうした言説に込められた先生の眼差しには，森田の言葉に宿る魂，人生観を深く読み込み，未見の読者に伝えようとする透徹した意志が感じられます。端的に言えばそれは，作家としての先生の「言葉の力」に対する信念というべきものではないでしょうか。

精神科医と作家という二つの顔をお持ちであるにせよ，もとより同一の人格であれば，森田療法に対する眼差しに本質的な隔たりがないのは当然のことです。とはいえ，精神療法に携わる専門職を対象にした本誌に本名で，即ち精神科医の立場から寄せられた森田の紹介文と，ペンネームによって，したがって作家として著された先のご著書とが，「言葉の力」に対する寸分たがわぬ眼差しから発せられているように見えるところに，実を申せばいささかの違和感を覚えたのでした。僭越な物言いをお許しください。私は森田療法が精神療法である限り，森田の，あるいは後続の治療者の言葉は，患者との相互作用においてはじめて意味をなすものだと考えております。治療者の言葉は，面前の患者の言葉に耳を傾けた上で（日記指導の場合は，患者の記述を注意深く見た上で）紡ぎだされるのであり，双方向性をもった「対話」に他ならないことを，先生は十分にご承知のことと存じます。たとえ治療者の言葉に「いかに生くべきか」という万人に意味を持つ価値観が含まれていたとしても，やはりそれは一般的な人生訓話ではなく，個別のコンテクストにおいて目前の患者に向けられたものです。要するに精神療法において「言葉として伝えること」は「聴くこと（見ること）」と対をなして成立しているのであり，この点で不特定多数の読者に向けて「書かれた言葉」とはパースペクティブに本来ずれが生じるはずではないでしょうか。このような双方向性という観点から森田の著作を改めて俯瞰しますと，『神経衰弱と強迫観念の根治法』という著書に「赤面恐怖治癒の一例」として収録されている根岸症例の記述に，「対話」としての森田療法の特質がよく現れています。面接記録ではなく，患者の日記とそれに対するコメントではありますが，そこには苦悩する患者の心情を汲みつつ，思想の矛盾から脱して実生活に目を向けさせようと，森田が真摯に語りかけている様子が見て取れるのです。それゆえ精神療法の実践に関心を寄せる本誌の読者には，『神経衰弱と強迫観念の根治法』も落とさずに，ぜひ繙いてもらいたいというのが私の願いです。

余談になりますが，2012年に第30回日本森田療法学会が東京大学安田講堂で開催され，1,000人を越える参加者を集めて，活発な討論が交わされました。1969年1月の安田講堂攻防戦において，外からではなく内部から映写した幻のフィルムを主題に小説を著された先生が学会場にいらっしゃったなら，どのような感慨を抱かれたでしょうか。いつかお目にかかった折には，そんなことも伺ってみたいところです。

日ごとに寒さが増してまいりました。先生にはくれぐれもご自愛の上，末永くご活躍いただきますようお祈り申し上げます。

敬具

2013年11月17日
中村 敬拝

Re-Comment

森山 成林

拝復

 中村敬先生，お手紙ありがとうございます。先生の御指摘は，私にとってまさに頂門の一針です。これまで森田正馬の著作に接するとき，著者が読者（患者，私）に向かって語りかける言葉として受け取り，味わってきました。先生の言われる「双方向性」など，眼中にありませんでした。

 森田正馬と患者の「対話」という視点から，改めて正馬の著述を読み直すと，言葉がまた新たな輝きをもってきます。

 先生が挙げられた『神経衰弱と強迫観念の根治法』は，文字どおり「森田療法を理解する必読の原典」であり，「不朽の名著」です。前三分の二の紙数は，学位論文の要諦を分かりやすく敷衍するのに費やされています。そして後ろ三分の一が症例提示です。

 第一例は，20歳の小学教員の神罰恐怖と赤面恐怖に対する通信治療，第二例は20歳の学生の赤面恐怖を入院治療した際の日記療法，第三例も，28歳，神経質の陸軍中尉を入院治療したときの日記療法の実際が載せられています。

 通信療法での正馬の筆致は，患者の苦悩を受けとめたあと，繰り返し例をあげて，患者の認識の歪みと無駄な骨折りを懇切丁寧に明示していきます。時には患者の気づきを賞賛し鼓舞します。その指導が七信まで半年にわたって続くのです。入院治療中の日記療法では，要所要所で正馬が朱を入れ，思考や振舞い上の徒労をあぶり出します。患者が日々自分の赤面具合を気にしているのを，「赤面計，病気計，感覚計というき器械である」と一喝します。患者が厳父の威圧に喘いで「父は何だって社会を重く見るのだろう」と記せば，正馬は「何だって父をこんなに難しく見るのだろう」と切り返すのです。患者が学生なので，正馬は師が弟子に教え諭すような態度を保持しています。

 一方，第三例の陸軍中尉の青年将校に向けられた日記指導では，より厳粛な姿勢が文面に感じられます。患者が神経質のとらわれから自由になるにつれ，「このように治ってくれる人のあるのが，私の生涯の喜びである」と記すのです。実際の診療場面でも，正馬はこうだったのでしょう。その生々しいやりとりの妙，治療としての「対話」のありようを，三症例は示しています。確かにここにこそ，私たち後進の精神療法家が学ぶべき階梯があります。

 中村先生，昨年の森田療法学会では，新装成った安田講堂の重厚な演壇と，せり上がった臙

脂色の椅子千余席が参加者で埋まったのですね。私はそこに正馬の没後75年，森田療法のルネッサンスを感じます。これからも命あるかぎり，九州の片隅で，森田療法の松明を掲げて生き尽くす覚悟です。本当にありがとうございました。

拝白　再見

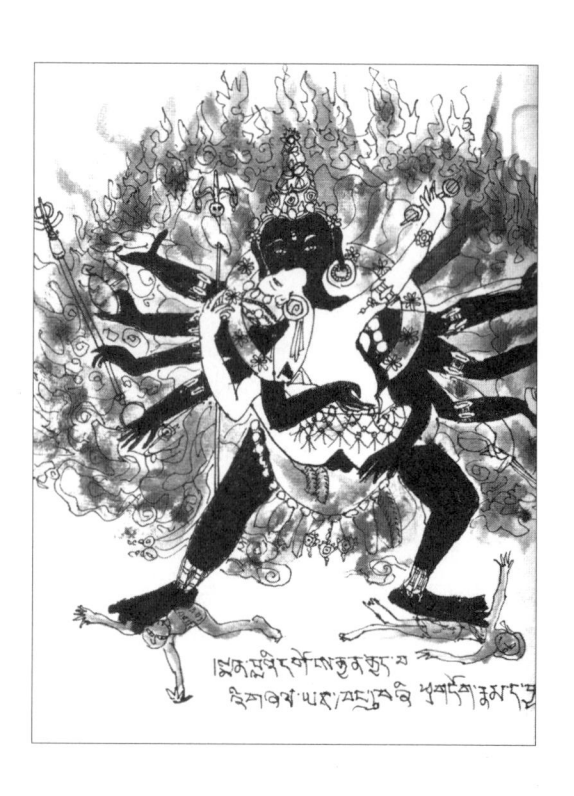

安永浩の三編

- 『ファントム空間論——分裂病の論理学的精神病理』（金剛出版, 1992年a, 初出1977年, 医学書院）
- 『境界例の治療』（金剛出版, 2002年, 初出1972年）
- 『いわゆる病識から姿勢覚について』（金剛出版, 1992年d, 初出1988年）

安永浩（やすなが ひろし, 1929年～2011年）
精神科医。医学博士。東京都生まれ
1953年　東京大学医学部卒業
東京大学医学部助手, 東京拘置所医務部, 東京家庭裁判所医務室, 東京都立松沢病院勤務
1962年　東京大学医学部講師, 東京大学分院神経科病棟医長
1971年　東京大学医学部助教授, 東京大学分院神経科長
1989年　東京大学を退官。長谷川病院勤務
2008～2010年　築地サイトウクリニック勤務

Naoki Hayashi

林 直樹[*]

　高峰の頂きは，それを仰ぎ見る下界の者たちを導き，姿を隠してもなおその心中にあって輝きを発し続ける。

　精神科医，安永浩（1929.1.10～2011.3.17）は，筆者がかつて教えを受け，現在も力を授けていただいている高峰である。このような人物の業績の精華を伝えることは，筆者にとって無理としか言いようのない難題である。しかしここでは，勇を奮い起こして大胆な簡略化を行い，安永の精神療法についての著作三編を選び出し，紹介，解説を行う。それは，安永の探求者，治療者，求道者という三つの側面を代表する著作である。

---

[*]帝京大学附属病院メンタルヘルス科
〒173-8606　東京都板橋区加賀2-11-1
Naoki Hayashi：Department of Psychiatry, Teikyo University of Medicine

I 『ファントム空間論—分裂病の論理学的精神病理』（金剛出版, 1992年a, 初出1977年, 医学書院）

――探求者の側面――

　ファントム空間論[1]（安永, 1992a, 1992b）をここで精神療法理論として取り上げることに

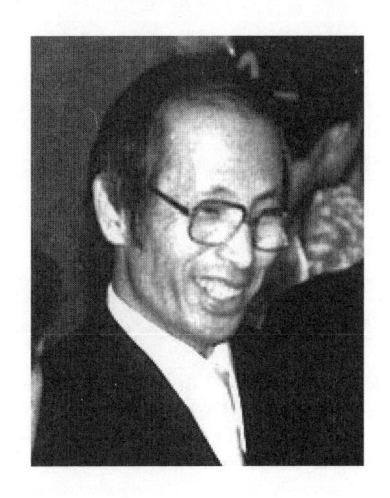

は，それを訝る向きがあろう。それはむしろ，精神病理学の中でも特に哲学的な認識論に属するものであり，安永によって理論を扱う理論（メタ理論）としてしばしば使われていたからである。しかしこのファントム空間論は，彼そのものと言うべき著作であり，彼の治療者としての姿勢や治療論と深く結びついている。

ファントム空間論は，統合失調症の精神病理をパターン逆転という人間の体験の論理学的な逸脱によって説明しようとする理論である。その出発点は，Wauchope（1948）のパターン論である。人間の体験には，パターンと呼ばれる概念の対を広く見出すことができる。それは，「自」と「他」，「全体」と「部分」，「質」と「量」，「生」と「死」といった対である。この両者は，一方が成立するために他方を欠くことができないという関係にある。しかしそこには，非対称性があり，AからBへの方向においては条件的偶然性，BからAへの方向においては論理的必然性という関係で結ばれている。つまり，AはBの成立のための前提となっており，BはAによって導き出されるという性質がある。「自」と「他」を例として取り上げるなら，「他」を「自」でないものと定義することが可能だが，「自」を「他」ではないものと規定することができないことからわかるように，「他」の成立にはどうしても「自」が必要である。このような関係は $A \geqq B$ と表記しうる。これがパターン原理である。

知覚，表象，自己認知といった人間の体験にも主体側と対象側とがあると想定すれば，そこには（「自」と「他」と同じように）このパターンを見出すことができる。通常は，このような関係は，どの体験においても保たれている。しかしこの原理が崩れて $A < B$ となるパター

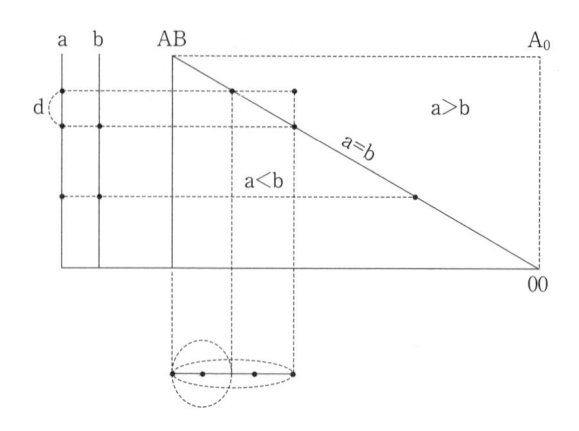

図1　パターン原理の心理的体験への応用

ン逆転の事態が起きたという思考実験を行うと，統合失調症患者で現出する多様な病的現象を無理なく説明できると主張するのがファントム空間論である。

心理学的なパターンの理解を図1（安永が改変したWauchopeの図）によって示す。縦軸（左端）は，体験の強度であり，横軸は心理的距離である。三角形 $AB, A_0, 00$ は，$A \geqq B$ の通常のパターンが成立している領域である。強度には，aとbの2種類がある。その説明は，知覚体験を例として使うと分かりやすいだろう。aは主体の受け止めている知覚情報の強度であり，bは対象側で発している知覚情報の強度である。両者の間には（図にあるように）dという落差がある。これは，体験のゆとりである。それが小さいと緊迫感を伴う体験となり，大きいと気の抜けるゆとりある体験となる。Wauchopeは，主体のA側の発出するエネルギー（受け止めるa強度）が，外からのB側のエネルギー（入力のb強度）を上回るか，少なくとも同等に釣り合っていなければ（つまり $A \geqq B$ でなければ），生体はその機能を維持できない

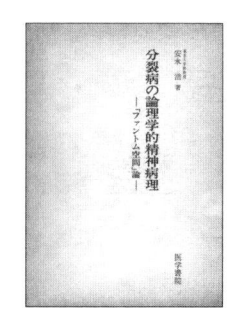

---

1) ファントム空間論の用語，図には論文ごとに若干の変動がある。本稿では，基本的に「O.S.ウォーコップの次世代への寄与（初出2001）」（安永，2002）もしくはhttp://www.yas73.jp/index.htm に準拠している。

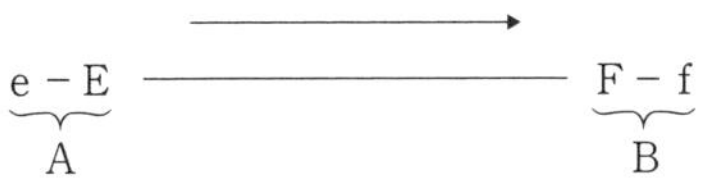

$$\underbrace{e-E}_{A} \xrightarrow{\qquad\qquad} \underbrace{F-f}_{B}$$

図2　パターン体験におけるA側，B側における裂隙

と述べる。同時に生体は，外的対象（の体験強度）を至適となるように距離を調節する。強度が大きすぎると生体のエネルギー消耗が激しいし，小さすぎると睡眠のような刺激の乏しい体験となるからである。図の三角形AB, A_0, 00の左上部の点（体験）において主体は，（やや距離が近めであるが）体験をゆとりをもって（d＞0）受け止めることができている。図の下部のレンズのような図形は，この通常のパターンの体験をあらわしている。そのレンズ様部分のふくらみ（厚み）は強度を表しており，体験の直感的理解を容易にするために付加されたものである。この図形は，主体側のa強度が対象側のb強度を上回り，主体側の近くで外からの刺激を押し戻していることを示している。この図形におけるa系（点線のレンズ様図形）の距離は，心理的なものであり，特別な指標がないことから，ファントム空間（距離）と名付けられた。

ファントム空間論において統合失調症の病的体験を説明するのは，ファントム短縮仮説である。なんらかの原因によってパターン原理が崩れてA＜Bの事態となり，ファントム空間を保つ（a系の）機能が低下し，ファントム短縮となったという仮定から，さまざまな統合失調症の病的体験の説明が可能となる。ファントム短縮によって主体側もしくは対象側に生じる裂隙を，Aの主体側のe（自極）とE（自我図式）への分離，Bの対象側のf（対象極）とF（対象イメージ）への分離によって表現すると，それは図2のようになる。これは，パターン体験の（潜在的）構造でもある。

ファントム空間論ではこの見地から，①離人症体験に該当するAf-F体験（ファントム短縮に拮抗しようとして（無意識的に）高められたa系機能によって実際の知覚に疎隔感を感じる体験），②幻聴や妄想を生じる(AB)-F体験（情報や表象から内容以上のものを受け止めてしまう体験），③させられ体験などの主観的自我意識の異常を生じるE-eB体験（自極が自己イメージから乖離して生じる体験），④偽憑依体験を生じるE-(AB)体験（対象側の知覚やイメージと一体化しそれのように振る舞う体験）という4種の類型が措定され，それぞれの特徴が記述された。

安永がWauchopeの『ものの考え方－合理性への逸脱』（Wauchope, 1948）に出会ったのは大学在学中である。安永はそこから「自分から出発せよ」という励ましを得て「哲学の病にもう陥ることなく」毎日を送ることができたと述べている（「ウォーコップの次世代への寄与」（安永，2002））。彼はさらに，そこから得られたファントム空間論を長い槍（内海健の表現（内海，2001））のように縦横に振るって人生を渡ってゆく。

安永のファントム理論は，統合失調症の基本障害を探求する精神病理学的な試みとして出発したのだが，そこには治療への貢献としたいという彼の強い意思が埋め込まれていた。当時は，さまざまな統合失調症の心理学的な病因仮説が提示され，それに基づいて治療が試みられるという状況であった。安永は，その幾つかに見られる患者を特別視する発想に我慢がならなかった。彼は，「（患者が気の毒なのは）原因がわからないまま，……いろいろと得手勝手な心因理論の烙印をくっつけられるはめに陥ってきたからである。……一見『人間的』な理論ほど，（その発想は善意からだったとしても）実は病者を不当にばかにしていることになるのではないかと思われてならない」と厳しく糾弾している（安永，1987）。さらに安永は，記述精神病理

学の祖ともいうべきJaspersの了解概念に異を唱える。統合失調症患者の体験が了解不能であることがその基本的特性であるとするJaspersの主張は，そこに統合失調症体験の不可解さの正確な記述であり，当時はびこっていた恣意的な病因仮説を戒めるという意義を認めることができるけれども，患者の体験を了解不能と断じることによって，患者や治療者の病気を理解しようとする努力に水を差すところがあった。これに対して安永は，統合失調症の病理を説明する仮説を創出することによって，了解の可能性を広げることができることを論じた（「精神医学の方法論（初出1978）」（安永，1992c））。

精神療法の観点からいうなら，患者の置かれた厳しい状況を理解すればするほど，同じ人間としての理解を拡大できるのである。安永は，ファントム空間論に拠るなら「統合失調症は人格欠陥によるものでもなく，神秘的な病なのでもなく，むしろ十分有り得る普通の病気，という見方が可能となる」のだし，患者に共感することや親身に接することが一層容易になるという（「ウォーコップの次世代への寄与」（安永，2002））。実際，彼はファントム理論に基づいて，患者と同じ人間という地平に身を置いて（慎重に言葉を選びながら）患者の心理教育を行った（例えば「分裂病の精神療法一般の問題（初出1990）」（安永，1992d））。

安永が理論を築く上でもっとも頼りとしたのは，患者の体験であった。その記述では，体験そのものから距離を取り，余分な情報を捨象することが必要である。もちろんファントム空間論も例外ではないのだが，彼の記述には，その体験をdの落差なしにギリギリまで見届けようとする緊迫感がある。槍の剣先を遠くに伸ばしたとしても，同時に視点をそのすぐそばに張り付けて，そこで起きていることを間近に見届けようとするのである。この近接の視点こそ，安永の精神療法の真骨頂である。

ファントム理論は，出発点はシンプルであり，道筋もほぼまっすぐである。しかしそこでの安永の記述は急ぎ足で具象と抽象との往還が激しく行われる急な坂を登り続ける。彼は到達するべき頂きが高いことを感じていたからであろう。その後の安永は，幾分ゆっくりとした足取りで，その槍を四方に伸ばして，慢性様態までを含む統合失調症の広い病態，さらに気質論や文明論，芸術論，宗教論までを切り取った。後に紹介する精神療法の論考でもファントム理論は大きな役割を果たしている。

II 『境界例の治療』
（金剛出版，2002年，初出1972年）
——治療者の側面——

安永が多くの難しい患者を回復に導いたという成功譚は多くの人々によって語りつがれている。故飯田眞（2011）はこの盟友を「教育者として多数の個性的な精神科医を育成され，治療者としてはすべての患者に優しく細やかで温かな配慮をなさる。精神科医の理想的なモデルであった。どの面から見ても私どものお手本になる方で，敬愛措く与わざるものがあった」と記述している。患者に真剣に関わろうとする姿勢を安永は自ら「赤ひげ精神」と呼んだ（安永，2007；安永・鈴木・内海，2007））。それを彼は小児科医であった「父親から引き継いだ」ものであり（安永，2007），「困っている人を平等に診る」ことだと述べている（安永・鈴木・内海，2007）。このような姿勢を身につけた安永の精神療法における師は，故土居健郎であった。彼は自分が「"……ただ臨床に打ち込み患者さんとつきあい，そこから悟ることを自分なりに学問化できればそれでよいのだ" という人生のアイデンティティを確立できた」のは土居のお陰だったと記している（安永，2010）。

「境界例の治療」には，このように形成された安永の治療者としての姿勢が息づいている。

ここでは，近接の視点から要点を押さえながら患者，家族，治療者を包み込む細かい目の「面」の記述が展開される。境界例の疾病論的な位置づけから始まり，患者の直りたい気持ちの切実さ（同時に幻滅や不信も生じやすいこと），不安が外見より深く強いこと，信頼・感謝，不信・不平といった二重化した感情が支配的であること，行動の見通しが外れやすいこと（すなわち意外性）といった治療における特徴の記述が続く。次いでこれらは，自己を維持する能力がギリギリの状態にあるから生じるものであり，深刻で激しい衝動的行動は，その努力が破綻の危機に瀕することが原因となるという理解が示される。これに対して治療者は，誰かを責めたり自責的になったりせず，「（問題行動の）意味を評価しながら話し合いの機会として（それを）最大限に利用する」べきだとされる。さらに，患者と治療者への救いの言葉，「患者にとっては，これがほとんど特徴的な自己展開努力のあらわれであり，治療を『求める』仕方なのだと思えば耐えやすい」が添えられる。家族に対しても，家族が患者の回復の見通しを持てないことに苦しんでいることに共感を寄せ，その不安を減じるために「十分な懇切さでこの状態の本質と見通しとを解説」することが必要だと指摘する。この論文は，「一進一退が多く本質的改善は遅々たるものであるが，治療者の存在と干渉は，患者の不安と生活を長年にわたってよくコントロールすることができる。10年を経たある患者は，『過去を思い出してもようやく割り切れるようになりました』と述べた。苦労も大きいが，喜びもまた大きい領域である」という文で結ばれている。患者，家族，治療者への実体験に基づく何よりの励ましの言葉である。

このように要点を広く押さえつつ独自の見解を盛り込むというタイプの論文としては，「精神療法総論の諸問題（初出1972）」（安永, 2002）と「不安反応（初出1967）」（安永, 1992c）などを挙げることができる。境界例については，文明論的な病因・病態論，「境界例の背景（初出1970）」（安永, 1992a），「境界例と社会病理（初出1980）」（安永, 1992c）を発表しているが，治療論として重要なのは後者である。ここでは境界例患者の気質が「中心気質（自然児的な原始性，単純明快さを示す気質）」と捉えられており，それゆえ治療ではこだわりのないさっぱりした関わりが有用であると論じられている。

Ⅲ 『いわゆる病識から姿勢覚について』（金剛出版，1992年d, 初出1988年）
——求道者としての側面——

安永は，どのような頂きへの挑戦でも視点を高く保ち，読者をまったく新しい展望が得られる高みへと導く。その安永が精神療法における治療者と患者の自己認識を論じるためにこの論文で選んだ出発点は病識であった。

彼はまず，病識を「たえずそれ（患者の自己認識）を好ましい方へと動かそうとしている」治療者の手がかりであると捉え直す。さらに，治療で重要なのは患者と治療者の「自分の身のうち，精神の内部にあるところの何ものか」についての認知」，すなわち「パターンe-E→F-f（図2参照）として捉えられる自我図式全般にわたる認知」であると述べてテーマを精神療法へと拡大する。次に身体運動感覚の発達のアナロジーから「姿勢覚」という造語を導入し，この自己認知の修得・発達の議論を展開する。ここから安永の歩幅は一気に大きくなる。

そこではまず，スポーツ選手とそのコーチの関わりの検討から，①リラックスすること（リラックスさせること），②的確に要点を押さえた断片的な言葉を伝えることが効果的であること，③練習の繰り返しによって（一連の動きとして）体得，定着されるべきことという要点が列記される。さらに，治療者として「姿勢覚」

の磨き方として，①自分の意図と実際的効果のズレを合わせるべくフィードバックすること，②他者の運動観察とその取り入れ（同一化と「再同一化」）の過程によって，つまり他者（時には事物）の動きに自分を重ねあわせること（他者の身になって相手を了解しようとすること）が挙げられる。この②の過程は，とりもなおさず自分の内部を見ていることであり，それによって自分が見えてくるなら，一層他者も見えてくることになる。さらに次の③のレベルでは，俳優が観客の反応によって演技を自己修正することや世阿弥の「離見（観客に同一化した離れた視点）」の観点から，第三者の視点を導入して自分をさまざまな方向から見ることが勧められる。以上の議論を総括して彼は，姿勢覚とは，図2の体験パターン e-E → F-f を引き延ばして見ることであり，その実現のためには e（自我極）をそこから離して自由に動き回らせて，他者と自己を観察する修練を重ねることによって，一定の構造をもった認識図式群を形成することを目指すべきだと論じている。

この論文の中で記述対象が患者か治療者かが区別されない箇所が多くあるのは，安永の近接の視点が行き渡っているためであろう。次に姿勢覚を扱っている「精神療法と言語（初出1972)」（安永，2002）では，ついに彼の視点は患者と同一化するに至る。曰く「精神療法場面にあらわれる患者の姿も，治療者の姿も，本来必死な求道者の姿であるのだ。これは似ている」のである。両者が同じ立場にあること，それが求道者安永の到達点である。

この「いわゆる病識から姿勢覚について」では，安永は過不足のない記述によって次々に要点を押さえながら，直線的に目標へと向かう。ファントム空間論以外の論文の大多数は，このタイプのものである。中でも「精神療法と哲学(1988)」におけるほとんど天文学的ともいえる歩幅の大きさは特筆に値する。

安永ワールドの見取り図を描くとしたら，次のようになろう。中心部に高い独立峰であるファントム空間論があり，そこから広大な裾野が伸びている。一部には，目の詰んだ面が作られており，多くの人々の思いを受け止められるようになっている。また，新たな展望をもたらす高みに向かってまっすぐな長い道がいくつも伸びている……。安永浩という探求者・治療者・求道者が作り上げた美しい光景である。

文　献

（引用文献はほとんどが著作集に収載されている。ここでは紙幅の関係上，それらの著作集のみを引用文献として示し，論文題名と初出時年号を本文中に記載することとする。）

飯田眞(2011)安永浩先生を偲んで．精神療法，37(3)；119-120.

内海健(2011)安永先生追悼．臨床精神病理，32(2)；173-180.

安永浩(1987)精神の幾何学．岩波書店．

安永浩(1992a)安永浩著作集Ⅰ―ファントム空間論．金剛出版．

安永浩(1992b)安永浩著作集Ⅱ―ファントム空間論の発展．金剛出版．

安永浩(1992c)安永浩著作集Ⅲ―方法論と臨床概念．金剛出版．

安永浩(1992d)安永浩著作集Ⅳ―症状論と精神療法．金剛出版．

安永浩(2002)精神科医のものの考え方―私の臨床経験から．金剛出版．

安永浩(2007)分院神経科の50年．（東京大学精神医学教室編集委員会編）東京大学精神医学教室120年．新興医学出版社．

安永浩・鈴木茂・内海健(2007)座談会日本の精神病理学・回顧と展望11―安永浩先生をお訪ねして．臨床精神病理，28(3)；265-284.

安永浩(2010)土居健郎先生追悼．土居健郎先生追悼文集―心だけは永遠．土居健郎先生追悼文集刊行会．

Wauchope OS (1948) Deviation into sense: The nature of explanation. Faber & Faber. (深瀬基寛訳(1951)ものの考え方―合理性への逸脱．弘文堂）

Comment

安永浩の三編について

秋山　剛*

Tsuyoshi Akiyama

　林直樹先生の，「安永浩の精神療法三論文について」を拝見して，東京大学附属病院分院神経科で，医局の先生と臨床，研修，研究していた頃を懐かしく思い出しました。安永先生のおかげで東京大学附属病院分院神経科はとても家族的な雰囲気で，私たちがいた頃から，医局を卒業した先輩が，少し気取ったドイツ語を使ってHeimat（故郷）と呼んでいました。

　林先生が最初に選ばれた『ファントム空間論——分裂病の論理学的精神病理』は，まさしく安永先生の不朽の名著です。林先生が述べておられるように，安永先生は，ヤスパースが「了解不能」とした統合失調症（精神分裂病）の症状を患者さんがどのように経験しているのかを理解する理論を作りたいと考えた訳です。統合失調症患者の体験の仕方への理解なくしては，一般の精神療法理論をそのまま適用できないので，精神療法の前提となる理論と言ってもよいでしょう。安永先生は，よくウォーコップの理論によって，ファントム理論が作られたと述べていましたが，ウォーコップの原著を読んだ私には，とてもそうは思えません。ウォーコップの思想が，安永先生という天才を経て，何百倍にも発展したのがファントム理論であると考えています。

　『境界例の治療』は，境界例の精神療法に生涯を捧げている林先生に，大きな影響を与えてきたと思います。安永先生の境界例治療の方針の神髄は，「患者にとっては，これがほとんど特徴的な自己展開努力のあらわれであり，治療を『求める』仕方なのだと思えば耐えやすい」ということかもしれません。安永先生は，「治療を求める」患者への対応に，多くの時間を使っていました。多くの時間を使って支持しながら，患者の依存性を増大させることなく，治療の成功に向かわせた理由の一つは，「よい治療者と思われたい」という自己愛が，安永先生に

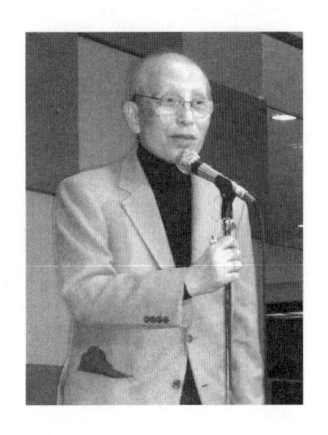

＊NTT東日本関東病院精神神経科
〒141-8625　東京都品川区東五反田5-9-22
Tsuyoshi Akiyama：NTT Medical Center Tokyo

なかったからであろうと思います。「よい治療者と思われたい」という自己愛なく，「すべてを治療のために」という気持ちを保つことの偉大さを，私たちは師に学びました。学びましたが，自分で実行するのはなかなか難しいことです。

『いわゆる病識から姿勢覚について』では，「姿勢覚」という耳慣れない言葉に注目してください。安永先生は，患者の「自我図式全般にわたる認知」を重視していました。例えば，理学リハビリテーションでは，病気が患者の姿勢にどう影響をしているかを理解し，姿勢を直せるように理学療法士が患者に寄り添って一緒に練習することが重要でしょう。精神疾患でも，患者の経験の仕方（自我図式）を治療者が理解し，それをさりげなく伝え，そして患者と一緒に姿勢をなおすようにすることが精神療法であると，安永先生は考えていました。治療者が，患者と同じ姿勢（自我図式）を一時的にとり，そしてまた自分本来の姿勢に戻るとき，人間に起こりうる姿勢（自我図式）に関する理解がふくらみ，精神療法的な関わりが自然に進むという訳です。「記述対象が患者か治療者か区別されない」のは，この考えのあらわれなのです。

上記の三論文以外で私が好きな著作は，『分裂病の症状論』(1981) です。この著作は，中山書店の現代精神医学大系として最初に出版されたもので，統合失調症の患者さんの症状について，詳細に記載しています。理論的な立場にとらわれることなく，いろいろな症状を患者の体験として素直に聴取しながら，「これだけ多様で相互に矛盾するような症状が，なぜ単一の疾病の症状であるのか」という疑問が，安永先生のファントム理論構築の出発点であったことがうかがわれます。内容自体は症状の説明なので，精神病理に関心がない方でも，とても役に立ちます。現在でも，中山書店の『精神医学を知る　精神医学エッセンシャル・コーパス　2』(2013) として出版されていて，やはり分院出身の内海健先生が，解説を書いています。読者のみなさんが，一読される機会があればと思います。

我々にとって，安永先生は，Heimat（故郷）にいる優しく，偉大な父でした。現在でもそうです。今回，安永先生の著作についてエッセイを書く機会を与えていただいた「精神療法」に感謝致します。

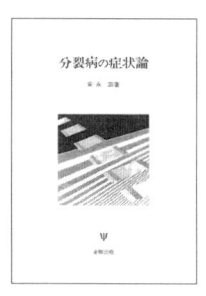

Re-Comment

Naoki Hayashi

林 直樹

　秋山先生のコメントに刺激を受けて，本篇では書くまいと考えていた安永先生から直接見聞して学んだこと（個人的な体験）を少しだけ記すことにしたい。

　安永先生は懇切丁寧に指導するタイプの人ではない。私にはほとんど直接教えを受けたという記憶がない。「ああ，これは良いですねえ」，「それはダメだから直しなさい」といったやりとりが思い出されるのみである。それは，簡にして要を得るものであるが，素っ気ないという印象も否めない。そこから何とかメッセージを読み取ろうとするのだが，悩んだ末に結局その言葉のままであったと納得するということがしばしばあった。最近でもはるか昔の言葉を思い出しては，あの時の安永先生の心情はこういうことであったのだと後から理解できたと感じることがある。

　安永先生は，人前に出ることを好まず，特定の人物に対する感情をあからさまにすることも，争いごとに首を突っ込むこともしなかった。周囲の人の意向を忖度して動くことも，世評を気にして行動を決めることもなかった。この特性は，気質的にそうだからとしか説明のしようのないものだったのだろう。内面で長い時間をかけて丁寧に磨き上げきた論考を発表して人々の耳目を驚かすということはあったのだが，それは結果的にそうなっただけで意図してのものではない。

　しかしそのような安永先生にも，強い思いを表出する場面があった。その一例を挙げる。入院患者の診療経過が議論されているミーティングで安永先生は，急に強い調子で語り始めた。「境界例患者の行動に『操作的』という形容詞がときどき使われるんだけれど，私はそれを間違っていると思う。境界例の人たちが他の人を操作する目的で行動できるわけがないでしょう。あの人たちにそんなゆとりはありませんよ。そんな形容をして患者が意図的に周りの人を振り回そうとしていると取るのは，誤解です。患者にとってよくないことです」強い思いがほとばしるその言葉に参加者は押し黙るしかなかった。

　このような強い思いが表出されるのは，統合失調症や境界例の患者に対する無理解を諫める場面が多かった。それは，安永先生の周囲の人々の無理解に苦しめられている人々を守りたいという思いのゆえだったと思う。

　ファントム理論については，安永先生は一貫して強い思いを抱かれていた。彼は，世俗的な価値にほとんど関心がないようであり，自他の

業績を区別なしに公平に評価することができる人だったが，ファントム理論のことになると厳しい表情となり，強い気負いを見せた。ファントム理論は，安永先生にとって自らの心血を注いで作り上げたご自分そのものだったのだろう。そのこだわりには，「本物」を感じさせるものがあった。私がファントム空間論の所見に相応するデータを示したときの目を輝かせた安永先生のお顔は忘れることができない。さらに，ご自宅に米国マクドエル社が開発した名機ファントムF4戦闘機の大きな模型が飾ってあったり，競走馬メジロファントムのファンであったり，……というほほえましいエピソードがある。

　安永先生の著作がこの後，どのように読まれてゆくか，私はそこに強い関心を抱いている。著作を吸収する上で直接の関わりや見聞したものの果たす役割は決して小さいものではない。私も前述のような体験を通して著作を理解してきたように感じている。著作を読む作業は，そのような体験から形成された彼のイメージとの対話であった。しかしそのようなイメージを他の人に伝えることができるものだろうか？　私は，ファントム理論の言語論（安永浩著作集II　ファントム空間論の発展　第7章　精神医学にとっての言語あるいは言語学〈その一〉）に基づいて，それが可能だと考える。

　彼によれば，言語は「鞘パターン」であるとされる。これは，右の図1のようにパターンのミニチュア（S＞s）を包むパターンとして言語の認識を把握できるということである。

　ここでは，Aは主体側のパターンのA面，S

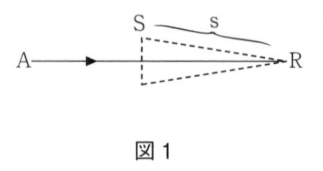

図1

は「意味するもの（signifiant）」，sは「意味されるもの（signifié）」，Rは表現されている思想（reference）である（ここでのSとsはソシュールの言語論のSigne（記号）＝ Signifié (s) ／ Signifiant (S) に由来している）。このS-sは，パターンA＞Bと似た関係にあるが，それは心理学（認識）のパターンA＞Rが串刺しにしているからだとされる。そのような拡張が可能なのは，主体側のAが「単一点としての対象にも憑依してそれを『パターン』化する潜勢をもっている（例えば人形に感情移入してそれを生命あるもののごとくに体験する）。これはまさに意識の根本性能の一つ」だからである。この理解では，人間の意識の広く感情移入ができる能力によって（もちろん相応の努力は必要であるが）言語から思想を吸収することが可能であることが示されている。安永先生の思想も同様に，読者がそれぞれの思いを込めて読み取るという「鞘パターン」の体験の中で伝わってゆくだろう。

　このリコメントにおいて改めて思うのは，遺された私たちが安永先生の思想を，そしてさらにその心意気，プライド，理想までをもひっくるめて，受け継いでいかなければならないということである。

自著三編について

- 『展望：神経症の用語と概念をめぐって』（精神医学40巻6号，1998年）
- 『対人恐怖』（金原出版，1977年）
- 『診療に融け込んでいるもの』（臨床精神医学34巻12号，2005年）

山下格（やました いたる，1929年〜）
札幌生まれ。
北海道大学名誉教授（医学部精神医学講座），北星学園大学前教授（社会福祉学部）。医療法人平松記念病院勤務（外来診療）

Itaru Yamashita　　　　　　　　　　　　　　　　　　　　　　　　　　　山下 格*

I 『展望：神経症の用語と概念をめぐって』（精神医学40巻6号，1998年）

本稿では，精神療法の主要な対象となる神経症について，近年の動向を述べた。

まず問題になるのは，神経症という用語の扱いである。周知のように，ICD-10は，「その大部分は（どのくらいかは不明だが）心理的原因と関連している」ので，神経症性障害，ストレス関連障害，身体表現性障害を大きな包括群（F4）にまとめた。一方，DSM-Ⅲは，神経症の用語を避けて，F4に相応する各症候群を個別にマニュアル形式で記載する方式を採用した。その目的のひとつは，長く米国精神医学界を支配した精神分析理論にもとづく神経症概念からの離別といえる。

そのような変革を生じた要因のひとつに，向精神薬の開発・普及と神経科学的研究の発展が挙げられる。たとえばパニック障害の不安発作をGABA受容体に結合するベンゾジアゼピン系薬物が特異的に抑制し，その拮抗薬が発作を誘発することが知られた。また強迫性障害には，諸検査所見から前頭眼窩皮質，帯状回皮質などの機能変化が認められ，セロトニン再取り込み作用をもつ抗うつ薬がその変化と症状の改善をもたらした。また両障害には遺伝素因の影響が改めて確かめられた。その他の諸症状にも類似の知見が多数報告された。その結果，精神分析

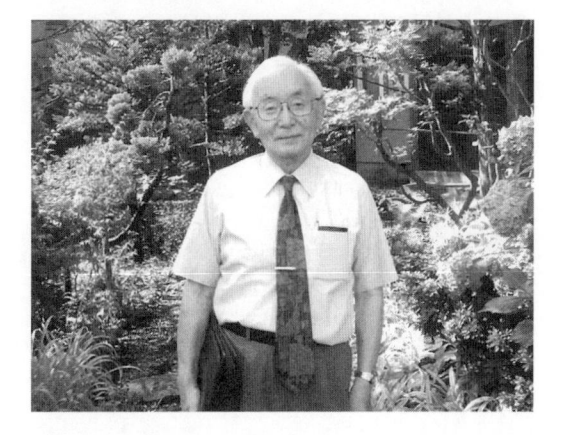

*平松記念病院
〒064-8536　札幌市中央区南22条西14丁目1-20
Itaru Yamashita：Hiramatsu Memorial Hospital

学の各種概念と治療手段に種々の異論を生じた。

しかし実際に，上記のパニック障害や強迫性障害も種々の心理的要因によって誘発・悪化をきたし，精神療法によって改善することは周知の経験事である。また解離性障害や重度ストレス障害のように，心理・社会的要因がとくに重要な場合も多い。したがって日常臨床では，状況に応じて種々の向精神薬（抗不安薬・抗うつ薬など）および精神療法（認知・行動療法をふくむ）がひろく併用され，効果を挙げているのが現状である。

Ⅱ 『対人恐怖』
（金原出版，1977年）

対人恐怖は早くから森田正馬により記載され，その神経症理論に基づいて説明され，治療されてきた。また諸外国には類似の報告がないため，日本独自の神経症という意見も多かった。

症状の内容は，原著（森田，1928）によれば，人前で起きる赤面やこわばった表情や発汗，ふるえ，放屁したような感じなどを過剰に恥じる「羞恥恐怖」に要約される。

筆者も，このような訴えをもつ症例を森田療法の方針に沿って診療するように心がけてきた。しかし1963年ころから，ごく普通の診察の中で，従来の森田の記述とは色合いの異なる対人恐怖の訴えに気づくようになった。その後とくに関心をもって検討を重ね，100症例の経験をまとめて1977年に本書を出版した。その訴えの一部を言葉通り引用すると，たとえば以下のようである。

1．訴えの具体的内容

「汽車の中でも，向かいに座った人がそわそわしたり，目を伏せたり，横を向いたり，ちょっと舌をならしたり，席を立ったりする。これもやはり自分が赤くなっているので，"感じの悪い奴だなぁ"と思ってそうすると感ずる」。

「自分の目つきが悪いので，人がいやがるのでないか。相手がビクッとする様子をしたり，ちょっといやな顔をしたり，黙って自分を見返したりする。鏡をみるとどうも変な目だ。目なんかない方がいいと思う（注：実際にはごく柔和な目つき）」。

「ガスは我慢していてもどこからか肛門を抜け出ていく。自分の鼻には感じないが，まわりの人が鼻をすすったり，鼻に手をやったり，手で口を隠したり，がやがや話しながら立って行ったりするので，ガスが出ていることがわかる。内臓や腸が悪いと思って治療もうけたが，全然よくならないので，進学もあきらめ，農業に従事している」。

このような訴えの特徴は，小集団面接の際にもいっそう明瞭に認められた（山下，1970）。

「皆さんが私の目つきを何ともないと言ってくださることは本当にありがたいんですが，でもこういう場所なんですから，遠慮しないで真相を言ってもらっていいんです。まあ，先生は医者としての立場がありますから，目つきで悩んでいる患者に，お前の目つきは変だ，とは言えないと思います。でもほかの方々は，さっきから目をぱちぱちさせたり，膝を組みかえたりして，私の視線で心理的に動揺しておられるんですから，そのまま言っていただいていい。（質問に対して）やはり皆さんは，本当はそれを感じているのだけれど，私に同情して，我慢して，そうではないと言ってくださっているのだと思います」。

このほか，「脚が短いと言う学生の声」，「無臭の体臭による周囲の咳払い」，「唾をのむ音に驚く皆の表情」など，きわめて多彩な苦悩が，単独に，あるいは赤面などに混じって訴えられる。

2．症状に共通する特徴

これらの諸症状の特徴は，次の二点に集約で

きると思われる。
　①自分はまわりの人たちに不快感をあたえる
　　重大な欠点をもつと実感し確信している。
　②その欠点の存在は，相手の所作，行動から
　　直感的に感じ取られる。
　この二点は，従来知られた対人恐怖のように，緊張のあまり赤面し，口ごもり，額に汗をかく「自分の姿を自分が感じとり，自分がそれを恥ずる症状」と，ある程度重なり合いながらも，基本的には異なった心理的状況と思われる。(ちなみに本書の3年あとの1980年に発表されたDSM-Ⅲに規定された社交恐怖は，「A. 他人の注視にさらされるかもしれないような状況に対して持続的で不合理な恐怖とそれを回避しようとする強迫的欲求を抱き，B. この障害のための苦悩は顕著であり，一方その恐怖は過度であり，理性的でないという認識がある」と記されている。それはDSM-Ⅳも同様である)。この症状は，従来の森田の指摘に通ずるものといえる。

　一方，わが国では前述の病態が，症例数は本書より少ないが，はるかに精細かつ周到な考察をもとに報告され（笠原ら，1972，村上ら，1970)，正視恐怖・体臭恐怖，思春期妄想症などと呼ばれてきた。筆者は試みに，森田とDSMの記述例を緊張型社交障害（同対人恐怖)，後者を確信型社交障害（同）と仮称している。また本書を英文で出版したが（Yamashita, 1993)，海外では本病態の存在が十分知られていない。

2．発症要因について
　上記の諸症状の要因について，日常的な診察中に得られた所見の一部を述べる。
ⅰ）症状を自覚した時期・契機
　発症時期は，年齢と関係がふかく，前思春期から青年期にかけて多いが，「高校で汽車通学を始めてから」，「派手な職場に移ってから」などの環境の変化のほか，「自慰をした翌朝教室に入ったとき女子学生がさっと窓を開けてから」「うしろの席の人たちが一斉に咳をしてから」など，あるできごとが引き金になる場合もある。
ⅱ）性格傾向，とくに対人態度
　上記の諸症例の診察中に印象深かったのは，「いやな仕事は率先してやって，楽なのは他人にまわす。すべて自然に相手本位に考える」「相手を退屈させまい，気まずい思いをさせまいとして，ひどく気をつかう」などのような，他者指向的・配慮的態度が目立つことであった。
　しかしその他は一般に真面目，温厚，勤勉で，青少年期には学級委員やスポーツで活躍するなど明朗，活発な傾向も多くみられた。
ⅲ）家庭環境
　このような生活感情に影響を及ぼすと思われる家庭環境について，できるだけ自発的に本人や家族から具体的な情況を聞いたところ，明らかに過保護と感じられる症例が比較的多い一方，家庭崩壊や親への強い反感などがほとんどみられず，全体として戦前・戦後（対象例の青少年期）の健全ないし定型的な家庭状況と考えられた。
　これらの所見は数値にあらわし難いので，全症例の簡単な具体的内容を巻末に記録した。
ⅳ）わが国の社会・文化的風土
　各国・各地域の地理的・歴史的事情によって種々の文化的風土を生ずることは周知であるが，和辻哲郎の「風土」以来盛んな日本人論および筆者のNY留学時の体験から，本病態がわが国の生活・文化と関連が深いことが推察された。

3．治療と経過
　この間の治療は，筆者の意識の中では，通常の精神科的診断をいっそう深めることにあったといえる。当然ながら診断とは，患者や家族と話し合いを重ねて，患者についてできるだけ多くのことを知り，理解しようとする終わりのな

い試みである。それには患者の悩み，不安，自己判断，性格の傾向，人間関係をふくむ生活の諸問題，現在にも生きる過去の出来事の影響など，あらゆる事象がふくまれる。

その過程は診断ともいえるが，患者が自分にとって重要なことを医師に伝え，その悩みが感情の重みまでふくめて理解されていると感ずると，たとえ十分に納得がいかないときも，こだわりなく話が進んで，互いに気持ちが通じ合うようになる。それにともなって患者は，不安がやわらいで，次第に症状以外のものにも関心を向け，生活の範囲も広がっていく。その意味で，診断の過程はそのまま治療につながるものと思われる。

その診療に多少追加したのは，①周囲の人たちに嫌な思いをさせているという誤った訴えを，同情をこめてそのままに聞き取る，②対象は違っても同じ性状の悩みをもち，やがて回復した人たちのことを繰り返し話して，（本人が信じなくとも）医師としての経験を十分に伝える，③小集団内で自由に話し合う，④状況によっては，この症状と対人態度，生育環境，日本の社会的風土などとの関連にも触れ，患者が実際には周囲から好意を持たれていると思うと話すこと，などである。

興味深いのは，このような面接を重ねるうちに，たとえば体臭恐怖の症例が，自分は変わらないのに，ふと周囲の咳払いが少ないのに気づいて，何故かわからずに驚き，決算期で皆が忙しいためと思ううちに，自分もいつの間にか体臭よりも仕事に注意を向けているという形で回復にむかうことである。それは周囲の咳払いから自分の体臭を感ずるという，症状形成過程の反転といえる。

集計時点でおおまかに判定すると，生活に不自由がなくなった例は27例，軽快例が55例，全く改善しなかった例が18例であった。

長期の回復過程をみると，おそらく最後に癒すのは，医療者の同情と理解に支えられて，妄想様体験にからむ不安に堪えながら社会に暮らす生活自体にあると考えられる。

III 『診療に融け込んでいるもの』
（臨床精神医学 34 巻 12 号，2005 年）

本稿は，「精神療法の基本」という特集に寄せたエッセイである。「基本」であるから，精神療法のどの立場・学説にも片寄ることなく，いわば筆者個人の「精神科臨床の日常風景」を書き写したものといえる。

精神科臨床では，診断と治療が一つにつながっていると思われる。およそ診断には，現在の諸情況とともに，必要に応じて生活上の諸問題，性格面の諸傾向，ときには幼少時からの諸経験などにも目配りが求められる。そのため患者本人や家族と話し合い，互いに問いかけ，意見を交わすことになるが，その時空間の中で，医師が患者の悩みに同情し，問題のありかを理解しようとし，専門的知識と経験をもとに対応を考えていることを患者が感じ取り，多少の安心を覚えることは，すでに精神療法的な意味合いをもつと思われる。次いで，多くの場合，その診断をもとに種々の向精神薬が処方されるが，その薬理効果や副作用，今後の見通しなどについても説明し，質問に答えることも，精神療法的な意味合いと効果をもつ。その意味で精神科の臨床では，診断と治療が一体となって融合しているといえるのではなかろうか。それが各症例の諸事情に応じて，多種多様に展開されることは言うまでもない。

その診療の対極は，マニュアルによって診断名のラベルを貼り，アルゴリズムに従って薬物を処方し，指導書の通りに体系的精神療法を施行すること，というとわかり易いであろうか。

筆者が特定の体系的精神療法に深く関わることがなかったのは，才能と機会がなく，平凡な精神科医として終始してきたためである。

ただ面接の基本としてカウンセリングの手法を借用したことは，上記の雰囲気からも察していただけると思う。森田療法からは，完全を求めず，気分に流されず毎日を暮らすことの大切さを教えられた。診察中につい口にする言葉が森田療法の用語に通ずることも珍しくない。精神分析は若いころ本気で学ぼうとした憧れの分野で，その熱は冷め切ったわけではない。数ある認知・行動療法には，固定した形式にとらわれない限り有用な場合が多いと感ずる。

すでに八十路の半ばに近い老精神科医の歩みは，これらの諸学説・諸体系の大伽藍の中に入って専心修行に勤めることではなく，その一つ一つをのぞき見て気に合う言葉をメモする「門前の小僧」に終始したものと言えよう。

その間に臨床医として心がけたことは，「理論よりも実際，純粋よりも混合，単独よりも併用，全例に一様よりも症例ごとに多様」である。筆者の思う精神療法の基本は，混然としてひたすら患者から学ぶことにあったと言えようか。

文　献

笠原嘉編（1972）正視恐怖・体臭恐怖．医学書院．
森田正馬（1928）神経質の本態と療法．白揚社．
村上靖彦・大磯英雄・青木勝他（1970）青年期に好発する異常な確信的体験．精神医学，12(7)：573-578．
山下格（1970）対人恐怖について．精神医学，12(5)：365-374．
Yamashita I (1993) Taijin-Kyofu or Delusional Social Phobia, Hokkaido Univ Press.

Comment

山下格の三編について
▶ 山下格先生の外来診察室と教授室の勉強会

Tetsuro Ohmori　　　　　　　　　　　　　　　　　　　　　　　　　大森 哲郎

　久しぶりに恩師の論文を読み返した。新たに書き下ろされた解説は澄明この上ない。論文と解説は直接教えを受けた思い出と呼応する。

I　外来診察室

　入局した1981年当時の北大精神科の第一診察室は大きな部屋で，窓の外には芝生が広がり，銀杏の木立が見えていた。予診を終えた私たちが待つところに山下先生が入室し，やがて患者が呼び入れられて診察が始まった。
　診察では，患者が何を思い，何を考えているのか，できるだけ患者自身に語らせるように工夫されていた。カウンセリングの技法を利用されていたが，一番大切なのは相手を理解しようとする傾聴の姿勢で，それがあれば患者は語り始めるように思われた。大きな部屋の中で山下先生と患者だけにスポットライトが当たっているようだった。患者の心の中の様子がありありと浮かび上がってくるのだった。
　問診が一段落すると，簡単な身体的診察が挟まれた。ある時は脈を取る手が患者への接近となり，ある時は客観的所見を取る行為が適度な距離感を生むように見えた。当時はしばしば眼底診察もされていた。暗幕が一度閉じられ再び開かれるのは，あたかも舞台が回るがごとくで，診療は病気と治療方針の説明に重点が移っていった。
　診断の過程は治療の過程でもあって，退室するときの患者は，早くも回復への道を歩み始めていた。

II　教授室の勉強会

　毎年，新入局者に対し教授室で勉強会を開催され，精神療法シリーズとしてカウンセリング，森田療法，精神分析，実存分析，行動療法などが取り上げられた。担当となった者が教授室の書棚からお借りした本を精読し，まだパソコンのないころのこと，手書きレジメを作って解説し，全員で質疑応答した。山下先生の学識の深度は，次第にわかることで，新入局者には簡単には察知することもできなかった。たとえば精神分析は古沢平作の教育分析を受けられ，米国留学中には生物学的研究の傍らホーナイ学派の精神分析学校にも通われているのである。しか

＊徳島大学大学院ヘルスバイオサイエンス研究部精神医学分野
〒770-8503　徳島市蔵本町3-18-15
Tetsuro Ohmori : Department of Psychiatry, Institute of Health Biosciences, The University of Tokushima Graduate School

し，特定の理論や技法の信徒になるのではなく，常に患者の傍らに立つことを優先されていた。理論を患者に当てはめてはいけない，とおっしゃられた。

精神療法シリーズを終えると，趣向が一変し，私たちの年は『幻覚の基礎と臨床』という器質性，内因性，心因性にわたるさまざまな幻覚が論述されている手堅い本の輪読となった。時々言及されるヤスパースとシュナイダーが気になって，私たちは自主的に『精神病理学原論』と『臨床精神病理学』を読んだ。

勉強会の合間には，自らポットと急須を使ってお茶を入れ，煙草を取り出して私たちに勧め，火までかざしてくださった。ご自身も普段は吸われないのに，このときばかりは喫煙されて，何本もの紫煙が立ちのぼった。喫煙の常識が現在とは全く異なっていた時代だった。入局者はみなこうして精神科医として歩み始めた。

III 臨床と研究

在職中1番楽しかったのは再来診療で，2番目に楽しかったのは新患診療だった，と1993年の退官に際し，同窓会誌に書かれている。これを楽しむものにしかず，とはこのことだ。退官後も平松記念病院で外来診療を続けられ，私は当直先だったその病院で，夜分に往診に向かわれる山下先生を見送ったことがある。

北大時代には，再来のピンチヒッターを務めたことがあった。多剤併用が流行していた頃にあって，処方が単純できれいなことに驚いた。名人芸とは基本をはずさないということでもあるのである。

同時に国際的な視野を持つ研究者でもある。1950年代の薬物療法の導入に立ち会われて以来，日本の精神薬理学の発展にもっとも深く関与されたおひとりだ。また北大がWHOの共同研究機関であったことも関連して，国際動向にもよく通じていらっしゃる。国際診断基準を共通語に，伝統的診断を方言にたとえて，両者の利点と弱点をはじめから正確に見抜いていた。ご著書の『対人恐怖』と『若年周期精神病』は，英訳版も出版されている。

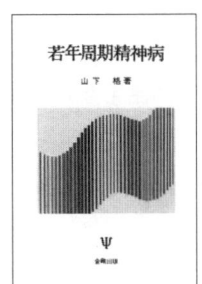

山下先生の場合，臨床と研究は一連のものであり，磨き抜かれた心理学と生物学は混然となって診療に流れ込むのである。

Re-Comment

北大精神科在職中の思い出

Itaru Yamashita 山下 格

　いま臨床にも基礎研究にも大活躍で最多忙の大森教授から原稿をいただいて，たいへん恐縮している。

　もともと私は患者さんの話を聞くのが好きなうえ，新来のときは診察のあとも周囲の教室員や学生と話し合い，再来のときは聞いた言葉をそのまま書き残そうとするので，つい時間を過ごして，会議や総回診などに遅れそうになって，診察室を出たあと長い廊下を全速力で走ることになりがちだった。教授が廊下を走ると緊急事態かと思われると注意されたが，なかなか直せなかった。

　新入医局員の研修には，カウンセリングや精神分析や森田療法などの本（わかりやすい部分だけ指定したつもり）を一人一冊ずつ担当して，それを同期の友達に教えるような気分で紹介してもらうことにしていた。そのときお茶と煙草をサービスして賑やかにおしゃべりをしたのは，気安い学問的雑談が楽しかったからである。諸学説の創始者はみな偉いが神様ではないのだから，（個人的印象と断ったうえで）問題点をあげつらうことは自由であろうし，その方が面白い。例えばカウンセリングは面談の自然な流れが大切で，原則にこだわると生きが悪くなる。ハンス少年の馬恐怖は単純な単一恐怖で，エディプス葛藤の結果とみるのは先入見的誤解である。森田理論はわかりやすいから，それをお説教的ではなく，外来の会話に自然に織り込んで生活に生かす工夫が望ましいのではないか。認知・行動療法は各種各様に広がって手法が殖えるようにみえるが，ときにはアルバート坊やの単純明瞭な経験を思い出す必要はないか。そのほか各種の精神療法は，それぞれ中核と辺縁と浸透流域を持っていて，他の精神療法にもつながっているところがあるのではないか。当然のことながら，特定の精神療法を専門にするならば，その分野だけでなく，他の精神療法とともに精神科診療全体の進歩に遅れない注意が必要ではないか。

　その昔，ニューヨークのセントラルパークで夏休み時期にホルナイ学派の一般市民向き講演会があって，二人の講師が型通りの話をしたあと，「フロイトとホルナイのどっちの言うことが本当か」という質問があった。若い講師が「ホルナイの方が治療の対象範囲が広い」などぐずぐず言ったあと，年長の講師が「フロイトもホルナイも間もなく消えて精神分析だけになる。それもやがて精神療法の中に溶けて無くなる」と言うと，大きな笑いと拍手がおきた。当時の米国精神医学会は精神分析の全盛期で，私

もその勉強をしたいと願っていたが，留学先の研究所や町中の友人たちの意見はしばしば辛辣で，学会と一般市民の感覚に大きな開きがあることを感ぜずにはいられなかった。私の精神療法への迷いや未練や混乱は，このあたりから一層深まったと言えるかもしれない。

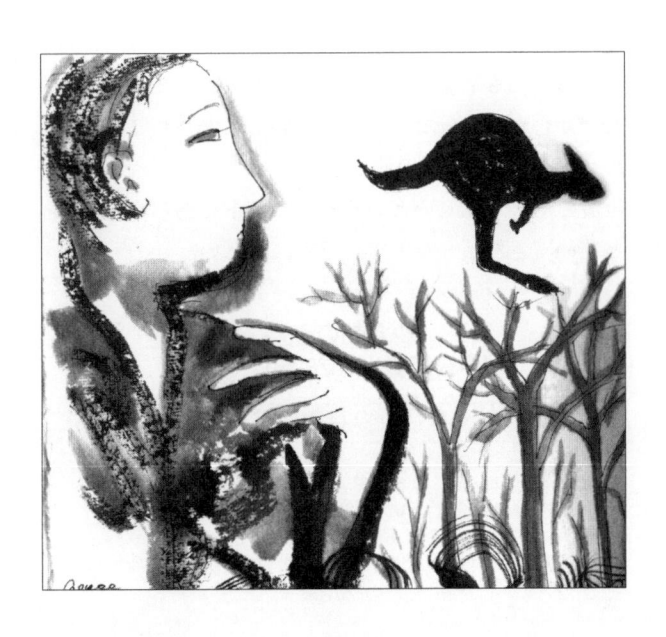

自著三編について

- 『少年期の心』（中公新書，1978年）
- 『老いのソウロロギー』（有斐閣，1991年）
- 『心理臨床と表現療法』（金剛出版，1999年）

山中康裕（やまなか やすひろ，1941年〜）
精神科医，名古屋市生まれ
1966年　名古屋市立大学医学部医学科卒業
1971年　名古屋市立大学大学院医学研究科博士課程修了
その後，名古屋市立大学助手，同講師
1977年　南山大学文学部助教授
1980年　京都大学教育学部助教授
1992年　京都大学大学院教育学研究科教授
2001年　京都大学大学院教育学研究科長・学部長
2005年　京都大学名誉教授
2005年〜　京都ヘルメス研究所所長

Yasuhiro Yamanaka

山中　康裕*

　18人の先達の一人に選ばれたというだけでも，驚いている。そういう評価を受けたということはとても名誉なことであるが，それに相応しいか否かは自分ではわからない。しかし，この45年，常に患者の側からみて，こういう治療者であって欲しいというセラピストであろうと務めてきた積りなので，素直に嬉しい。

I　『少年期の心』
（中公新書，1978年）

　もう，36年も前に書いた著作であるが，いまだ，増刷を繰り返していて，しかも，世間巷間では古典的名著との噂がある。それはとても面映ゆいと同時に，そんなに嬉しいことはなく，

＊京都ヘルメス研究所・京都大学名誉教授
　［京都ヘルメス研究所］〒611-0021　京都府宇治市宇文字27-2-408
　Yasuhiro Yamanaka：Kyoto Hermes Institute/Prof emeritus Kyoto University

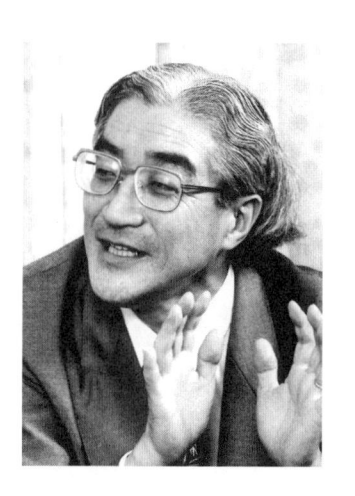

著者冥利に尽きるというべきだろう。本書は精神科医になって最初の10年間の，主に少年期にある患児たち10人との関わりについて書いたものであったが，やはり，用いた手法が，絵画・箱庭・写真・手紙などで，表現手段も内容もいずれも普遍的であったがゆえに，一方で時代を映し，他方で時代を超えて共通する「真実」が浮きだしていて，今読み返しても，よく言われるように，新鮮なのが自分でも驚きである。本来なら前途洋々とした少年少女たちが，ふとしたことで躓いて症状を出し，私のもとに連れられてきたのだが，私との出会いで，生き生きと自分を取り戻していった経緯を書きだしたのが本論である。そして，第4章に，文字通り，「死」の章を設け，若くして死んでいった子2人のことを書いたのが，私としては辛い深い忸怩たる思い出でもあり，この章が秘密の隠し味だったと思っている。

しかも，その手法は，後に，私の《窓論》や《内閉論》として結実していく原点であった。すなわち，前者は「患児の〈目の輝く部分〉（それを私は《窓》と呼んだ。ところが親からみたら，これらは漫画や釣りやロックなど，むしろいわゆる勉強に比べて否定的評価を受けていることが多かった）を尊重し，そこで話を聞いていけば，おのずから患児は自信を取り戻し，自分を取り戻して，自分で生きられるようになっていく」という理論である。後者は，「例えば不登校などのひきこもりにもポジティヴな意味がある，つまり，そのまま学校に行っていたら破綻してもっと重篤な疾患に陥らざるをえなくなるが，そこで閉じこもることによって，自分を守っている姿なのだ，しかも，それを江戸時代の鎖国になぞらえて，鎖国ゆえに歌舞伎や浮世絵や華道，茶道など日本文化が結晶化して日本のくにのアイデンティティをかたちづくったように，それが彼等を支えるもの，つまり彼等のアイデンティティの中心になっていくのだ」とする理論である。そして，その《内閉》を打開する方法の一つが，前者の《窓》論であった。

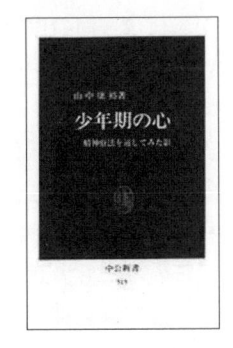

ここで，少しだけ本書の生まれるにあたっての裏話をしておくと，私がまだ名古屋の南山大学という一地方大学に勤務していた頃，無論全国的にはまだ全くの無名であったときに，中央公論社という大出版社の，しかも，中公新書というメジャー媒体の編集者がわざわざ訪ねて来られ，「あなたの自閉症治療論（東京大学出版会から出ていた『分裂病の精神病理』第5巻所収）を読んだが，これだけ書けるのなら，今，一番希求されている少年期の本を1冊書ける筈だ」と，言われたのだった。ちょうど，その書肆から，笠原嘉先生の『青年期』という本が出ていた頃である。相手は大家，しかし，こっちは駆けだしの新進である。ただし，箱庭療法に関しては，『カルフ箱庭療法』（誠信書房，1972）を仲間と一緒にドイツ語の原書から訳していたのと，荻野恒一先生の計らいで，先生らと『人間学的精神療法』という本を出してはいたのだったが。

II 『老いのソウロロギー』
  (有斐閣，1991年)

名古屋から，河合隼雄先生に招聘されて京大に移った時から，週に一度通いだしたある精神病院の老人病棟で出会った人たちとの交歓を描いた一書である。

週に一度だけの非常勤医というのは，本当は病院にとってはお荷物以外の何物でもないので，私は，当時の院長と話し合

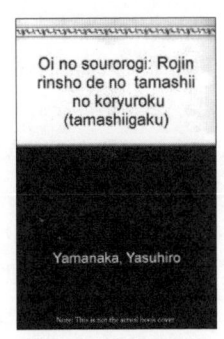

って，そんな私にも可能で，しかも，病院や地域にとって有用なあり方はないかと考え，当時はまだ全国的にも始まったばかりで，珍しかった老人病棟に出掛けることとなったのであった。

そして，一等最初の日に出会ったのが，後に，「無意識的身体心像」の発見にも繋がっていく，「ユン」さんだった。また，ごく初期に，今でも30年つづけている病棟における歌唱（私は「歌唱療法」とか，「音楽療法」という言い方を好まないので，文中でも使っていない）のきっかけとなる事例二人に出会い，また，統合失調症（当時，精神分裂病と言った）の方々を中心としての「連句療法」（こっちの方は，私の連句療法の師浅野黍穂先生に倣って，こう呼んでいる）を，私流にアレンジして，脳波を記録した用紙の裏を使い，その中央に雑誌からコラージュしたものを貼って，それを刺激源に，連句をしながら，そこらあたりの患者さんたちとの交歓の模様を書きだしたのだった。他に，印象的な何人かの高齢者との関わりを記載したのだったが，現在30年以上も続けてきてみると，此の書を出したのは，やはり，『少年期の心』と同じく，10年の臨床の上に書いたモノで，今では，さらに，高齢者臨床の時代の先取りをしたものとなっており，感慨深い。

最後に，やはり，裏話を二つほどしておくと，一つは，この本も，斯界では矢張り有斐閣という老舗の出版社の編集者が来て下さり，私に，インタビューをしてくださって，《聞きがたり》のテープ起こしを基に書いたのが，序章，そして，これに味をしめ，当時，京都大学での私の教え子で，高齢者臨床に興味を示してくれて，私がお世話になっている病院に何年かヴォランティアで通ってくれた進藤貴子さん（今では大学教授になっておられる）との対談という形で，両サイドを固めたのだった。いま一つは，この原稿のほとんどは銀閣寺畔の，昔，橋本関雪画伯のアトリエだったのを，庭園博物館・兼・料亭となった「白沙村荘」の，「倚翠亭」という洒落た茶室で書いたのも乙なものだった。常々言っているが，私は京大に招聘された時に，一番憧れていた九鬼周造に少しでも絢かってとの思惑であった。

それは，いつも私は運がいい（私の師河合隼雄先生は，「運がいいのも能力のうち」と言っておられた）のだが，たまたま，当時館長となられる故・橋本帰一さんが，広大な庭園の維持が大変だからと，庭園博物館にしたいからと，図書館司書の資格を取りに来られたのを京大の図書館学の先生に繋いだご縁で，以後，今に至るご交誼をいただいているのである。

Ⅲ 『心理臨床と表現療法』 （金剛出版，1999年）

実は，私の今の治療の方法論的立場を，ひとことで，《表現療法》と言っている。中国の蘇州大学を中心に8年前から隔年で開催している国際表現療法学会（中国語表記では，表達性心理治療国際研討会）の二人会長の一人が私なのだ。考えてみれば，私の博士論文のタイトルは，「創造療法的精神療法にみられる象徴表現について」（1971）であったが，その「創造療法的精神療法」という堅苦しい未熟な熟語が，「表現療法」として成熟したのだった。詩歌や，絵画や，いろんな表現手段を患児たちが選び取って，それをともに展開していく，という私の到達した方法論で貫かれているものである。本誌の別号の特集でCBTの専門家の原田誠一先生が，往復書簡の中で高く評価して下さったのがいちばん嬉しい。いま一つのジャンルは，いわゆる病跡学（パトグラフィー）で，芥川龍之介や北杜夫らを取り上げている。

この本にも裏話があるが，後に遠見書房（私の

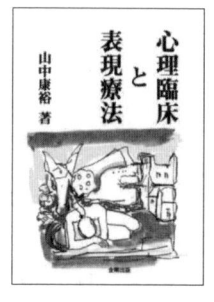

「深奥なる心理臨床のために」を出してくれた）として独立していった金剛出版の編集者が集めてくれたものだったことだけを記しておこう。

文　献

山中康裕（1978）少年期の心．中公新書．
山中康裕（1991）老いのソウロロギー．有斐閣．（『老いの魂学』として，ちくま学芸文庫から1998年に文庫本として改版発行）
山中康裕（1999）心理臨床と表現療法．金剛出版．

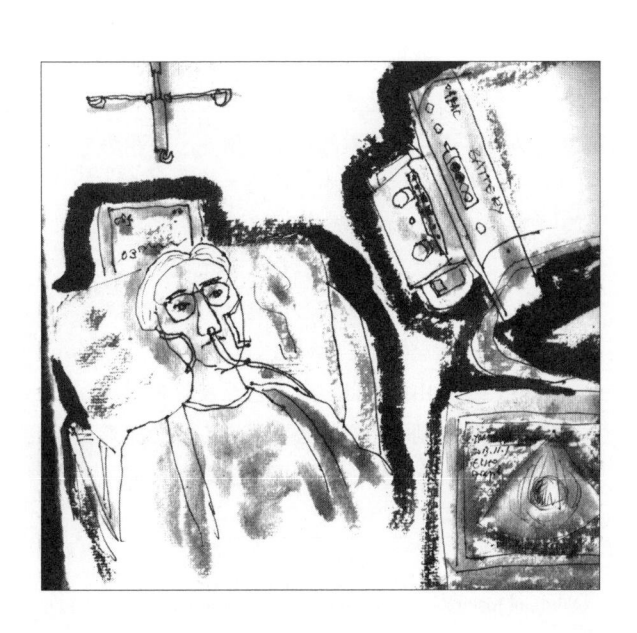

山中康裕の三編について

▶ 心と体とたましいへの眼差し

岸本 寛史*

　『少年期の心』と出会ったのは，私が医学部4年生の時，今から25年近く前のことだ。以来，折にふれて読み返してきたが，そのたびに新たな発見があり，私の臨床の支えとなってきた。冒頭にある「犬噛み道太」君との最初の出会いが，先生のスタンスを見事に象徴している。冒頭では，物語風に二人の出会いの描写がなされ（3〜5ページ），後の考察の部分では今度は道太君自身が自分の思いを語るかのように描写されている（19〜20ページ）。一人称の語りから三人称の語りまで，視点を自在に移動して，相手の心に波長を合わせていく著者の面目躍如たる記述に引き込まれる。そして，症状形成のメカニズム，治療論的な読み解き，両親が置かれていた事情への配慮，治療者の専門性について言及がなされた後に，「精神療法家というものは，いわば，傷つき悩むクライエントにとって最後の『自由』を守る空間と時間を保障する人間の一人なのだ」との宣言がなされ，続いて「真の『自由』とは，その自己表現を守るべき，適当な『制約』をも必要とする」と加えられている。生き生きとした事例描写と事例に即した深い考察に満ちていて，一文たりとも疎かにできないという気持ちになる。このスタイルは最後まで貫かれ，子どもたちと通じる「表現媒体」（のちに「窓」と呼ばれることとなる）も，言葉にとどまらず，箱庭，絵画，音楽，写真，手紙，夢など多岐にわたっている。これらは全て，相手に波長を合わせ，「最後の」を守る空間と時間を保障する」関わりの中から自然に選ばれた媒体である。そして，その根本には「死」の問題との対峙（4章）があり，先生の治療の深さの源泉の一つはここにあったのだ，と気付かされる。本書には，後の「窓」論や「表現療法」のエッセンスが凝縮している。

＊高槻赤十字病院
〒569-1045　大阪府高槻市阿武野1-1-1
Norifumi Kishimoto：Takatsuki Red Cross Hospital

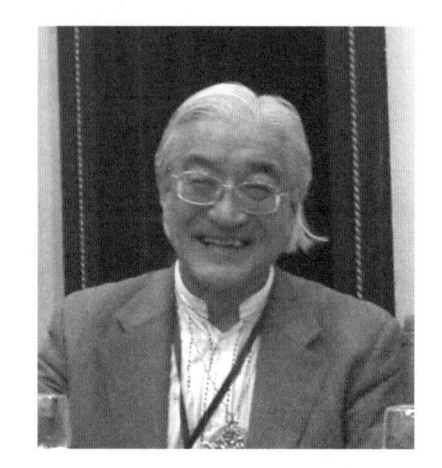

『老いのソウロロギー』が出版されたのは1991年9月。それはまさに筆者が医師になった年で，静岡に赴任した月である。引っ越して間もない静岡の書店で買い求め，心の支えとしたことを今でも覚えている。そこに収められている論文はすべて，医学生の時に読んでいたが，初出の2つのプロローグと2つのエピローグを貪るように読んだ。筆者は，個人的には，このプロローグ1の「ひとり語り」の文体が，先生が書かれたものの中では最も好きで，この文体こそ，先生のお考えを最もよく伝える文体ではないかと密かに思っている。相手に波長を合わせ，その深い流れの中から生まれてくるものを大切にしていかれるという姿勢は『少年期の心』と全く変わっていない。「どこまでが本当で，どこからがファンタジーかさっぱりわからぬ話」も「そのまま，コメントせず，ただじっと聞」いていく。そして，「死に際を実に見事に掃き清めて逝った賢い老人」にも，「ペニスを出し，廊下をいざりつつ恋人を訪ねる」姿にも，「人間の実存の一様態を見」ることが可能であり，「ここに，一人ひとりの，一つひとつの人生がある」とする著者の姿勢から，筆者は臨床の根本を叩きこまれたように感じる。さらに，先生の眼差しは心のみならず，体の深みにも等しく向けられている（たとえば「無意識的身体心像」）ことにも心を深く動かされた。

　『心理臨床と表現療法』は「表現療法」を前面に出された最初の著書であり，論考の射程もさらに広がり，描画法，箱庭療法，先生が創始されたMSSM（相互ぐるぐる描き物語統合）法，写真療法（『少年期の心』のケースと同じだが，こちらには写真が提示されている）など臨床実践のみならず，ユングの象徴論，治療過程における創造性，フリーダ・カーロ，北杜夫，芥川龍之介といった芸術家の苦悩と創造性に迫る論考も収められている。「表現療法」の醍醐味を味わえる。

　最後に，企画の趣旨に応えて，先生への問いかけをさせて頂く。「表現」が先生の臨床のエッセンスを示す名詞のキーワードとするなら，その述語にどのようなキーワードを選ばれるだろうか。

Re-Comment

山中　康裕

Yasuhiro Yamanaka

　岸本寛史先生の，「私の三書」への簡単な紹介への実感と言うか，印象的な討論「心と体とたましいへの眼差し」を，今，拝読いたしました。ありがとうございます。

　まさか，先生がこの役目を引き受けて下さっていること，全く知りませんでした。恐らく，このことの背後の仕掛け人は，企画者の原田誠一先生だと思いますが，実に細部に注意を払った心憎いほどの配剤で，驚くばかりです。それにしても，私の全ての仕事に，真の理解を示しておられると思われる他ならぬ先生が書いて下さったことは，本当に嬉しいことでした。

　まず，『少年期の心』。「一人称の語りから三人称の語りまで，視点を自在に移動して，相手の心に波長を合わせていく著者の面目躍如たる記述」という風に抄出しうるのは，先生が，最新のナラティヴの方法論をも自家薬籠のごとく，手中にしておられるからこその，ものいいですが，無論，あれを書いた当時の私には，そのような方法論は全く知りませんでした。でも，言われてみれば，真の臨床的実践を突き詰めていけば，真実を伝えることも可能になる，といつも思っている私には，この読み説きは新鮮で，かつ嬉しいご指摘でした。しかも，この文章に先生が初めて出会われたのが，医学部4年生の時，というのも，運命的ですね。その直後，貴君や平尾君たちの努力で，私の京大医学部での自主的授業を実現して下さったのでしたが，あの時のレクチャーが，先生たちを今の世界に引き込んでしまうことになったのですから，人間の運命というか，constellationというのは，本当に不思議ですね。さらに，「症状形成のメカニズム，治療論的な読み解き，両親が置かれていた事情への配慮，治療者の専門性」について言及がなされた後に，「精神療法家というものは，いわば，傷つき悩むクライエントにとって最後の『自由』を守る空間と時間を保障する人間の一人なのだ」との私の宣言を再び掲げ，「真の『自由』とは，その自己表現を守るべき，適当な『制約』をも必要とする」と私の意見を背（がえ）んじ，「生き生きとした事例描写と事例に即した深い考察に満ちていて，一文たりとも疎かにできない」とまで言い切って下さっているのは，まさに著者冥利，治療者冥利に尽きます。さらに，子どもたちと通じる「表現媒体」（後の「窓論」へ発展）の根本に「死」の問題との対峙がある，と見抜き，「本書には，後の『窓』論や『表現療法』のエッセンスが凝縮している」と結ばれるのも，私の意図を超えて普遍に至る読み説きをして下さっているわけで，もう，

言うことはありません。

次に『老いのソウロロギー』(1991)。何と，それはまさに岸本先生が医師になられた年で，初めて静岡に赴任された時でもあるというではないか。引っ越して間もない現地の書店で買い求め，「心の支えとした」と言われてみれば，先の運命的としかいいようのない constellation を深く感じざるを得ないです。あそこに収めた論文はすべて，もう医学生の時に読んでいたと言われる彼が，「初出」のプロローグ1の「ひとり語り」の文体が最も好きで，「この文体こそ，著者の考えを最もよく伝える文体ではないかと密かに思っている」と看破される。「相手に波長を合わせ，その深い流れの中から生まれてくるものを大切にしていくという姿勢は『少年期の心』と全く変わっていない。どの老人にも，「ここに，一人ひとりの，一つひとつの人生があるとする著者の姿勢」は，その心のみならず，「体の深みにも等しく向けられていることにも心を深く動かされた」といわれる岸本先生は，何と，国際学会の場で，この私の発見した「無意識的身体心像」を世界に向かって報せてくださってもいるのだと，やはり医学部の教え子のひとり平尾先生から聞きました。

次に，『心理臨床と表現療法』では「表現療法」を前面にうち出した最初の著書であることを指摘し，「臨床実践のみならず，ユングの象徴論，治療過程における創造性，芸術家たちの苦悩と創造性に迫る論考」とまで言い切り，「表現療法」の醍醐味をも味わって下さったわけです。

最後に，先生からの「問いかけ」にお答えしたいと思います。問いは，「『表現』が臨床のエッセンスを示す名詞のキーワードとするなら，その述語にどのようなキーワードを選ぶのか？」というものですね。

さて，《表現》とは，現代中国語では《表達》と言われるように，「表面にやっと現わされたもの，やっと表面に達したもの」である訳ですから，その患者側からの魂の，かすかな真の《表明》を，「じっくりと読みとり，じっくりと聴きとって，深く味わい，それを発した《魂》へと，《真にそれらに応じた答を，一緒に，探すのを手伝うこと》」に尽きようか。真に問うべきことを，きちんと問うて下さった先生に深く感謝します。

湯浅修一の三編

- 『精神分裂病の臨床──通院治療を中心に』（医学書院，1978年）
- 『分裂病者養生の抄──治療関係の推移と自発治癒への道』（精神科治療学9巻7号，1994年）
- 『分裂病者と「一心同体」の恐れ』（季刊精神療法7巻3号，1981年）

湯浅修一（ゆあさ しゅういち，1929年～2003年）
精神科医。専門は精神病理学。群馬県生まれ
1953年　前橋医科大学（現・群馬大学）卒業
1963年　医学博士（群馬大学）。赤城病院院長，群馬大学医学部講師，岸病院神経科医長，東京都精神医学総合研究所副参事研究員，東京大学医学部講師，榛名病院院長を経て，榛名病院常勤顧問。

井上 新平＊

Shimpei Inoue

I 『精神分裂病の臨床──通院治療を中心に』（医学書院，1978年）

　湯浅修一先生は昭和29年に群馬大学精神科に入局した。最初は基礎研究を手がけ昭和38年「ep系マウスの痙攣閾を上昇させる諸条件およびその神経化学的背景」で学位を取得した。しかし生活臨床の第1報（加藤，1966）や江熊との共著（江熊，1966）が1966年だから，早くから生活臨床の立ち上げの主要なメンバーでもあった。

　生活臨床の創成期頃には，湯浅と江熊はそれぞれ講師と助教授で同じ研究室にいたらしい。江熊は今や伝説となった短冊[1]を部屋中にたらし，研究仲間が集まって「ああでもない，こうでもない」と雑談に花を咲かせていた。そのような中から能動型・受動型や生活特徴の概念が生まれ，生活臨床が世に認められていく。

　生活臨床は，患者の生活に注目し，生活の変化と病気の経過との関連を探り，生活に働きかけることで病状回復，社会適応改善を図っていこうとする手法で，1958年に開始された「分裂病再発予防5箇年計画」の中から生まれた。そこでの湯浅の貢献は大きく，能動型・受動型の分類は湯浅の発想であった（臺，1978）。

　本著は，約20年にわたって生活臨床を実践してきた「著者自身の治療経験と，それに基づく理論を一応整理」したものである。全292頁，前半が基礎編として症例検討，後半を生活論，治療論などの考察に当てている。本著で対象と

＊福島医科大学会津医療センター精神医学講座
〒969-3492　福島県会津若松市河東町谷沢字前田21-2
Shimpei Inoue：Department of Neuropsychiatry Aizu Medical Center Fukushima Medical University

1) 患者1人につき幅1cm，長さ1m以上のセルロイドの短冊を用意し，1年を10cmにして，「仕事をしている」とか「入院している」とかの社会適応状態をそれぞれ別々の模様のテープにして，期間の長さに合わせてはる。100本以上の短冊を助教授室にずらりとのれんのようにぶら下げていた（臺弘，1978）。

したのは，1964～1967年に著者が受持医として治療を開始した約120人の患者で，著者は彼らを外来，デイケア，入院すべての場面で交代することなく主治医を続けた。後年東京に勤務地を変えた後も1，2カ月に一度の診察を続けている。

基礎編の症例検討では39人が登場する。最初に受動型と能動型の代表例を詳しく紹介している。受動型の患者は，かつて大卒の研究者であったが発病後兄の勤める会社で単純労働にくみし，生活に不平を表すことのない患者である。能動型の患者は，結婚後一子を設けるが，発病し離婚，以後実家の農業，大企業の季節労務者，小工場，派遣清掃員をした患者で，途中大学入学や資格取得を目指したり，趣味の細工物に熱中した患者である。この2人を対象に，通院態度，面接態度，治療者患者関係，陽性症状と陰性症状，待合室での様子などを対比し解説する。特に治療関係において，受動型では本人には軽いタッチで接し家族に治療者の目が向くこと，能動型ではかなり密接な関係になり治療者の眼は本人に集中するという特徴を取り出している。統合失調症の臨床をしている人ならこのような類型の特徴は誰もが納得するだろう。

その他の症例では治療終了例や中断例，経過が安定している例，長期安定後の再発例・ときどき再発する例，長期入院に至った例，犯罪・非行の例，自殺・病死の例，家族に問題がある例など日々遭遇しそうな例を豊富に出している。いずれも興味深いが，ここでは「治療者交代により状態が変わった例」を取り上げる。治療者交代で良くなった例として，面接時一言もしない患者に前主治医はイライラし，これでは治療上まずいからという理由で著者に変わった。著者は会話を無理強いせず，話すまで待つことにした。そして声をかけた後，そのまま雑誌や漫画を読んで待っていた。ある時漫画が面白かったので笑うと，「何が面白いのか」と患者は初めて口をきいた。以後少しずつ話し出した。著者から別の医師に交代し状態が悪くなった例として，交代の後患者は再発し主治医が妄想の対象になり入院に至った。再発の契機は縁談であった。入院治療後，今度は新たな主治医を全面的に信頼し著者は「完全に無縁の人」となった。この項では主治医交代のやり方が克明に記され興味深かった。

理論編は「臨床精神医学方法論」「受療状況の趨勢」「生活論」「治療論」「経過と予後」「成長と慢性化」を論ずる。ここでも紙面の関係上1，2の解説に留めざるを得ない。臨床精神医学方法論は，生活臨床の実践から育った理論で，「治療経験を出発点とし，再び治療経験に回帰し検証される」もので，方法論として輪廻法と名付けられた。個別研究を共同研究に高め，そこで改良された仮説を個別研究に戻して検証していくという方法を生活類型（能動型・受動型）の抽出過程から解説している。その後あまり顧みられることがない理論であるが，生活臨床の成立の理論的枠組みを提供し広く認識されるようになった功績は大きい。

生活論の中では統合失調症患者の生活特性（生活類型，生活特徴，統合失調症者（原文は分裂病）かたぎ）を詳しく論じている。生活類型は患者の生きようを示し治療方針を立てる際に参考になること，再発につながる生活特徴（色・金・名誉・身体）は患者の価値体系に関係すること，それは家族史・生活史から理解できるかもしれないとする。また統合失調症者かたぎは病前から存在し終生持続するかもしれないもので疾患論的には最も重要とし，それはネガティブにとらえるべきではないと強調する。むしろ共感的ですらある。

経過と予後では，後年生活臨床が明らかにした長期予後（宮，1984）を先取りするような結果を示した。そして自験例を過去の長期研究と比較し，生活臨床による疾病の経過はまずまず

とする。しかし10年で自立・半自立合わせて70%という数字はさすがである。一方で自殺が10%という厳しい現実もあり，生活臨床の持つリスクもきちんと認識している。

著者は患者の身近な治療者，相談者として倦むことなく臨床を続け，独自の方法論に昇華させた。それは臨床の成果とともに今なお輝いている。

II 『分裂病者養生の抄──治療関係の推移と自発治癒への道』
（精神科治療学9巻7号，1994年）

1994年に書かれた本論文は，統合失調症治療における治療者患者関係の推移と自発治癒について論じている。特に慢性期の養生を進めるうえで治療関係は要となるとする。自発治癒とは著者の造語で，自己治癒と自然治癒の概念習合を図ったものという。

統合失調症の予後と経過は「見立て，手当，養生そして運次第」とし，急性期には手当が中心に，慢性期には養生が主体となる。養生は自発的な回復に期待し，「暮らしの相談なる一対一の精神療法」としての生活相談が主力になるとする。相談の際には患者の生活特性（前述）を見たてての治療技法と手法を行い，受動型では1〜2年，能動型では3〜5年での治療終了を目指す。

以上の養生を進めるうえで治療関係が重要で，それは「赤の他人」でもなければ「一心同体」でもなく，「お馴染み」と呼ぶ関係をベースにするという。この関係の理解のために受動型と能動型の代表例を提出しているが，まさに患者の生活を熟知し適切に介入する場面が豊富に表現されている。

考察では，お馴染みの関係に至る過程，お馴染みの関係が成立したときの病者の打ち解けと治療者のゆとり，お馴染みが持つ効果としての患者の自立促進，周囲への関係の広がり，生活・症状の改善が論じられる。お馴染み関係に至るには大方数年を要すること，ふとしたことから赤の他人に逆戻りし通院を中断することがあること，常識的な人間関係（発病前から友人など）は通用しないこと等指摘し，関係確立には「土居の強調する共感（empathy），つまり察し，察せられる焦点合わせ過程の成否がキーポイント」（土居，1992）であるとしている。

良い治療関係が患者の予後にどのように影響するのか，我々にとっても最も関心事であるが，著者は「お馴染みの間柄がしっかり成り立つと，治療者はくつろぎを覚え，そのゆとりが患者にも伝わり治療過程は悪循環から好循環に転じるようで，生活経過，あまつさえ症状経過も案外順調に終始し，マクロ再発や自殺予見が可能になり，長期経過も大方予想に合致する」と述べる。ここではデータこそ示さないものの，その後の臨床経験がこの確信をさらに強めたのであろう。

著者が，病気の治癒には治療態度が大きな影響を持つという結論に至ったのは，もちろん長年にわたる臨床があるが，本論文でも述べられている統合失調症の疾病概念の変化も大きいだろう。病者の自然治癒力に期待してコーピング活動を援助する，薬物の大量連用を戒めるといった治療者内部での動き，特にネオヒポクラティズムを提唱した八木に賛同している（八木，1997）。精神分裂病の呼称変更は本論文発表後しばらく時間がたってからだが，また呼称変更は精神科医の側からは出てこなかったが，著者の疾病観，治療観はそれを先取りするものであったと言える。

また著者自身の個人的背景として，「戦後派上州人である田舎医者の自由こそ我が命とする人生観，人間観に加えて，治療という名の束縛を忌避し，患者家業を早く廃業したいと願った結核療養体験」に言及する。患者の気持ちを深く理解した著者の人柄が改めて理解できた。

Ⅲ 『分裂病者と「一心同体」の恐れ』
(季刊精神療法7巻3号,1981年)

一心同体は「異なったものが一つの心,同じ体のような強固な結合をすること」(広辞苑)で,夫婦は一心同体という表現にみるように比喩的な言葉である。著者はそのことを認識しつつ,仮に本当に一心同体になるとどうなるかと考える。それは自他の境界がなくなり,自分が他人に流れ出し他人が自分に侵入し,他人の心までわかってしまうという恐ろしい事態ではないかと仮定する。

ある時著者は,「統合失調症は一心同体病」との着想を得た。それは別の医師と興奮した患者のやりとりの中で,患者が「先生と私は一心同体(……)よ。私が死ねば,あなたも死ぬのよ!!」と叫ぶのを聞いた時であった。そのことが起こるまでに,著者はさまざまな「恐れ」の体験をしていた。患者は治療者が何もかも見通していると思い治療者を怖がっている,治療がうまく進んでいると思っていた患者に殺意を示唆される,自分の動静が患者にわかられていると感じる等の臨床体験で,統合失調症独特の恐怖と言う。そのような体験からいろいろな仮説を考え出していたが,その実態はわからないまま暗中模索をしていた。そのような中で上述の患者の言葉にぶつかり,胸のつかえがすっと下りた感じがしたという。

著者は,一心同体の恐れを病者の恐れと治療者の恐れの両面から考察する。一心同体を体験する病者は,それを体験する重要な人物に接近すると自他の区別がなくなり,作為体験,自我漏洩などの自我障害を体験し,危機状況を避けるために自閉の殻に閉じこもる。また外目には異常はなくても,病者は日頃から人の気持ちが「第六感にビンと響き」対応に神経をすり減らす。一方治療者は病者の強力な吸引力のために距離がとれなくなり,あるいは治療者のほうが我を忘れて共感が同情に変わり,一蓮托生の心情になってしまう。その契機は,治療者の内奥に病者と共通する心性があり,病者の琴線に触れて誘発されるのだろうという。

続いて一心同体の恐れの治療について考察をする。方法としては逃亡,待機の法を述べた後,最善の方法として治療者の治療を挙げる。著者の場合,江熊による介入により一心同体から脱出できたとし,次のような興味深い体験を語る。ある時患者は著者に「裸になって抱きつきたい」と言った。横合いから江熊は「やってみろよ,僕がみているから」と割り込むと患者は「人のみている前で,できっこないじゃない」と憤然としその場を去った。後日,江熊の当直の夜患者はアンプルの破片を差し出し「切腹した」と仕返しをした。江熊は「そうか,縫ってあげよう」とアンプルを受け取り縫合した。患者はその後「江熊先生に縫ってもらった」と目を輝かせ著者に報告したという。その時著者は不快に思いながらも患者が求めていたのは傷をいやしてくれる人で治療者個人を求めていたのではない,治療者ののぼせた思い入れが彼女とのきずなを抜き差しならなくしていたと気づき冷静さを取り戻したという。そしてそれとともに患者の病状も好転したという。著者はこの体験を,直面化や徹底討論によりマクスウェル・ジョーンズに治療された鈴木純一のそれと比較考察している(湯浅,1977)。生活臨床と治療共同体の対比もあり興味深かったと言う。

一心同体は著者も言うように必ずしもマイナスばかりではない。逆に治癒過程で必要な過程かもしれない。実際,共感と同情の違いは紙一重である。ここに深く切り込んだ著者の考察は,生活臨床をベースにしているだけにより深みがある。

文 献
土居健郎(1992)新訂方法としての面接―臨床家のために.医学書院.

江熊要一・湯浅修一（1966）通院医療．（江副勉編）精神障害者の発見と管理．医学書院．

加藤友之・田島昭・湯浅修一他（1966）精神分裂病者の社会生活における特性（精神分裂病の生活臨床第1報）．精神経誌，68(9)；1076-1088．

宮真人・渡会昭夫・小川和夫他（1984）精神分裂病者の長期社会適応経過（精神分裂病の長期経過研究　第一報）．精神経誌，86(9)；736-767．

臺弘編（1978）分裂病の生活臨床―「生活臨床の歩み」座談会．創造出版．

八木剛平（1997）精神分裂病の薬物治療学―ネオヒポクラティズムの提唱．金剛出版．

湯浅修一・鈴木純一（1977）生活臨床と治療共同体．（安永浩編）分裂病の精神病理6．東京大学出版会．

湯浅修一（1978）精神分裂病の臨床―通院治療を中心に．医学書院．

湯浅修一（1981）分裂病者と「一心同体」の恐れ．季刊精神療法，7(3)；263-270．

湯浅修一（1994）分裂病者養生の抄―治療関係の推移と自発治癒への道．精神科治療学，9(7)；827-837．

Comment

湯浅修一の三編について
▶ 特に精神療法に関連して

伊勢田 堯*

Takashi Iseda

　筆者は，湯浅から臨床・研究の直接指導を受けた個人的経験をもとに，湯浅が第一世代の生活臨床に果した役割，中でも精神療法について私見を述べる。

　井上の紹介にあるように，湯浅は鳥瞰的視野で統合失調症患者の生活上の法則性を見出し，生活臨床の理論的枠組みの形成と普及に貢献した。例えば，能動型・受動型，色・金・名誉，生活相談の心得としての「運，鈍，根」などのキャッチコピーによって生活臨床を分かりやすいものにした。

　一方，江熊は，当時の統合失調症への固定的見方やタブーに挑戦する一貫した視点から，斬新な見方と治療法を編み出した。例えば，「再発にも"原因"がある」という仮説をもとに診断場面を家庭訪問に求めたり，思いもよらない治療法を考え出したりした。例えば，田植えができないことが"原因"と分析すると，医局員を動員して田植えをやってのけて危機解決を図ったりした。

　江熊，湯浅という両巨頭に隠れて目立たないが，第一報の筆頭著者の加藤友之の存在も重要である。時流に流されることなく，生活行動の詳細な観察ときめ細かい働きかけから，言えることと言えないことを厳密に峻別する加藤の姿勢は，今日でいうエビデンス・ベースの臨床に耐えうる業績に仕上げることに貢献した。

　但し，生活臨床の特定の構成要素を特定の個人の業績とするのは適当ではない。というのは，第二報の筆頭著者の田島昭を含めた4人の第一世代の生活臨床グループとその仲間たちは，研究会だけではなく，寄ると触ると喧々諤々の議論をし，その中から，生活臨床を創りあげてきたからである。生活臨床は正に集団的検討の賜物であることを忘れてはならない。

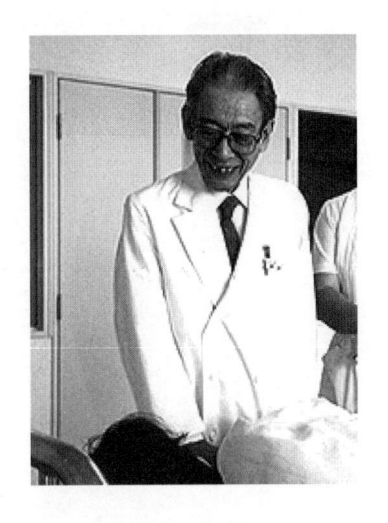

---

*代々木病院
〒151-0057　東京都渋谷区千駄ヶ谷1-30-7
Takashi Iseda：Yoyogi Hospital

さて，湯浅の業績，主に生活臨床の精神療法について私見を述べる。生活臨床は，海外の物まねではなく，自分たちの経験を土台にして自分たちで考えてきたので，当時学問的，科学的とされた海外の精神医学では表現し難かった。

　生活臨床は，独自の領域を開拓してきたという揺るぎない自負心はあったが，学問的，科学的，論理的ではないというコンプレックスもあった。また，海外との共通言語が見つからないことをもって，生活臨床は経験主義，それも群馬という田舎での経験だという批判も気になったようである。

　こうした状況にあって，湯浅は生活臨床を当時の学問体系の中で位置づけることに腐心した。さらに，「生活臨床という言葉を使わないで，生活臨床のことを話そう」と湯浅が語らざるを得なかった生活臨床への糾弾の嵐が吹き荒れる中で，森田療法，日本古来の養生訓などとの共通性を見出し，生活臨床の正当性を懸命に主張した。精神分析の土居健郎ゼミに入門して，精神療法としての生活臨床の道を求める中で，素朴な生活相談を提唱し，治療共同体との交流の中では，生活臨床を「緩やかな治療共同体である」と位置付けた。こうして，診察室での治療に関心を広げたせいか，地域活動にはあまり熱心ではなかった。

　さて，時は経って，世界の精神医学の方が大きく変化した。当時，わが国で科学的，学問的と評価されていた理念や技法が，リカバリー志向の地域ケアの時代になって大きく見直された。むしろ世界の方が生活臨床に近づき，そして生活臨床との共通言語が生まれてきたといえる。

　今や，個人精神療法，集団療法の有効性は確認できず，ACT，家族介入，IPSといわれる個別就労支援などの有効性，夢や希望を実際の社会生活の中で実現するアプローチが注目される時代になった。「自己治癒と自然治癒による自発治癒」を期待する湯浅の生活相談だけではなく，より積極的なアプローチが強調されるようになったのである。

　筆者は，個人精神療法は障害をどう受け止めて生きるかというレベルに留まることなく，生活目標をどう実現するのかという積極的な心理社会的治療の時代，そして何を遠慮することなく生活臨床のことを語ってもよい時代が到来したことを亡き江熊，湯浅に報告し喜びを共にしながら，生活臨床の展望を語り合いたいという気持ちが募ってくるのを覚える。

Re-Comment

井上　新平

Shimpei Inoue

　最近生活臨床をテーマに講演することがよくある。聞く人の中には生活臨床という言葉も知らない人がいる一方で，リカバリーの考え方につながり非常に先進的な取り組みですねといった評価をされる人もいる。このような評価は，伊勢田先生が指摘するように，これからの地域精神医療の発展にむけて生活臨床への期待につながるものである。

　生活臨床は統合失調症の予後改善計画を行っていく中で生まれた治療指針である。当初は病院をベースとした治療の中で，患者の生活に注目し，能動型と受動型，色・金・名誉に関係する出来事で再発といった特徴的な事象を見出した。この点で湯浅の貢献は大きい。

　生活臨床は，その後必然的に患者の生活の場である家庭・職場・地域社会をベースに治療を展開するようになった。その一方で，なぜ患者は能動的（受動的）になりすぎるのか，なぜ名誉にばかりこだわるのかといった疾患に関わることへの探求が課題として残された。

　湯浅先生は生活臨床を継続しつつ，その目は地域よりも疾病性探求に向かった。これも伊勢田先生の指摘する通りである。東京都精神医学総合研究所は格好の職場だったのだろう。大勢の知己を得て自らの考えをまとめ発表していった。

　今日統合失調症の診療にあたる精神科医が，日常臨床で精神症状評価と薬物療法以上の治療的試みを行いたいとき，その指針を与えてくれるのは何だろうか。認知療法，社会生活技能訓練（個人SST）など特定的な心理社会的治療だろうか。あるいはもっとシンプルで毎回誰もが使え，しかも有効な方法はないものだろうか。

　湯浅先生が定式化した医師患者関係のあり方，診察の進め方，治療目標の立て方などは，薬物療法にあき足りない精神科医の期待にこたえるものである。それは極めて常識的ではあるが本質を逃していない。倦まずたゆまず患者の診察に当たり生活の相談者となっていく。時には力みすぎがあっても，長期的に安定した信頼関係をめざしていく。患者の示す生活上の特徴を念頭に診療の指針とする。患者の社会生活に焦点をあてて能動型か受動型かを診断し，治療者の態度を使い分ける。患者のめざす課題（生活特徴）は全力をあげて支援する……。

　生活臨床は誰もが使える常識的接近であり，それを湯浅先生は精神療法の一型としてわかりやすく示してくれたのではないだろうか。

吉本伊信の三編

▶ 内観療法と吉本伊信と私

- 数巻の録音テープ
- 『内観への招待──愛情の再発見と自己洞察のすすめ』(朱鷺書房, 1983 年)
- 『内観一筋──吉本伊信の生涯』(日本内観学会編, 日本内観学会, 1989 年)

吉本伊信(よしもと いしん, 1916 年～1988 年)
奈良県大和郡山市生まれ
1932 年　奈良県立郡山園芸学校(現奈良県立郡山高等学校)卒業
実業家出身で, 内観法の創始者。内観研修所長。ユーモアあふれる話術の名人。

Yoshihiko Miki

三木　善彦*

I　はじめに

「知る人ぞ知る」であろうが, 最近になって私は尊敬する歴史小説家・司馬遼太郎(1923～1996)が小学 6 年生向けの国語の教科書で子どもたちに語りかけている「二十一世紀に生きる君たちへ」(司馬, 1989)に出会い, その真剣な願いに心を打たれた。次に, その要旨を摘記したい。

「むかしも今も, また未来においても変わらないことがある。そこに空気と水, それに土などという自然があって, 人間や他の動物, さらに微生物にいたるまでが, それに依存しつつ生きているということである」

「『人間は, 自分で生きているのではなく, 大きな存在によって生かされている』と, 中世の人々は, ヨーロッパにおいても, 東洋においても, そのようにへりくだって考えてきた。この考えは, 近年に入ってゆらいだとはいえ, (中略)近ごろ再び, 人間たちにはこのよき思想を取りもどしつつあるように思われる。この自然へのすなおな態度こそ, 二十一世紀への希望であり, 君たちへの期待である。そういうすなお

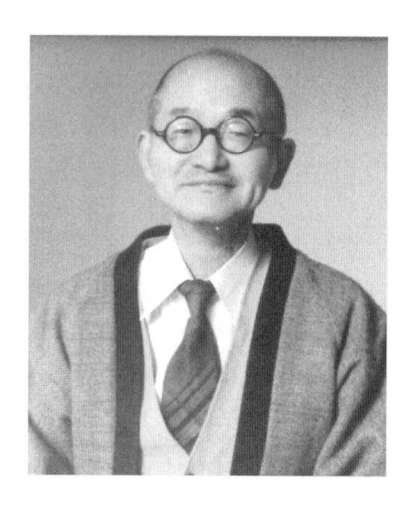

---

*大阪大学名誉教授・帝塚山大学名誉教授, 奈良内観研修所
〒631-0041　奈良市学園大和町 3-227　奈良内観研修所
Yoshihiko Miki：Nara Training Center of Naikan Therapy

さを君たちが持ち，その気分をひろめてほしいのである」

「さて，君たち自身のことである。君たちは，いつの時代でもそうであったように，自己を確立せねばならない。――自分にきびしく，相手にはやさしく。という自己を。そして，すなおでかしこい自己を」

「私は『自己』ということをしきりに言った。自己といっても，自己中心におちいってはならない。人間は助け合って生きているのである」

司馬遼太郎と吉本伊信（1916～1988）と接点があったとは，私は寡聞にして知らない。しかし，司馬遼太郎の思想を実体験する方法を，彼がこの文章を作る前から，たぶん約40年前から吉本は具現化していたといえよう。

たとえば，それまで長年の下痢症状に悩まされ，人生に絶望していた青年が内観によって回復し，「1週間の研修を終えて研修所を後にしたとき，五感が鋭くなったような感じを受け，周りのものすべてがきらめいていて，このちっぽけな私は宇宙の恵みを受けて生かされているのだということを，しみじみと感じた」と記し，医学部に入り直し，今では内科の医院長として，謙虚な姿勢で，患者を大切にして活躍している。

II 数巻の録音テープ

本特集では，著書の紹介を期待されているが，吉本自身による著書が少なく，彼の活動の成果を生き生きと伝える録音テープの方が適切と考えた。そこで，まず数本のテープを紹介したい。今から四十数年前，私が大学院修士課程2年の春。「私宛に送られてきたが，君なら興味がありそうだからあげよう」とT教授から1巻の録音テープ「内心の記録」（NHK第2放送・録音構成・30分・1965年）をいただいた。これが私と内観との最初の出会いであった。

そこには，母や父など身近な人と自分との関係を，「世話になったこと」，「して返したこと」，「迷惑をかけたこと」を中心に，幼少期から現在までを，年代を区切って，具体的な事実を思い出し，1時間～2時間ごとに訪れる面接者に3～5分で報告する，それを約1週間宿泊して行うのが，内観の方法であると説明されていた。

その例として，最初のころは母に世話になったことを笑いながら話していた女子大生が，数日後には涙ながらに母の愛情に感謝する声や，仕事に疲れて自殺を図った男性が，父や兄への恨みを解消し，今の状態はすべて自分が招いたことを悟り，内観後，職場復帰し，元気に働いている様子が報告されていた。

当時，交通心理学から臨床心理学に方向転換したばかりの私は，心理療法として研究する価値があると考え，早速，体験に出かけた。しかし，ほとんど具体的なことが思い出せず，これが7泊8日も続くのかと思うと，空恐ろしくなって，翌朝，こっそり退散した（三木，1976）。

しかし，追いかけるようにして送られてきた録音テープが，「懺悔の記録」（岡山少年院での事例・ラジオ山陽・県民の広場・30分・1958年）と「処刑を前に・ある死刑囚の告白」（高松刑務所での事例・毎日放送・マイクところどころ・30分・1958年）であった。

前者は，母は彼と二人の妹を貧乏な中で育ててきたが，彼はだんだんとぐれて，怠学，暴行，傷害，果ては一人の少女を傷つける強姦まで犯し，少年院に収容された。彼の内観の一部を，紹介しよう。

「中学3年の修学旅行に行きたくても，お母さんは『行かせてやりたいが，貧乏で余裕がない。夏休みに実家に行かせてやるから，辛抱してくれ』と，慰めてくれました。でも，ぼくがあまりにも，しつっこく頼むので，服や着物を全部，質に入れて，そのお金を作ってくれました。今から思うと，ほんとうに済まなかったと思います。いくらお母さんは貧乏していても，

信用だけは堅い人でしたから，人に頼めばお金を借りられたかもしれません。しかし，返す当てがないから，一張羅（いっちょうら）（唯一の晴れ着）の着物を質に入れて，旅行に参加させてくれました。それにもかかわらず，お母さんの恩を踏みにじるようなことをして，ほんとうに済まないと思います。こんな気持ちになったことをお母さんの目の前で謝りたいです。ぼくも今度こそ真面目に働いて，きっとどんなことがあっても恩返しをしようと思っています」

後者は，ふてぶてしい態度をとっていた死刑囚が，内観後は，身勝手な金銭欲のため，一家の夫であり幼い子どもの父の命を奪った罪を悔い，家族や遺族に深く謝罪している。

どのテープにも人間の魂の叫びがあった。人々の恩愛に感謝しむせび泣く声も，自己の罪を涙ながらに懺悔する声も，心の奥底から出た声であり，内観によって人間的な成長が生じていることも，事実のように感じられた。

そこで，私は吉本夫妻に頼み込み，内観法の臨床心理学的研究を始め，内観を体験し，後には大学に勤務しながら，カウンセリングなどの臨床活動をし，さらに吉本夫妻の援助を得て，奈良内観研修所を開設し，今日に至っている。

これらの内観の録音テープとの出会いが，私の人生を決定したといえよう。それほどこれらの録音テープはインパクトがあり，現在も多くの人々に感動を与えている。

Ⅲ 『内観への招待――愛情の再発見と自己洞察のすすめ』（朱鷺書房，1983年）

吉本の著書を紹介するなら，最初に出版された『内観四十年』（1965年，2000年に新装改訂され，初版と同じ春秋社から出版）が適当かとも考えたが，270頁中約6割余を内観法成立までの個人史が占め，煩わしいと感じる読者もあろうかと思い，読みやすい本書を紹介したい。

本書の第1章「内観への道」では，吉本が内観一筋の生活に至るまでの道程が記されている。彼は子どものころから母の影響を受けて，浄土真宗の信仰を深め，園芸学校を卒業後は家業の肥料商を手伝いながら，書道に精進し，各地の展覧会に入選する腕前で，書道塾を開いて教えるかたわら，生徒に仏教の話をするほどになった。

そして，浄土真宗の一派に密かに伝わっていた「身調べ」という修行法に関心をもった。それは強い求道心をもつ信者を一定の場所にひとりだけ隔離し，肉親との面会も許さず，数日間の断食・断眠・断水という厳しい条件のもとで，「今死んだら自分の魂はどこに行くのか。地獄行きか，極楽行きか？ と真剣に無常を問い詰めて，身・命・財を投げ捨てる思いで反省せよ」という指示を与えて，今日までの自分の行いを反省させる。

そして2時間おきに信仰の先輩たちが代わる代わる来ては，現在の心境を聞き説教し激励する。吉本はその修行に憧れ，3度の挫折を経て，ついに1937（昭和12）年に自身が「罪悪深重の身」であり，同時に「仏に救われている身」であることを体験し，大きな喜びを得た。そして，その喜びを世界中の人々に伝えることを使命と感じた。

第2章「内観とは何か」では，身調べから現在の内観への変遷と発展を述べている。吉本は身調べから難行苦行的要素や宗教的色彩を取り除き，誰でもができる自己探究法とし，「内心の観察」という意味で「内観」と名づけた。そして，社会的信用と活動資金を得るため，妻の父が経営する会社に入って熱心に働き，社長となり，全国に12の支店をもつ大きな会社に発展させた。

そして，1953年，37歳で社長業を引退して，郷里の奈良県大和郡山市に内観道場（現在の大和内観研修所）を

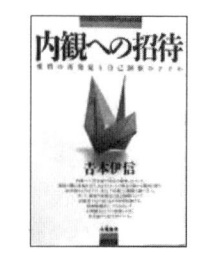

開設し，宿泊料なども一切無料で内観面接を始めた（現在は，他の研修所の邪魔になるからと有料化しているが，他の心理療法と比べて格安）。はじめは閑古鳥が鳴いていたが，吉本夫妻の精力的な活動により，次第に内観を体験して心の悩みを解決する人々が増え，めざましい実績を上げるようになった。

そのことが，教育者や心理学者，さらには精神医学者，会社の研修担当者などの関心を惹き，1978年に日本内観学会が設立され，研究と実践が重ねられるようになった。また，1980年代から各地に内観研修所が生まれ，欧米や中国や韓国でも実施され，今日では日本の風土から生まれた世界に通じる普遍性のある心理療法として認められている。

第3章「内観法の実際」では内観の具体的方法を述べ，第4章「内観の効果」では，アルコール依存，神経症，夫婦の不和，非行，うつ状態，暴力団からの離脱などに内観がどのような成果を上げたかを述べている。

中でも興味深いのは，自己啓発のため内観をした検事の体験記である。妻に対する内観で，「私は些細なことで妻を『馬鹿野郎』などと罵倒していました。……その言葉が凶器となって妻の胸の奥深くに突き刺さるのだということを，わからせていただきました」「私は仕事の上でいろいろと事件を扱いますが，言葉に端を発して大事件になることが極めて多いのです。先日も，被害者がつい口をすべらして加害者を刺激する言葉を発したがために，被害者のみならずその家族も巻き添えになって殺された悲惨な事件がありました。言葉の大切さについては内観中終始考えさせられ反省させられました」「私は検事という人を裁く立場にあるだけに，内観は痛烈な衝撃でした。私は法廷で被告人に対し，さも正義の代表者のような顔をして懲役刑を求刑してきました」と，今までの傲慢な態度を反省している。第5章では「内観実施上の問題」を解説している。

本書は内観の歴史を知り，内観の方法や面接の仕方を学び，事例を参考にして自己を振り返り，実施上の注意点を知る上での必読書といえよう。

Ⅳ 『内観一筋——吉本伊信の生涯』
（日本内観学会編，日本内観学会，1989年）

本書は，吉本没後，一周忌に刊行され，「写真で見る吉本伊信先生の生涯」をはじめ，第1篇は「吉本先生の魅力」を語る座談会（彼は子どものころより学業成績抜群，さらに努力家で，書家・実業家・もちろん内観の指導に優れ，講演では聴衆を笑いの渦に巻き込む話術の名人という多彩な才能の持ち主であったが，謙虚で，腰の低い，飾り気のない人柄であった），第2編「出会い」では，大学教授・精神科医・新聞記者・僧侶・臨床心理士・主婦・弁護士・教師・ヨーロッパの研修所所長など多種多彩な人々が，吉本から受けた影響を，興味深いエピソードを交えて述べている。

第3篇「年譜」では，私家版の彼の著作を中心に，内観の普及にかけた彼の精力的な活動を収めている。たとえば，1961年9月21日～10月9日の「講演の日程」には，奈良を出発して，広島・博多・佐賀・沖縄・千歳・釧路・札幌・仙台・横浜・千葉・宇都宮・前橋・東京などで，少年院や刑務所，法務総合研修所などをめぐり，講演・内観者との個人面接・体験者や幹部との座談会などをして，帰郷している。その間，名所・旧跡の観光などを断り，まさに内観一筋の旅であった。（講演に招かれると，少しの時間でも捻出して，観光地や美術館巡りをしたい私には，とうてい真似のできない活動であった。）

もちろん，年中無休で内観面接や講演活動ができたのも，夫唱婦随で夫を支えたキヌ子夫人（1920～2000）の存在がまことに大きい（三木，

2007)

V 若い読者に望むこと

1．型を学ぶ

　本書の若い読者の多くは，精神科医や臨床心理士を目指す人々と想定してよかろう。特に後者は大学院で，さまざまな心理療法を学び，目移りして，どれが自分に適切か，選択に迷うことも多い。クライエントに応じて提供できるメニューが多いことが理想であるが，実際には時間的経済的，その他の制約がある。

　そこで，その心理療法を実践している先生がクライエントと接する態度，あるいは授業や個人指導や，日常の接触で，どれほど周囲の人々を大切にし，よい人間関係を結んでいるかを観察する。そして，冒頭で紹介した司馬遼太郎の「自分にきびしく，相手にはやさしく。……そして，すなおでかしこい自己を」を目指し，「自己中心におちいってはならない。人間は助け合って生きている」ことを心得ている人物かどうかを自分の目で確かめ，周囲の評判も聴く。その結果，その先生の専門とする心理療法を選択し，基本的な型を学んでいただければと思う（まあ，理想論ではあるが……）。

　私の場合は幸運にも偶然に内観療法と吉本夫妻に出会ったのであるが，司馬の願う人物像を実現しているような，吉本夫妻の人柄に惹かれたのが大きな要因であろう。もちろん内観の効果も魅力的であったが，調べていくと，効果のない例や再発する例もあることが，わかってきた。

　さらに，吉本夫妻の援助で1983年に研修所を開設し実践してみると，大学の仕事と内観面接と小さな子どもたちの世話で多忙を極め，とくに妻はオーバーワークで何度か倒れた。また，内観面接のとき，吉本と同じ態度で応答しようとしても，できない自分にも疲れ果てた。

2．型から自由になる

　その疲れを癒すために，2年後，北陸内観研修所（当時，長島正博所長。今は残念ながら故人で，美稚子夫人が継いでいる）を訪れ，久しぶりに内観をした。しかし案に相違して，ちっとも内観に集中できず，なんの洞察もなく，6日目には「今回は収穫なしか」とあきらめかけていた。

　ところが，7日目の夕方，一天にわかにかき曇り，激しい風が吹き荒れ，土砂降りの雨が屋根を打ち，真っ黒な空を閃光が切り裂き，雷鳴が轟き渡った。すると，どうであろう，雷鳴が吉本先生の声となり，あるいは雷鳴と共に，吉本先生の声が聞こえた。「私と同じようにやりなさいと言っていませんよ。あなたはあなたなりにやればよろしい」するとキヌ子夫人も「そうですよ。あなたは大学の先生として，自分のできることをしていかれたら，よろしいのですよ」という声。

　たしかに，吉本と私は成育歴も学んだ内容も，職業経験も，能力も人柄も異なる。吉本と同じような型通りの面接をしても，クライエントに与える影響は微妙に異なる。

　囲碁で定石を習うように，内観でも型通りの面接の仕方を習得することは大切であるが，面接者が自分の来歴をすべて否定して，ミニ吉本になって面接するなら，クライエントの内観は進展しないであろう。

　この体験の後，できるだけ無理のない日程で研修所を運営するようになり，生活にも内観面接にもゆとりがもてるようになった（三木，2006）。

　また，通常のカウンセリングの中でも，ホームワークとして，「記録内観」を導入するようになった（三木・三木，1999）。

　出典を忘れたが，次のような研究結果は有名である。つまり，心理療法の各流派は理論的にはその独自性を誇り，いかにも違ったアプロー

チをしているように記述している。その流派の初心者のやり方を比較すると，確かに相違は明確だが，ベテラン同士を比較すると，その差異はほとんどなかったという。このことは，効果的な心理療法を実施するには，心理療法に通底する普遍的な"なにか"を身に着けることが大切と言えよう。

若い諸君は型を学ぶ時期であるが，いずれその型を血肉化して，普遍的な"なにか"を身に着け，自分の知識や経験や人柄を生かした臨床活動をなさることを心より望む。

文　献

三木善彦（1976）内観療法入門―日本的自己探求の世界．創元社．

三木善彦・三木潤子（1998）内観ワーク―心の不安を癒して幸せになる．二見書房．

三木善彦（2006）定石を習得し，そこから自由になる　内観療法の現在―日本文化から生まれた心理療法．現代のエスプリ，470；24-31.

三木善彦（2007）内観療法と創始者・吉本伊信／キヌ子夫妻．（三木善彦，真栄城輝明，竹元隆洋編著）内観療法．ミネルヴァ書房，108-112.

日本内観学会編（1989）内観一筋―吉本伊信の生涯．日本内観学会．

司馬遼太郎（1989）二十一世紀に生きる君たちへ．大阪書籍．（司馬遼太郎記念館より2003年に再刊）

吉本伊信（1983）内観への招待―愛情の再発見と自己洞察のすすめ．朱鷺書房．

吉本伊信の三編について

▶「内観療法と吉本伊信と私」を読んで

真栄城 輝明

Teruaki Maeshiro

　編集者から原稿の依頼を受けたものの，自分の役割が今一つ不明のため，編集部に問い合わせてみた。するとN女史から以下のような返事が来た。

　「エッセイの内容なのですが，『三木先生の原稿を読んでコメントをいただく』という形でお願いいたします。三木先生からのリコメントをいただき，完成形は，吉本先生について，真栄城先生と三木先生の対話のようなものになればいいなと思っております」と。

　幕内に昇進したばかりの平幕力士を横綱にぶつけるという取り組みを考えた編集者の意図は知る由もないが，与えられた土俵で筆者なりにその責を果たそうと思う。

　さて，土俵に上ってみて，まず気になったのが三木論文のタイトルである。

　周知のように，吉本伊信はのちに僧籍を取得はしているものの市井の人である。企業の経営に携わったことはあるが，医学や心理学の分野の人ではない。その吉本が生前に口にした言葉のなかに次のようなものがある。

　「内観は自己を観察する方法であり，病を治すものではありません。内観で症状が消えたりすることはありますが，それはあくまでも副産物だと思ったほうがよい」

　もとより，内観研究者の中には，内観療法と内観法をそれほど厳密には区別せず，同義に考える人もいるが，先の言葉を聞けば，「吉本伊信」と「内観療法」を並記することに，違和感を覚える人もいるだろう。タイトルについて言うならば，「私と内観療法，そして吉本伊信」としたほうが論文の中身と符合するように思われる。というのも，論文の主意は，若い読者に向けたメッセージと三木自身の自己物語として読めるからである。自身の挫折を包み隠すことなく開示するあたりは，内観の横綱・三木の面目躍如たるところだ。

　若者は型を身に着けたあとに，苦悩に襲われる。成長のためには，型から自由になる必要がある。自己解決の経緯を綴った物語は，若い読

＊奈良女子大学
〒630-8506　奈良市北魚屋西町
Teruaki Maeshiro : Nara Woman's University

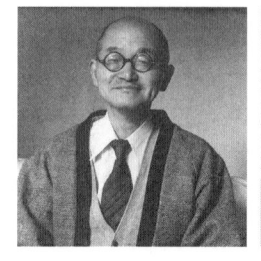

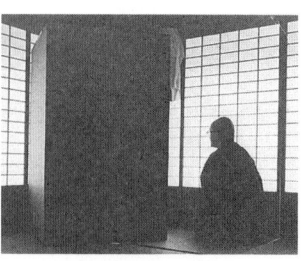

吉本伊信師の面接場面

者には参考になるであろう。

　三木が紹介する吉本伊信像に補足するものはほとんどない。あるとすれば，以下の点くらいだろうか。

　ブッダ（釈迦）はもともと仏教徒ではなかった。キリストがキリスト教徒ではなかったのと同じである。ブッダは古いバラモンの教えの改革者であったし，イエス・キリストはユダヤ教の指導者と古い律法への反抗者であった。（五木，2013）

　内観は宗教ではないので，それに倣って言うのは誤解を招くかもしれないが，吉本伊信は「身調べ」によって自己に目覚めたものの，修行色の濃い荒行に納得できず「内観」を生み出しており，そういう意味では「身調べ」の改革者であった。

　ところで，三木は編者から（吉本伊信の）著書の紹介を期待されたというのに，「著書が少ない」という理由で「数本の録音テープ」をまず紹介しているが，真相は別のところにあるとみた。吉本伊信からT教授に送られてきた内観テープが三木に内観との出会いをもたらしただけでなく，一度は逃げ出した内観であったが，追いかけるようにして送られてきた内観テープによって内観につなぎとめてもらった。三木にすれば，内観テープこそ命綱同然であったし，恩を感じて余りあるはずなのだ。

　最後に，三木が取り上げなかった吉本伊信の著書を文献として挙げておいた。そのほとんどが自費出版である。何ゆえ，自費出版にしたのか。諸般の事情はあったかもしれないが，筆者は次のように想像している。すなわち，当時は，言論はもとより，経済も統制されていたため，改革者・吉本伊信にすれば，自分の考えや思いを自由に書くために自費出版を選択したのではないだろうか。

　「救世真法」に序文を寄せた宇垣一成は，「世界は今や自由民主主義と社会全体主義との流れに別れようとして居る。社会全体主義を禮讃して，統制経済論の書物が多い現在は民主主義を主張した，自由経済論を謳歌せる著者が非常に少ない。――中略――著者吉本伊信氏は政治家でもなく一介の商人乍，實行者として，日夜，信仰の普及に努めその体験上，事實の告白を信念に燃えて，身の危険をも打ち忘れ世の識者に訴える熱意は尊敬すべきではではなかろうか」と吉本の生き方（姿勢）を記している。

　筆者の想像を支持する一文だと思い紹介したが，果たしてどうだろうか。

文　献

五木寛之（2013）生きる事はおもしろい．東京書籍．
真栄城輝明（2005）心理療法としての内観．朱鷺書房．
吉本伊信（1945）反省（内観）．大和軍需加工有限会社．
吉本伊信（1947）救世真法．信仰相談所．
吉本伊信（1954）悩みから救われるまで　上下．真宗信仰相談所本部．
吉本伊信（1956）更生への道．内観寺　信仰相談所本部．
吉本伊信（1960）暁近し―道徳教育としての内観法．内観道場出版部．
吉本伊信（1976）事業は人なり．内観研修所．
吉本伊信（1977）内観の道．内観研修所．
吉本伊信（1985）信前信後―私の内観体験．内観研修所．
吉本伊信（2007）内観法．春秋社．

Re-Comment

三木 善彦

Yoshihiko Miki

I 内観療法と吉本伊信を併記したのは

吉本は筆者との対談で，内観法について，次のように述べている（三木，1976）。

「私としては
『見る人の　心ごころに　任せおきて　高嶺に澄める　秋の夜の月』
という歌にもあるように，内観とは何々であると決めつけなくてよいと思います。宗教的求道法と考えても結構ですし，精神修養法だと思っても，あるいは精神療法だと考えて利用して下さっても結構です。とにかく自分なりの目的をもって内観してくださればよいのです。（中略）『汝自身を知れ』とは古来よりいわれていますが，その汝自身を知る具体的な方法の一つを示したのが内観法だと思います」

このように吉本は「内観法は自己探究の技法であって，みなさんの幸福に役立てば，どのような領域で利用してくださっても結構です」という大らかな態度であったから，「内観療法と吉本伊信」と併記しても，少しもこだわらなかったであろう。

筆者も研修所で内観面接をするとき，「この人は信仰を深めるために来たから，宗教的求道法として」とか，「この人はうつ状態からの快復を求めてきたから，精神療法として」などと区別せず，基本的には同じ方法や態度で接している。

II 録音テープを最初に紹介したのは

内観法を世の中に広める手段として，吉本は当時普及し始めた録音テープに着目し，NHKや民間ラジオ局から放送された内観の番組や，内観体験者の録音テープを複写し，関心をもってほしい中学や高校，あるいは少年院や刑務所，さらに大学の心理学研究室や精神医学研究室などに送った。（吉本は応接間に多数のテープレコーダーを置き，見事な早業でスイッチを押してコピーを作るのが日課で，「このコンクールがあれば，私が優勝ですね」と，楽しそうであった。）

その1本を，当時大学院生であった筆者がT教授からいただいたのが内観法との出会いであり，今でも多くの人々に感動を与えているので，著書よりもまずは録音テープが適切と考えた次第である。録音テープを大切にしていた吉本もこのことに賛同するであろう。また，本誌の編集者から「特集の意図に反する」との異議も出ていない。

Ⅲ 著書について

吉本は「身調べ法」から宗教的色彩を払拭し，誰でもができる方法として工夫を重ね「内観法」にしたのであるから，紹介する著書も発行年代が新しく，読者の参考になると思われる技法や事例の多い本『内観への招待』を最初に選んだ。

次に，吉本自身に関心をもった読者のために，彼の生涯や著作，彼に影響を受けた人々が語るエピソードを記した『内観一筋・吉本伊信の生涯』を選んだ。

今回の特集号で読者が内観療法に関心をもつ契機になれば，幸いである。

文　献

三木善彦（1976）内観療法入門．創元社．

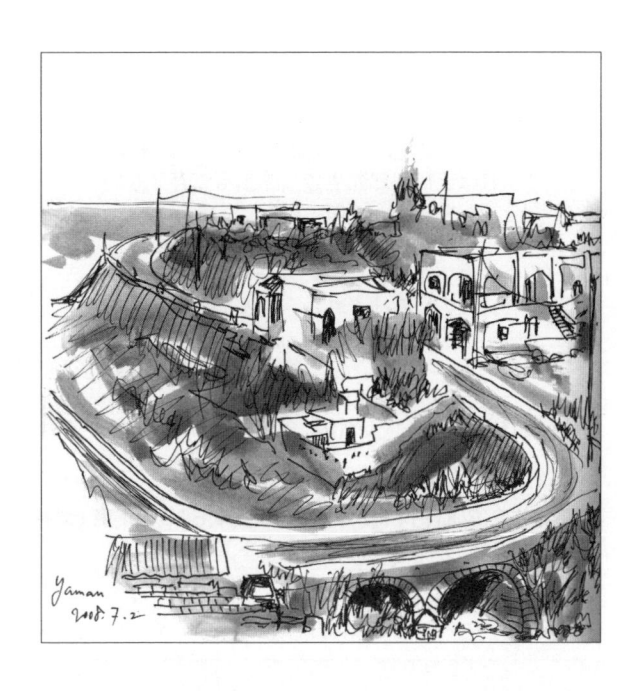

編集委員

牛島定信	北西憲二	下山晴彦	中村伸一	西園昌久
林　直樹	原田誠一	福山和女	妙木浩之	山上敏子
山崎晃資	山中康裕			

編集同人

青木　省三	飯森眞喜雄	市川　　潤	一丸藤太郎	伊藤　哲寛	伊藤　良子
岩崎　徹也	植木　啓文	大森　健一	大野　　裕	笠原　　嘉	加藤　　敏
狩野力八郎	亀口　憲治	北山　　修	衣笠　隆幸	木村　　敏	久保　千春
久保木富房	小谷　英文	小林　　和	近藤　喬一	斎藤久美子	坂口　信貴
坂野　雄二	佐々木雄司	鈴木　浩二	鈴木　純一	洲脇　　寛	高橋　　徹
高江洲義英	滝川　一廣	滝口　俊子	鑪　幹八郎	田畑　　治	堤　　　啓
徳田　良仁	中井　久夫	中久喜雅文	楢林理一郎	西村　良二	野田　文隆
馬場　謙一	東山　紘久	平木　典子	弘中　正美	広瀬　徹也	前田　ケイ
牧原　　浩	松浪　克文	松本　雅彦	村瀬嘉代子	村田　豊久	村山　正治
山内　俊雄	吉松　和哉	渡辺　久子			

(五十音順)

編集室から

　ここでは、本書に登場して下さった皆さまの私的な思い出に少しだけ触れさせていただきます。先ずは、新福尚武先生。先生のお名前と初めて接したのは、医者になって5年目の時。当時先生は「治療覚書」という連載を書いておられたが、一番印象に残っているのが「精神科における治療精神の問題」。近年精神医学の進歩が喧伝されているが、実は治療手段の乏しかった以前の方が"何とか患者を治そう"という治療精神が豊かだった面がある、という鋭い警鐘でした。爾来、先生のファンであり続けています。

　二人目は土居健郎先生で、先生もご存じないご縁を記してみよう。医者になって6年目、上司の村田信男先生が医学書院の編集者と会う際に声をかけて下さった。新宿のディープなバーで、編集の方から「これから読んでみたい精神科の本」に関する質問をいただき、口にした企画の一つが土居先生の論文選集。「論文選集は価値が低い」と歯牙にもかけない様子だったが、わたしは優れた論文集の価値を強調した。何年か経て、医学書院から「日常語の精神医学」が上梓された時は嬉しかった。

　最後は、序文で取り上げた色川武大さん。研修医の時に、ナルコレプシーの主治医だった本多裕先生が引き合わせて下さったことは、生涯の思い出になっている。序文を読んだ金剛出版の立石正信様が、「……色川武大『うらおもて人生録』は私も何冊買ったことか。この人と思った人に読んで下さいとさしあげていました」というメッセージを下さり、大層嬉しく感じ入りました。

(S. H.)

精神療法 増刊第1号 2014
2014年5月31日発行

定価(本体2,800円+税) 年間購読料14,800円+税（増刊含／送料不要）
購読ご希望の方は電話・葉書にてお申し込み下さい。
全国の書店からも注文できます。

発行所　株式会社 **金剛出版**
発行人　立石正信
〒112-0005　東京都文京区水道1-5-16 升本ビル
Tel. 03-3815-6661　Fax. 03-3818-6848
振替口座　00120-6-34848
e-mail　kongo@kongoshuppan.co.jp
URL　http://kongoshuppan.co.jp/

本文挿画　山中康裕／表紙レイアウト　臼井新太郎／表紙装画　鈴木恵美／印刷・製本　太平印刷社